El Sol y el Colibrí

The Sun and the Hummingbird

Maribel Daniel

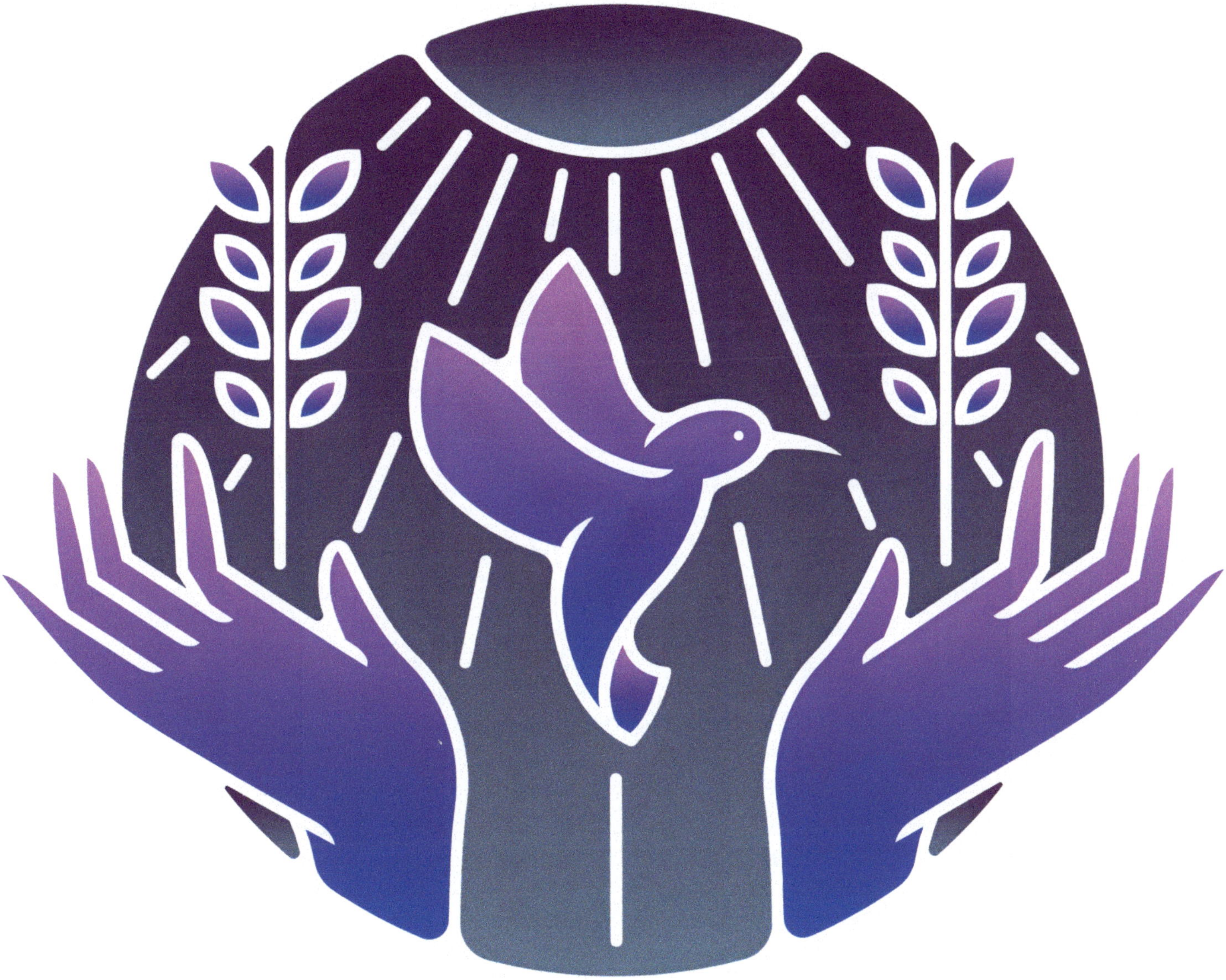

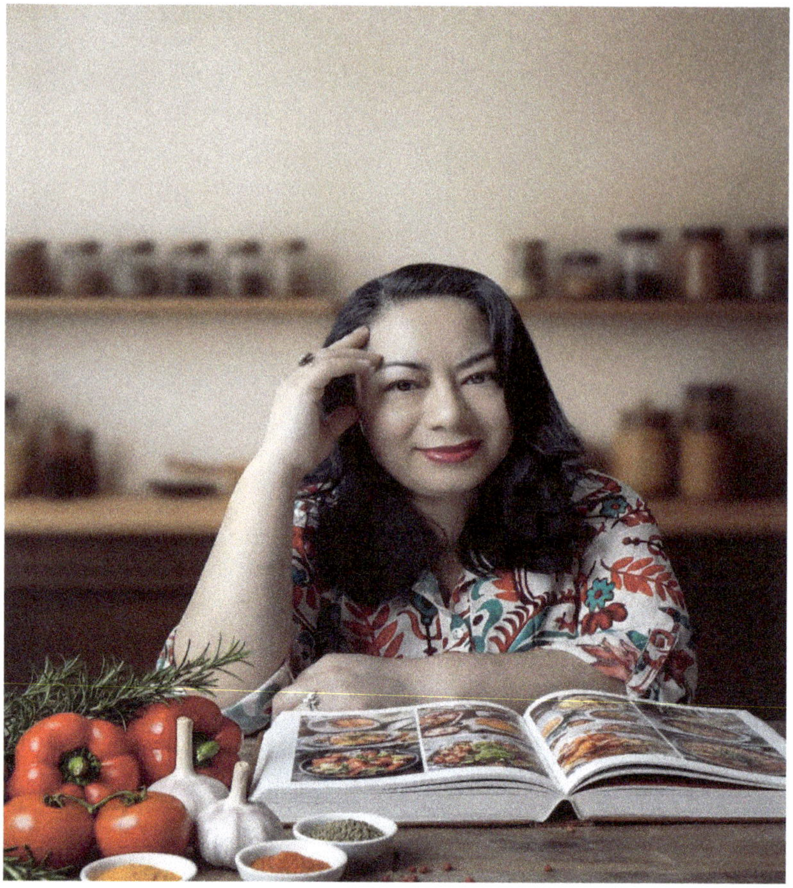

Soy mucho más que una cocinera; soy una mujer que encontró en los sabores de mi hogar la brújula para navegar mis propias tormentas. Como madre dedicada y corazón de mi cocina, he construido un "puerto seguro" donde la tradición y el amor se sirven en cada plato.

A través de mi canal, he compartido no solo recetas, sino pedazos de mi alma, ganándome el cariño de una familia virtual que me acompaña en cada vuelo.

Inspirada por la guía de mi mentor y apoyada por un equipo que cree en mi magia, he demostrado que, al igual que el colibrí, soy capaz de batir mis alas con fuerza para alcanzar el sol. Este libro es el testimonio de mi resiliencia, de mi fe y de mi inmenso amor por la vida.

I am much more than a cook; I am a woman who found, in the flavors of my home, the compass to navigate my own storms. As a dedicated mother and the heart of my kitchen, I have built a "safe harbor" where tradition and love are served in every dish.

Through my channel, I have shared not only recipes but pieces of my soul, earning the affection of a virtual family that accompanies me on every flight.

Inspired by my mentor's guidance and supported by a team that believes in my magic, I have proven that, like the hummingbird, I am capable of beating my wings with strength to reach the sun. This book is the testimony of my resilience, my faith, and my immense love for life.

Descargo de Responsabilidad Médica: La información contenida en este libro es solo para fines educativos e informativos y no pretende ser un consejo médico. El autor y el editor no son profesionales de la salud. Siempre consulte con un médico calificado o un herbolario antes de usar remedios herbales, especialmente si está embarazada, amamantando o tomando medicamentos recetados.
Nota: Esta información no ha sido evaluada por las autoridades médicas y no pretende diagnosticar ni tratar ninguna condición.

Salud y Alergias Tenga en cuenta las necesidades únicas de su cuerpo. Muchas recetas en este libro incluyen alérgenos comunes como nueces, semillas o lácteos. Al explorar los remedios en recuerde que las hierbas pueden ser potentes; siempre pruebe una pequeña cantidad primero para verificar si hay sensibilidades. Si está embarazada, amamantando o tomando medicamentos recetados, hable con un profesional de la salud antes de introducir nuevos tratamientos herbales en su rutina.

Medical Disclaimer: The information in this book is for educational and informational purposes only and is not intended as medical advice. The author and publisher are not healthcare professionals. Always consult with a qualified physician or herbalist before using herbal remedies, especially if you are pregnant, nursing, or taking prescription medications.
Note: This information has not been evaluated by the FDA and is not intended to diagnose or treat any condition.

Health & Allergies Be mindful of your body's unique needs. Many recipes in this book include common allergens like nuts, seeds, or dairy. When exploring the remedies remember that herbs can be powerful; always test a small amount first to check for sensitivities. If you are pregnant, nursing, or taking prescription medication, please speak with a healthcare professional before introducing new herbal treatments into your routine.

Índice

Página del colibrí = número de página en las recetas

Table of Contents

Hummingbird page = recipe page number

Chiles en Nogada

Elegancia Mexicana · Masterclass

Español

Picadillo · Ingredientes

Carne: 1 lb res molida + 1 lb cerdo molido
Fruta: 1 pera, 1 manzana, 1 durazno y 1/2 plátano macho (finamente picados)
Secos: 1/4 taza pasas amarillas, 1/4 taza piña deshidratada, 1/4 taza almendras fileteadas
Base: 1/2 cebolla, 3 dientes de ajo, 4 tomates (hervidos, pelados y licuados)
Especias: 1/3 taza vino blanco, 3 cdas aceite de oliva, 1 cdta sal, 1/2 cdta pimienta, 1/2 cdta canela, pizca clavo
Nogada · Ingredientes
Nueces: 1 taza nuez de Castilla + 1/4 taza almendras peladas
Quesos: 4 oz queso de cabra + 3 oz queso fresco
Cremas: 3/4 taza half & half + 1/4 taza crema agria (crema mexicana)
Final: 1/3 taza vino blanco, 1/2 cdta azúcar, pizca canela
Chiles Poblanos
8 chiles poblanos

Picadillo · Pasos

1) Manzana en agua fría para evitar oxidación.
2) Sofríe cebolla+ajo; agrega res+cerdo y desmenuza.
3) Añade puré de tomate + sal/pimienta/canela/clavo; cocina 10 min.
4) Incorpora vino + pasas/piña/almendras + pera/manzana/durazno; mezcla.
5) Plátano al final; reduce 15–20 min (húmedo, no caldoso). Enfría.
Chiles Poblanos
Asa, suda 5 min, pela; corte vertical; retira venas/semillas; rellena y cierra con palillo si hace falta.
Salsa Nogada
Pela nueces (sin piel marrón), remoja en leche; licúa con almendras, quesos, cremas, vino, azúcar y canela. Ajusta con leche y refrigera.
Capeado y montaje (opcional)
Enharina; claras a punto de turrón + yemas; fríe, escurre. Sirve con nogada fría, granada y perejil.

Chiles en Nogada

Mexican Elegance · Masterclass

English

Meat Filling (Picadillo) · Ingredients

Meat: 1 lb ground beef + 1 lb ground pork
Fresh fruit: 1 pear, 1 apple, 1 peach, and 1/2 plantain, finely diced
Dried fruit/nuts: 1/4 cup golden raisins, 1/4 cup dried pineapple, 1/4 cup sliced almonds
Base: 1/2 onion (diced), 3 cloves garlic (minced), 4 tomatoes (boiled, peeled, blended)
Liquids/spices: 1/3 cup white wine, 3 tbsp olive oil, 1/2 tsp black pepper, 1/2 tsp cinnamon, 1 tsp salt, pinch of cloves
Nogada Sauce · Ingredients
Nuts: 1 cup walnuts, 1/4 cup blanched almonds
Cheeses: 4 oz goat cheese, 3 oz queso fresco
Creams: 3/4 cup half & half, 1/4 cup sour cream (or Mexican crema)
Finish: 1/3 cup white wine, 1/2 tsp sugar, pinch of cinnamon
Poblano Peppers
8 poblano peppers

Meat Filling (Picadillo) · Steps

Fruit prep: Keep diced apples in cold water to prevent browning.
Sauté: Heat olive oil; cook onion and garlic until translucent. Add both meats and keep crumbling until loose.
First simmer: Add tomato puree, salt, pepper, cinnamon, and cloves. Simmer 10 minutes so the meat absorbs the spices.
Sweet layers: Stir in white wine, raisins, pineapple, almonds, apple, pear, and peach.
Plantain: Add the plantain at the very end so it stays tender.
Reduce: Simmer 15–20 minutes until most liquid is absorbed. Moist, not soupy. Cool completely before stuffing.
Poblanos · Roast & peel
Roast: Char poblanos over a gas flame, turning often until blistered all over.
Sweat: Place in a plastic bag or covered bowl for 5 minutes.
Peel: Gently rub off the charred skin. Don't leave them covered too long or they'll soften too much.
Slit: Make a careful vertical cut; remove seeds and veins, keeping the stems for presentation.
Stuff: Fill generously until firm. Close with a toothpick if needed.
Nogada Sauce · Steps
Walnut prep: Soak walnuts in hot water and remove every trace of brown skin (key for a snowy-white sauce).
Keep white: Hold peeled nuts in milk until blending to prevent oxidation.
Blend: Walnuts, almonds, cheeses, creams, wine, sugar, and cinnamon until velvety smooth.
Thickness: Should coat a spoon. Thin with a splash of milk if needed. Chill until serving.
Batter & plating
Dredge stuffed poblanos in flour (helps the egg adhere).
Whip 3 egg whites to stiff peaks; gently fold in 2 yolks.
Dip, fry in hot oil; spoon hot oil over the top for even cooking. Drain on paper towels.
Serve: Cover with cold nogada sauce; garnish with pomegranate seeds and fresh parsley.

¡Wow! Este plato es puro orgullo mexicano. Ver los colores de mi bandera en el plato es emocionante. En Guerrero no los conocía, pero cuando los probé, quedé encantada. Se preparan para el Grito de Independencia el 16 de septiembre, ¡y mi cumpleaños es justo el 17! Así que para mí, esta receta es el festejo doble más especial y delicioso del año

El secreto está en la paciencia: limpia muy bien la nuez de castilla quitándole toda la piel café para que la nogada no amargue y quede blanca como la nieve. Pásala por el colador fino para que sea una seda. ¡Y no escatimes en la granada! Esas perlitas rojas son las que le dan la vida y la frescura al plato

Wow! This dish is pure Mexican pride. Seeing the colors of my flag on the plate is so exciting. I didn't know them back in Guerrero, but once I tried them, I was enchanted. They are prepared for Independence Day on September 16th, and my birthday is right on the 17th! So for me, this recipe is the most special and delicious double celebration of the year

The secret is patience: peel the walnuts thoroughly, removing all the brown skin so the sauce isn't bitter and stays white as snow. Pass it through a fine strainer for a silky texture. And don't hold back on the pomegranate! Those little red pearls give the dish its life and freshness

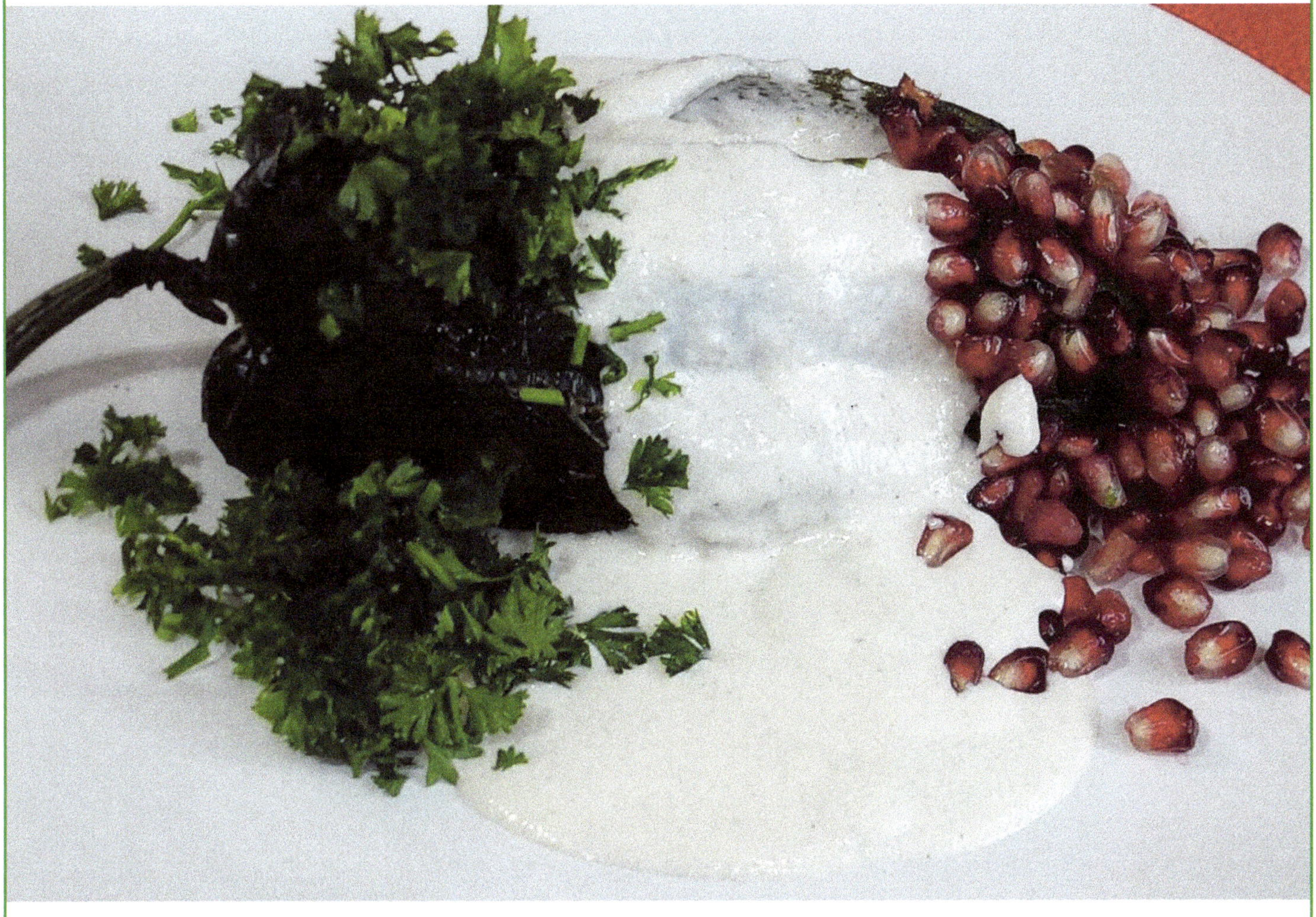

Rollos de Berenjena con Carne

Favoritos Tradicionales

Español

Ingredientes

Verduras: 2 berenjenas grandes (cortadas en láminas finas), cebolla picada y 3 dientes de ajo.
Carnes: 450 g de salchicha italiana (sin la tripa) y 680 g de carne molida de res.
Salsa: Salsa de tomate casera (preparada hirviendo los tomates, triturándolos y sofriéndolos en mantequilla con albahaca fresca).
Queso: Una mezcla de queso parmesano y queso rallado para gratinar (como mozzarella o una mezcla mexicana).
Condimentos: Sal, pimienta, pimentón, orégano fresco y aceite de oliva.

Preparación

1. Preparar la berenjena: Espolvoree sal sobre las láminas de berenjena y déjelas reposar durante 20 minutos para que suelten el amargor y el exceso de agua. Luego, séquelas completamente con papel de cocina.
2. Precocinar las láminas: Unte las láminas con aceite de oliva y hornéelas a 200 °C (400 °F) durante unos 20 minutos, hasta que estén blandas y lo suficientemente flexibles para enrollarlas.
3. Preparar el relleno: En una sartén, sofría el ajo y la cebolla. Agregue la salchicha italiana y la carne molida. Sazone con pimentón, pimienta, sal y un poco de orégano fresco. Cocine hasta que la carne esté dorada y desmenuzada.
4. Armar los rollitos: Coloque una porción de la mezcla de carne en un extremo de cada lámina de berenjena y enróllela firmemente.
5. Preparar para hornear: En una fuente para hornear, extienda una capa de salsa de tomate. Coloque los rollitos encima, cúbralos con más salsa y agregue una generosa capa de queso rallado.
6. Hornear: Vuelva a hornear durante otros 20 minutos, hasta que el queso esté completamente derretido y burbujeante.

Eggplant & Meat Rolls

Traditional Favorites

English

Ingredients

- **Vegetables:** 2 large eggplants (sliced thin), chopped onion, and 3 garlic cloves.
- **Meats:** 450 g (1 lb) Italian sausage (casings removed) and 680 g (1.5 lbs) ground beef.
- **Sauce:** Homemade tomato sauce (prepared by boiling tomatoes, crushing them, and frying them in butter with fresh basil).
- **Cheese:** A mix of Parmesan cheese and grated melting cheese (such as Mozzarella or a Mexican blend).
- **Seasoning:** Salt, pepper, paprika, fresh oregano, and olive oil.

Preparation

1. **Prep the Eggplant:** Sprinkle salt over the eggplant slices and let them sit for 20 minutes to draw out bitterness and excess water. Then, dry them completely with paper towels.
2. **Pre-cook Slices:** Brush the slices with olive oil and bake at 400°F (200°C) for about 20 minutes, until soft and flexible enough to roll.
3. **Make Filling:** In a skillet, sauté the garlic and onion. Add the Italian sausage and ground beef. Season with paprika, pepper, salt, and a little fresh oregano. Cook until the meat is browned and crumbled.
4. **Assemble Rolls:** Place a portion of the meat mixture at one end of each eggplant slice and roll it up tightly.
5. **Prep for Baking:** Spread a layer of tomato sauce in a baking dish. Place the rolls on top, cover with more sauce, and add a generous layer of grated cheese.
6. **Bake:** Bake again for another 20 minutes, until the cheese is completely melted and bubbly.

"¡Esta receta es una delicia y súper saludable! Me encanta la berenjena porque es noble y suavecita, y lo mejor es que puedes jugar con ella: yo los preparo con carne molida, pero igual quedan ricos con jamón y queso. Es un plato ligero que te hace quedar bien con cualquiera, ideal para quienes buscan sabores frescos y nutritivos sin perder el toque del rancho.

El Secreto del Rancho (Para que no amargue):
"¡Escucha bien este secreto! Para que la berenjena sea pura seda y no te sepa amarga, después de cortarla en láminas, ponles sal y déjalas reposar unos 15 minutos para que 'suden'. Lávalas bien y sécalas antes de rellenar. ¡Verás qué suavidad! Y si quieres que la salsa luzca impecable, pásala por el colador fino para que se vea brillante sobre tus rollitos.

This recipe is a true delight and super healthy! I love eggplant because it's so gentle and soft. The best part is how versatile it is: I prepare them with ground meat, but they're just as delicious with ham and cheese. It's a light dish that makes you look like a pro, perfect for those seeking fresh, nutritious flavors without losing that 'rancho' touch.

Listen closely to this secret! To make sure the eggplant is pure silk and doesn't taste bitter, after slicing it, sprinkle with salt and let the slices rest for about 15 minutes to let them 'sweat.' Rinse them well and pat dry before stuffing. You'll be amazed at the softness! And if you want the sauce to look flawless, pass it through a fine strainer so it shines over your rolls.

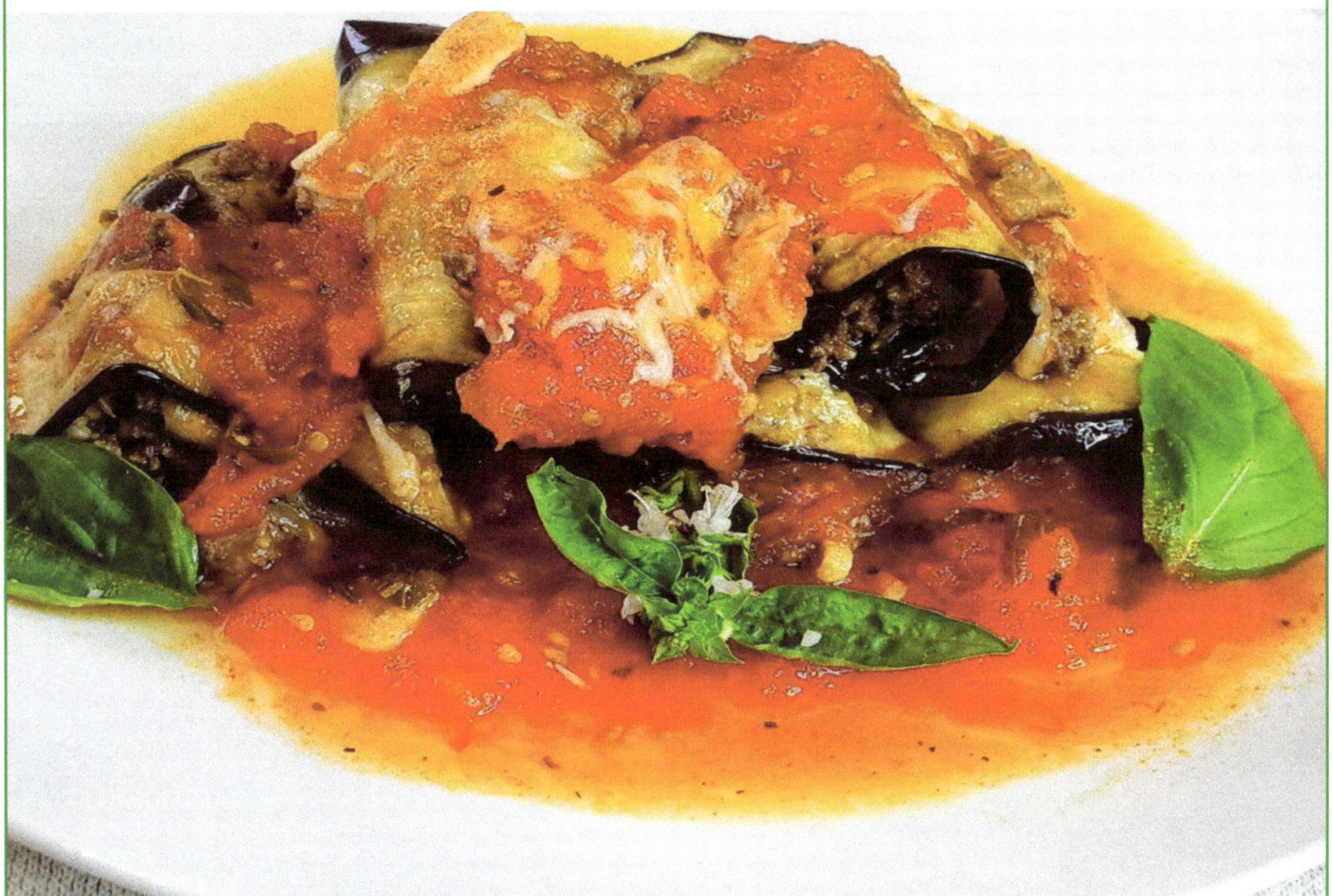

Sopa de Tomate, Tomates Secos y Albahaca

Favoritos Tradicionales

Español

Ingredients

Jitomates: 1.5 kg (aprox. 12 piezas) de jitomates muy maduros.

- **Puré de tomate:** 500 ml (o 1 lata de salsa de tomate).
- **Aromáticos:** 1 cebolla grande picada y 4 dientes de ajo.
- **Verduras (el secreto de Maribel):** 1 zanahoria (para quitar la acidez), 1 papa (para dar cremosidad) y 2 ramas de apio finamente picadas.
- **Hierbas:** Un buen puñado de albahaca fresca y 1 cdta. de orégano seco (o tomillo).
- **Tomates secos:** 50-100 g de tomates secos al sol (preferiblemente en aceite).
- **Sazón:** Aceite de oliva, sal, pimienta negra y **Knorr Suiza** (consomé de pollo en polvo).
- **Líquido:** Agua caliente según sea necesario.

Preparación

Preparar los jitomates: Pon a hervir los jitomates brevemente solo hasta que la piel se empiece a romper. Escúrrelos, quítales la piel y resérvalos.

- **Hacer el sofrito:** En una olla grande, calienta suficiente aceite de oliva. Agrega la cebolla y el ajo picados. Sofríe hasta que la cebolla esté transparente.
- **Añadir las verduras y hierbas:** Agrega la zanahoria, la papa y el apio a la olla. Sofríe por unos minutos. Añade las hojas de albahaca fresca directamente al aceite para que suelten su aroma, junto con los tomates secos picados y el orégano (o tomillo).
- **Integrar y calentar:** Añade los jitomates pelados y el puré (o salsa) de tomate. Deja que todo se caliente bien y se integren los sabores.
- **Licuar:** Pasa toda la mezcla a la licuadora. Licúa muy bien hasta que no queden trozos grandes.
- **Colar para la textura "terciopelo":** Este es el paso clave de Maribel: pasa la sopa por un colador fino de regreso a la olla. Esto eliminará cualquier semilla o fibra, dejando una consistencia cremosa y suave.
- **Sazonar y ajustar:** Pon la olla a fuego medio-bajo. Si la sopa está muy espesa, agrega un poco de agua caliente hasta lograr la consistencia que te guste. Sazona con sal, pimienta negra y un poco de consomé de pollo (Knorr Suiza) al gusto.
- **Toque final y servicio:** Agrega unos trocitos extra de tomate seco y hojitas de albahaca picadas al final para decorar. Sírvela bien caliente en un tazón.

Tomato and Basil Soup

Traditional Favorites

English

Ingredientes

Tomatoes: 1.5 kg (approx. 12) very mature tomatoes.

- **Tomato Puree:** 500 ml (or 1 can of tomato sauce).
- **Aromatics:** 1 large onion (chopped) and 4 garlic cloves.
- **Vegetables (Maribel's addition):** 1-2 celery stalks, 1 carrot (to cut the acidity), and 1 potato (to add creaminess).
- **Herbs:** A large handful of fresh basil and 1 tsp of dried oregano (or thyme).
- **Sun-Dried Tomatoes:** 50-100g, chopped (some for the base, some for garnish).
- **Seasoning:** Olive oil, salt, black pepper, and chicken bouillon (Knorr Suiza).
- **Liquid:** Water as needed to adjust consistency.

Preparation

Prepare the Tomatoes: Boil the fresh tomatoes briefly just until the skins start to crack. Drain them, peel off the skins, and set the peeled tomatoes aside.

- **Sauté the Base:** In a large pan, heat a generous amount of olive oil. Add the chopped onion and garlic. Sauté until translucent.
- **Add Vegetables and Herbs:** Add the chopped celery, carrot, and potato to the pan. Sauté these for a few minutes. Add a handful of fresh basil leaves directly into the oil to release their aroma, along with the sun-dried tomatoes and the dried oregano (or thyme).
- **Combine and Blend:** Add the peeled tomatoes and the tomato puree/sauce to the mixture. Once everything is heated through, transfer the mixture to a blender. Blend until completely smooth.
- **Strain for Texture:** To achieve a "velvety" (terciopelo) texture, pass the blended soup through a fine-mesh strainer into a clean pot. This removes any remaining seeds or fiber.
- **Simmer and Season:** Place the pot over medium-low heat. If the soup is too thick, add a little warm water until you reach your desired consistency. Season with salt, black pepper, and a bit of chicken bouillon to taste.
- **Final Touch:** Add a few more chopped sun-dried tomatoes and fresh basil leaves into the soup while it simmers to intensify the flavor.
- **Serve:** Serve hot in a bowl or large cup. Garnish with a fresh basil leaf and a few pieces of sun-dried tomato on top. Maribel suggests pairing it with toasted garlic bread or a cheese sandwich.

Esta sopa nació de los nervios y del deseo de impresionar a una persona especial. Quería algo extraordinario, y lo logré gracias a los tomates secos al sol, que tienen un sabor profundo. Es un plato que me recuerda que, cuando cocinas para alguien que quieres, cada detalle cuenta para conquistar el corazón.

Aquí está el truco para enamorar! Antes de licuar, pasa las hojas de albahaca fresca por el sartén caliente y muévelas rápido. Eso hace que suelten todo su aroma y aceite esencial de golpe. Luego, licua todo con los tomates hidratados y no olvides pasar la mezcla por el colador fino para que la textura sea una seda impecable.

This soup was born from nerves and the desire to impress a special someone. I wanted something extraordinary, and I achieved it thanks to the sun-dried tomatoes, which have a deep flavor. It's a dish that reminds me that when you cook for someone you love, every detail counts to win their heart.

Here's the trick to make them fall in love! Before blending, quickly toss the fresh basil leaves in a hot pan. This releases all their aroma and essential oils at once. Then, blend everything with the rehydrated tomatoes and don't forget to pass the mixture through a fine strainer for an impeccably silky texture.

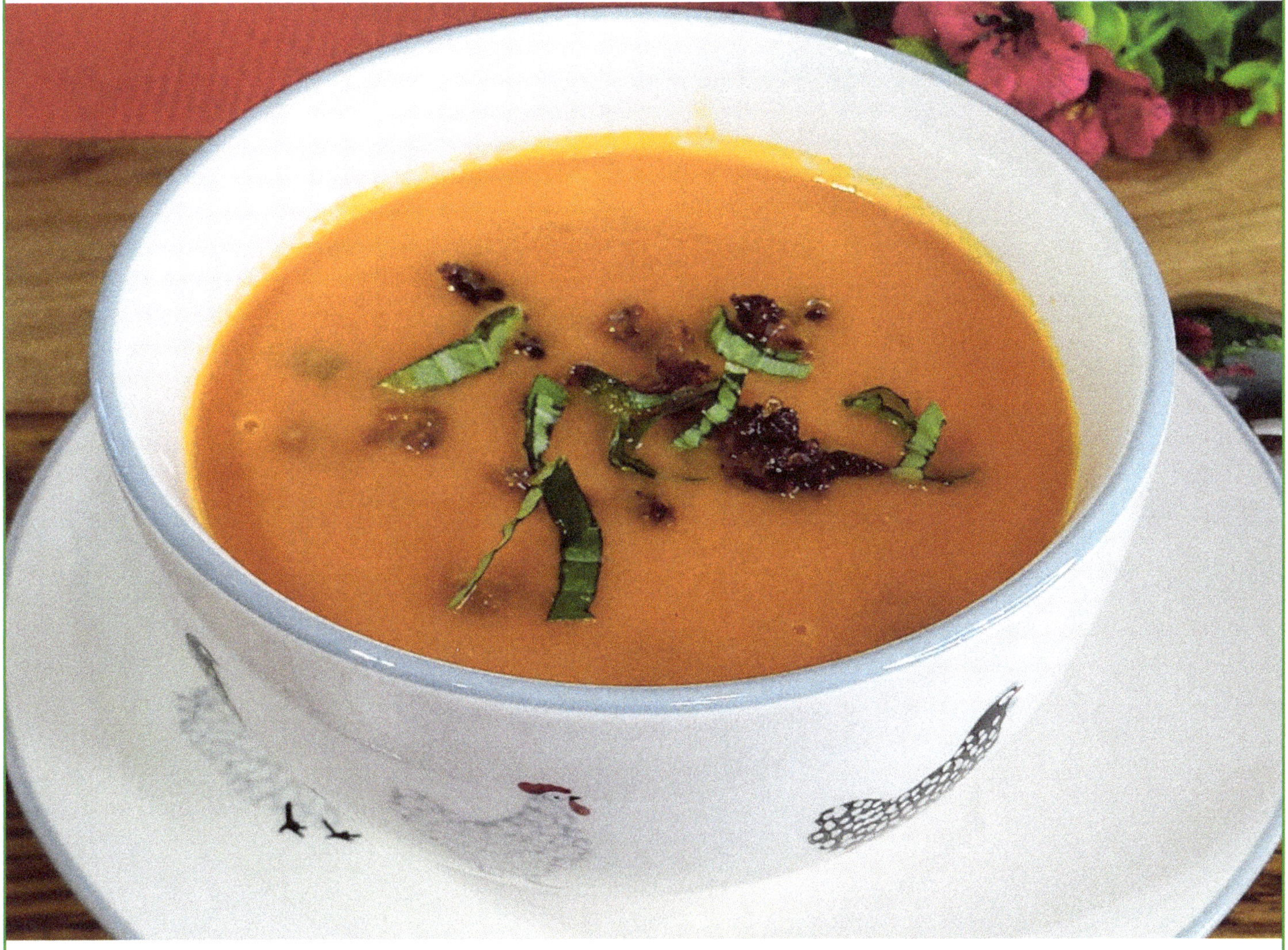

Rollitos de Bistec con Ejotes

Favoritos Tradicionales

Español

Ingredientes

Carne: 12-14 rebanadas delgadas de bistec de res (aguayón, pulpa o arrachera delgada).

- **Verduras:** 250 g de ejotes (frijoles verdes) frescos, sin puntas.
- **Relleno (Opcional):** 100 g de queso fresco o panela cortado en tiras.
- **Sazón:** 1/2 cdta de ajo en polvo, 1/2 cdta de orégano seco, sal y pimienta al gusto.
- **Cocción:** Aceite de oliva (para sellar).

Preparación

Preparar la carne: Extienda los bistecs sobre una superficie plana. Sazone ambos lados generosamente con sal, pimienta, ajo en polvo y el orégano seco frotando para que se adhieran las especias.

- **Preparar los ejotes:** Si los ejotes son muy gruesos, puede blanquearlos rápidamente (hervir por 2 minutos y pasar a agua fría) para asegurar que queden tiernos. Si son delgados, pueden ir crudos.
- **Armar los rollitos:** Coloque un pequeño manojo de ejotes (y una tira de queso, si lo usa) en el extremo de cada bistec. Enrolle la carne firmemente sobre el relleno. Si es necesario, asegure el final con un palillo de dientes.
- **Sellar:** Caliente un chorrito de aceite de oliva en una sartén grande a fuego medio-alto.
- **Cocinar:** Coloque los rollitos en la sartén (con la "costura" hacia abajo primero para que no se abran). Cocine, girándolos ocasionalmente, hasta que la carne esté dorada por todos lados y los ejotes estén tiernos (aprox. 8-10 minutos).

Beef & Green Bean Rolls

Traditional Favorites

English

Ingredients

Meat: 12-14 thin beef steaks (sirloin, round, or thin skirt steak).

- **Vegetables:** 250 g fresh green beans (French beans), trimmed.
- **Filling (Optional):** 100 g Queso Fresco or Panela cheese, cut into strips.
- **Seasoning:** 1/2 tsp garlic powder, 1/2 tsp dried oregano, salt and black pepper to taste.
- **Cooking:** Olive oil (for searing).

Preparation

Prep the meat: Lay the steaks flat on a work surface. Season both sides generously with salt, pepper, garlic powder, and dried oregano, rubbing them in slightly.

- **Prep the beans:** If the beans are thick, quickly blanch them (boil for 2 minutes then plunge into cold water) to ensure tenderness. If they are very thin, they can be used raw.
- **Assemble:** Place a small bundle of green beans (and a strip of cheese, if using) at one end of each steak. Roll the meat tightly around the filling. Secure with a toothpick if needed.
- **Sear:** Heat a drizzle of olive oil in a large skillet over medium-high heat.
- **Cook:** Place the rolls in the skillet (seam-side down first to seal them). Cook, turning occasionally, until the beef is browned on all sides and the beans are tender-crisp (approx. 8–10 minutes).

Esta receta es única porque es la excusa perfecta para invitar a nuestras hijas a la cocina. Son fáciles de armar y muy versátiles: puedes usarlos como un snack o una cena saludable. Pero lo más importante es enseñarles que cocinar requiere amor y pasión; que si ponen el corazón en cada rollito, el resultado será extraordinario. ¡Es el arte de cocinar compartido en familia!

Para que los rollitos no se desarmen y el ejote quede tierno, pasa los ejotes por agua hirviendo con sal solo dos minutos (blanqueado) antes de enrollarlos. Asegúrate de sellar el bistec a fuego alto para atrapar los jugos. Y el toque final: si licuas una salsita para acompañar, pásala por el colador fino para que el plato luzca profesional y elegante

This recipe is unique because it's the perfect excuse to invite our daughters into the kitchen. They are easy to assemble and very versatile: you can serve them as a snack or a healthy dinner. But the most important thing is teaching them that cooking requires love and passion; that if they put their heart into every roll, the result will be extraordinary. It's the art of cooking shared as a family!

To keep the rolls from falling apart and ensure the green beans are tender, blanch the green beans in boiling salted water for just two minutes before rolling. Make sure to sear the steak over high heat to lock in the juices. The final touch: if you blend a sauce to go with it, pass it through a fine strainer so the dish looks professional and elegant

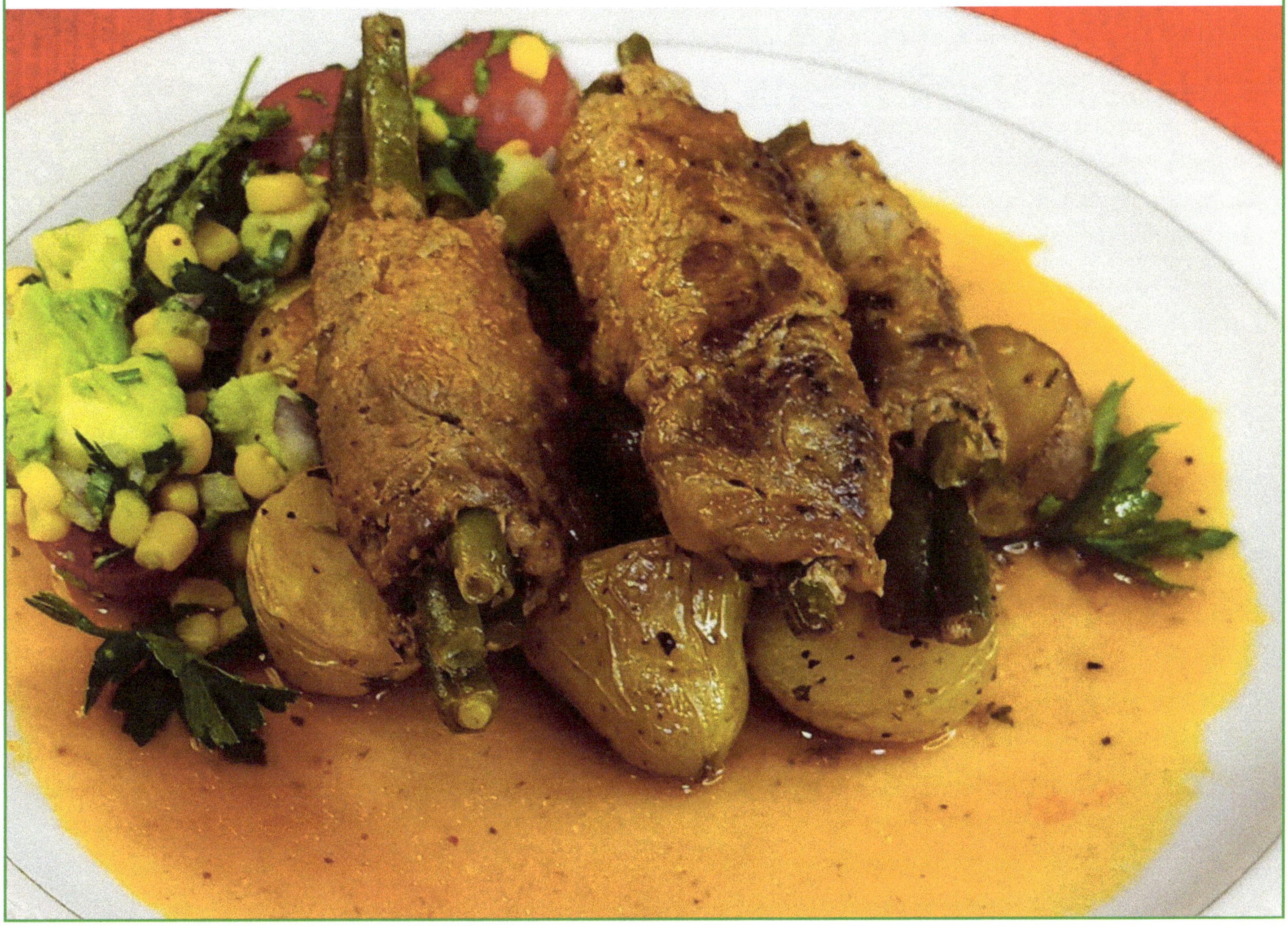

Camarones a la Diabla (Devil's Shrimp)

Favoritos Tradicionales

Spanish

Ingredientes

Camarones: 1 libra de camarones grandes (jumbo), limpios.

- **Salsa de Chiles:** 12-15 chiles guajillos (desvenados y sin semillas), 5-7 chiles de árbol (para el picante), chiles chipotle al gusto (para sabor ahumado).
- **Base de Tomate:** 3 jitomates (tomates Roma), 3 dientes de ajo, ¼ de cebolla blanca.
- **Líquido:** 1 ½ tazas de agua (o caldo de pollo/pescado) para la salsa.
- **Condimentos:** Sal, pimienta negra, comino.
- **Para Cocinar:** Mantequilla (aprox. 1 cda) y aceite.
- **Decoración:** Cilantro fresco picado.

Preparation

Preparar los chiles: En una sartén con un poco de aceite, tueste ligeramente los chiles guajillos y de árbol (cuidando que no se quemen para que no amarguen). Luego, colóquelos en agua caliente para que se hidraten y suavicen.

- **Base de la salsa:** Ase los jitomates, la cebolla y los ajos en la misma sartén o comal.
- **Licuar la salsa:** Licúe los chiles hidratados, los jitomates asados, la cebolla, los ajos y el chile chipotle con el agua o caldo. Sazone con pimienta y comino. *Tip: Cuele la salsa si desea una textura más fina y sin residuos de pieles de chile.*
- **Sellar los camarones:** En una sartén grande, derrita la mantequilla. Cocine los camarones brevemente (unos 2 minutos por lado) hasta que cambien de color a rosa. Retírelos de la sartén para evitar que se cocinen de más y queden gomosos.
- **El Guiso:** En la misma sartén (con el sabor que dejaron los camarones), vierta la salsa roja. Deje hervir unos minutos para que espese ligeramente y los sabores se integren. Pruebe y ajuste de sal.
- **Finalizar:** Regrese los camarones a la salsa hirviendo. Cocine por unos 3 minutos más para que se impregnen del sabor. Sirva inmediatamente decorado con cilantro y acompañado de arroz.

Camarones a la Diabla (Devil's Shrimp)

Traditional Favorites

English

Ingredients

Shrimp: 1 lb large (jumbo) shrimp, cleaned.

- **Chili Sauce Base:** 12–15 Guajillo chilies (seeded and deveined), 5–7 Arbol chilies (for heat), Chipotle chilies to taste (for smokiness).
- **Tomato Base:** 3 Roma tomatoes, 3 garlic cloves, ¼ white onion.
- **Liquid:** 1 ½ cups water (or chicken/fish broth) for blending.
- **Seasoning:** Salt, black pepper, cumin.
- **Cooking Fat:** Butter (approx. 1 tbsp) and oil.
- **Garnish:** Fresh chopped cilantro.

Preparation

Prep the chilies: Lightly toast the Guajillo and Arbol chilies in a pan with a little oil (be careful not to burn them, or the sauce will be bitter). Soak them in hot water until soft and hydrated.

- **Roasted Base:** Roast the tomatoes, onion, and garlic in the same pan until charred/softened.
- **Blend the Sauce:** Blend the hydrated chilies, roasted tomatoes, onion, garlic, and chipotle peppers with the water or broth. Season with pepper and cumin. *Tip: Strain the sauce through a sieve for a smoother texture without chili skins.*
- **Sear the Shrimp:** In a large skillet, melt the butter. Briefly cook the shrimp (about 2 minutes per side) just until they turn pink. Remove them from the pan immediately to prevent overcooking.
- **Simmer:** Pour the red sauce into the same hot skillet (using the leftover shrimp flavor). Let it simmer for a few minutes to thicken and develop flavor. Taste and adjust salt.
- **Finish:** Return the shrimp to the simmering sauce. Cook for about 3 more minutes to heat through and absorb the flavors. Serve hot, garnished with cilantro and a side of rice.

Cerrar los ojos y probar estos camarones es volver a Acapulco. Me recuerda a los fines de semana con mi amiga Julia; después de estudiar y trabajar toda la semana, nos escapábamos a la playa a divertirnos. Entre la brisa del mar, el ruido de las olas y el canto de las gaviotas, siempre pedía mis camarones a la diabla bien picositos. Caminábamos por la arena bronceadas —¡o quemadas! jajaja— hasta la madrugada. ¡Este plato es pura felicidad y nostalgia!

Para que la salsa 'diabla' sea un manjar y no solo pique, el secreto es limpiar muy bien los chiles guajillos y de árbol. Después de licuarlos con el ajo y la cebolla, pasa la salsa por un colador fino para que quede tersa y brillante. Fríe los camarones con mantequilla y un toque de ajo antes de bañarlos en la salsa. ¡Ese brillo sedoso es lo que los hace de restaurante!

Closing my eyes and tasting these shrimp is like going back to Acapulco. It reminds me of weekends with my friend Julia; after studying and working all week, we'd escape to the beach for some fun. Amidst the sea breeze, the sound of the waves, and the seagulls' cries, I alwaysordered my 'diabla' shrimp extra spicy. We'd walk along the sand with our tan—or sunburns! hahaha—until dawn. This dish is pure happiness and nostalgia!

To make the 'diabla' sauce a true delicacy rather than just hot, the secret is to thoroughly clean the guajillo and de árbol peppers. After blending them with garlic and onion, pass the sauce through a fine strainer so it turns out smooth and glossy. Sauté the shrimp in butter and a touch of garlic before smothering them in the sauce. That silky shine is what makes them restaurant-quality!

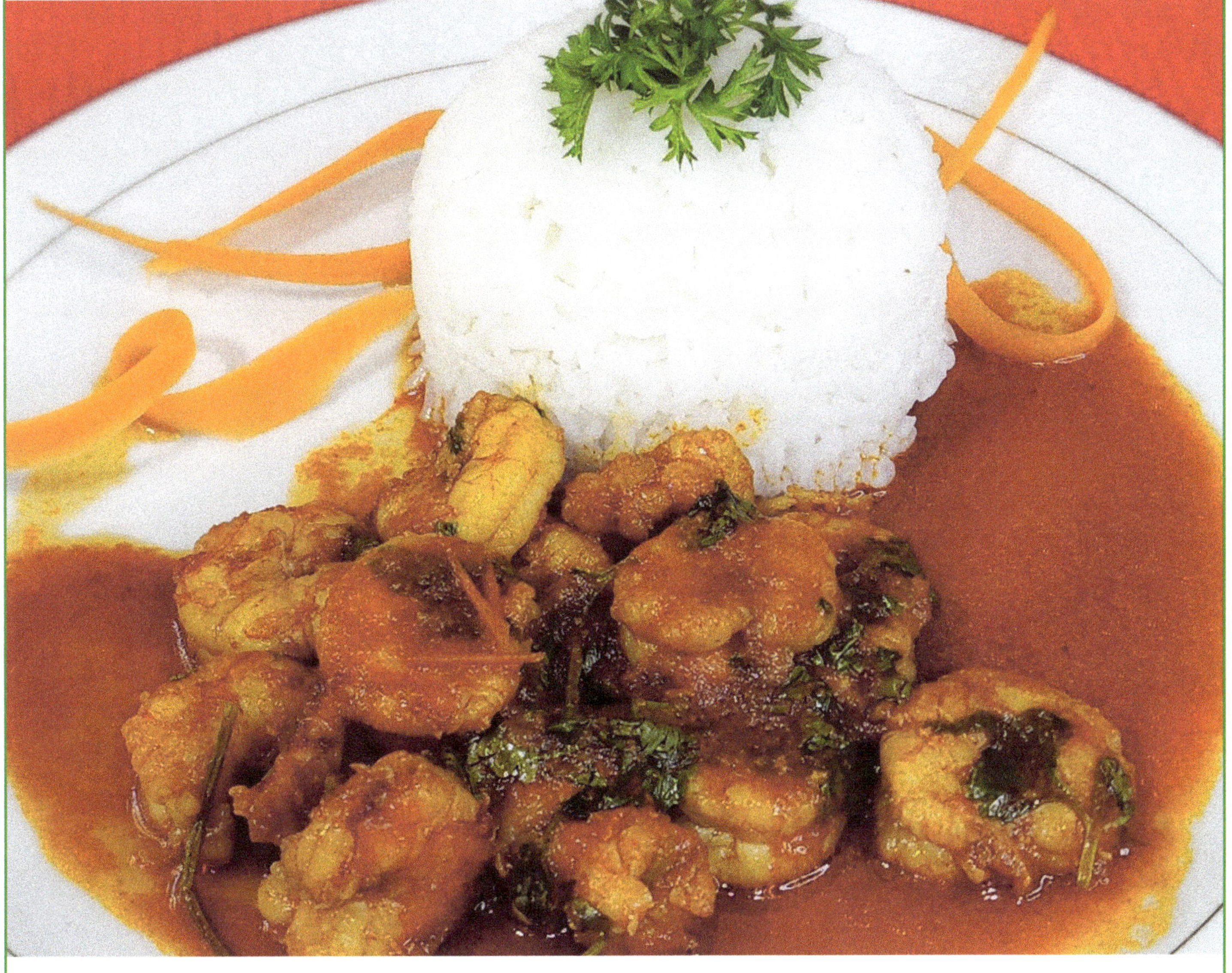

Camarones Fra Diavolo

Favoritos Tradicionales

Español

Ingredients

Camarones: 1 libra de camarones grandes (limpios, con cola para mejor manejo, cortados a la mitad a lo largo para que se enrosquen).

- **Salsa:** 15 jitomates pequeños (tipo uva o cherry), picados.
- **Sofrito Aromático:** 4 dientes de ajo (finamente picados), ½ cebolla blanca (picada), aceite de oliva.
- **Líquido:** ¼ taza de vino blanco, ½ taza de caldo de pescado (hecho con las colas de los camarones hervidas).
- **Condimentos:** Hojuelas de pimienta roja (red pepper flakes) al gusto para el picante, sal, pimienta negra.
- **Toque Final:** Perejil fresco picado, ralladura de limón y jugo de limón.

Preparación

Sazonar: Seque bien los camarones y sazónelos con sal y pimienta negra.

- **Sellar:** En una sartén con aceite caliente, saltee los camarones brevemente hasta que se pongan rosados (no los cocine por completo). Retírelos y reserve.
- **Sofrito:** En la misma sartén, agregue un poco más de aceite si es necesario. Sofría la cebolla y el ajo picado hasta que estén fragantes (sin quemar). Añada las hojuelas de pimienta roja.
- **Desglasar:** Vierta el vino blanco y deje que se evapore el alcohol y reduzca.
- **La Salsa:** Agregue los jitomates picados y cocine hasta que se suavicen. Incorpore el caldo de pescado. Sazone con sal y pimienta. Deje hervir a fuego lento para que espese un poco.
- **Terminar:** Regrese los camarones a la salsa. Añada el perejil picado y la ralladura de limón. Cocine por unos minutos más hasta que los camarones estén listos. Rocíe con un poco de jugo de limón antes de servir.

Shrimp Fra Diavolo

Traditional Favorites

English

Ingredientes

Shrimp: 1 lb large shrimp (cleaned, tails on, sliced lengthwise so they curl).

- **Sauce:** 15 small tomatoes (grape or cherry), chopped.
- **Aromatic Sauté:** 4 garlic cloves (finely minced), ½ white onion (chopped), olive oil.
- **Liquid:** ¼ cup white wine, ½ cup fish stock (made from boiled shrimp tails).
- **Seasoning:** Red pepper flakes (to taste for heat), salt, black pepper.
- **Finishing Touch:** Fresh chopped parsley, lemon zest, and lemon juice.

Preparation

Season: Pat the shrimp dry and season with salt and black pepper.

- **Sear:** In a hot skillet with oil, briefly sauté the shrimp until they turn pink (do not fully cook). Remove and set aside.
- **Sauté:** In the same skillet, add more oil if needed. Sauté the onion and minced garlic until fragrant (do not burn). Add red pepper flakes.
- **Deglaze:** Pour in the white wine and let the alcohol evaporate and reduce.
- **The Sauce:** Add the chopped tomatoes and cook until softened. Stir in the fish stock. Season with salt and pepper. Simmer to thicken slightly.
- **Finish:** Return the shrimp to the sauce. Add the chopped parsley and lemon zest. Cook for a few more minutes until the shrimp are done. Drizzle with lemon juice before serving

Vengo de la Costa Chica de Guerrero, donde el mar era nuestro mercado. Recuerdo a mi papá y mis hermanos saliendo muy temprano con la atarraya para pescar; a veces traían unas langostas tan grandes que hoy me asusto de ver lo que cuestan en las tiendas. En ese entonces, comíamos como en el restaurante más lujoso del mundo sin saberlo. Esta receta de Camarones Fra Diavolo, con su toque picante y audaz, es mi forma de honrar ese sabor a mar y esa abundancia con la que crecí, donde la frescura era el ingrediente principal de cada comida de mamá.

Mi secreto para una presentación de restaurante: Corta los camarones a lo largo por la mitad antes de echarlos al sartén. Al contacto con el calor, verás cómo se transforman mágicamente en espirales perfectas. No solo se ven más bonitos y elegantes, sino que también atrapan mucho mejor la salsa picante del Fra Diavolo en cada curva.

I come from the Costa Chica of Guerrero, where the sea was our market. I remember my father and brothers leaving very early with their fishing nets; sometimes they brought back lobsters so large that today I'm shocked by their prices in stores. Back then, we were eating like we were in the most luxurious restaurant in the world without even knowing it. This Shrimp Fra Diavolo recipe, with its spicy and bold touch, is my way of honoring that taste of the sea and the abundance I grew up with, where freshness was the main ingredient in every one of my mom's meals.

My secret for a restaurant-style presentation: Cut the shrimp lengthwise in half before tossing them into the pan. Upon contact with the heat, you'll see how they magically transform into perfect spirals. Not only do they look more beautiful and elegant, but they also catch the spicy Fra Diavolo sauce much better in every curve.

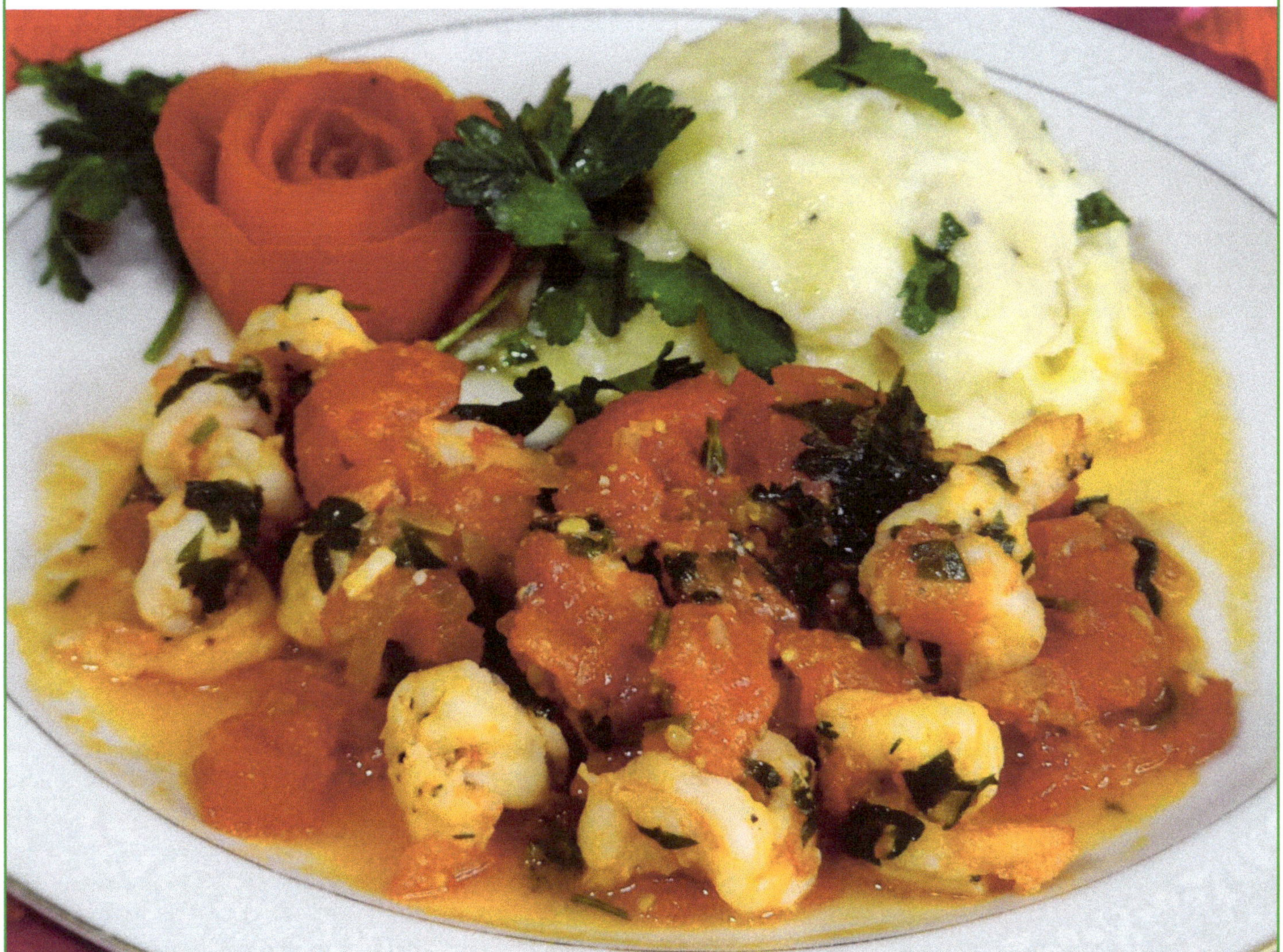

Estofado de Res Reconfortante

Favoritos Tradicionales

Español

Ingredients

Carne: Trozos de carne de res para estofado (previamente cocidos a fuego lento durante 3-4 horas).

- **Base Aromática:** Hojas de laurel, tomillo seco, vino tinto, sal y pimienta negra (añadidos al inicio de la cocción de la carne).
- **Verduras:** Zanahorias (peladas y cortadas), papas (cortadas en cubos grandes) y chícharos (guisantes) congelados.
- **Para Espesar:** 2 cucharadas de maicena (fécula de maíz) disueltas en un poco de agua.
- **Líquido:** Agua adicional si es necesario.

Preparación

Cocción lenta de la carne: Cocine la carne de res a fuego muy bajo con las hojas de laurel, el tomillo, el vino tinto, sal y pimienta. Este proceso toma varias horas (3-4) hasta que la carne esté tan tierna que casi se deshaga.

- **Verduras raíces:** Una vez que la carne esté lista, agregue primero las zanahorias, ya que son más duras. Cocine por unos 10 minutos.
- **Papas:** Agregue las papas cortadas y continúe cocinando hasta que estén suaves pero firmes.
- **Toque final verde:** Agregue los chícharos (guisantes) congelados al final, ya que se cocinan muy rápido con el calor residual.
- **Espesar el guiso:** Si el guiso está muy líquido o necesita más cuerpo, agregue un poco de agua si hace falta y luego incorpore la maicena disuelta. Deje hervir brevemente para que la salsa tome una consistencia espesa y no caldosa ("que no quede jugoso").
- **Servir:** Este plato es una comida completa gracias a las papas, por lo que no requiere arroz ni tortillas adicionales.

Comforting Beef Stew

Traditional Favorites

English

Ingredients

Meat: Beef stew meat chunks (simmered on low heat for 3-4 hours beforehand).

- **Aromatic Base:** Bay leaves, dried thyme, red wine, salt, and black pepper (added at the start of the meat cooking process).
- **Vegetables:** Carrots (peeled and chopped), potatoes (cut into large chunks), and frozen green peas.
- **Thickener:** 2 tbsp cornstarch (Maicena) dissolved in a little water.
- **Liquid:** Extra water if needed.

Preparation

Slow cook the meat: Simmer the beef over very low heat with bay leaves, thyme, red wine, salt, and pepper. This takes several hours (3-4) until the meat is tender enough to fall apart.

- **Root vegetables:** Once the meat is ready, add the carrots first as they take longer to cook. Simmer for about 10 minutes.
- **Potatoes:** Add the chopped potatoes and continue simmering until they are tender.
- **Green finish:** Add the frozen peas at the very end; they will cook quickly in the residual heat.
- **Thicken the gravy:** If the stew is too dry, add a splash of water. Then, stir in the dissolved cornstarch slurry. Let it boil briefly to thicken the sauce so it isn't too soupy.
- **Serve:** This is considered a complete meal due to the potatoes (carbs), so no rice or tortillas are needed.

Fuego Lento: No apresures el proceso; el fuego bajo es lo que permite que las fibras de la carne se suavicen hasta deshacerse.
El Toque Final: Para que la salsa tenga esa elegancia que impresiona, pasa el caldito por un colador fino antes de servirlo sobre la carne. Esto le dará un brillo de "espectáculo" que tu familia no olvidará.

Low and Slow: Don't rush the process; low heat is what allows the meat fibers to soften until they melt.
The Final Touch: To give the sauce that impressive elegance, pass the broth through a fine strainer before serving it over the meat. This will give it a "show-stopping" shine that your family won't forget

Este estofado es verdaderamente increíble; la carne se deshace en la boca. Para mí, este guiso es como preparar una sorpresa: sabes que tienes que esperar para mostrarla porque aún no es el momento. Se tiene que cocinar a fuego bajo por horas para que quede en su punto. Así son las sorpresas, y más cuando las haces para alguien especial. Si quieres impresionar a tu familia o amistades, dales un buen estofado hecho desde el corazón.

This stew is truly incredible; the meat melts in your mouth. For me, this dish is like preparing a surprise: you know you have to wait to show it because the time isn't right yet. It has to cook on low heat for hours to reach perfection. That's how surprises are, especially when you make them for someone special. If you want to impress your family or friends, give them a good stew made from the heart.

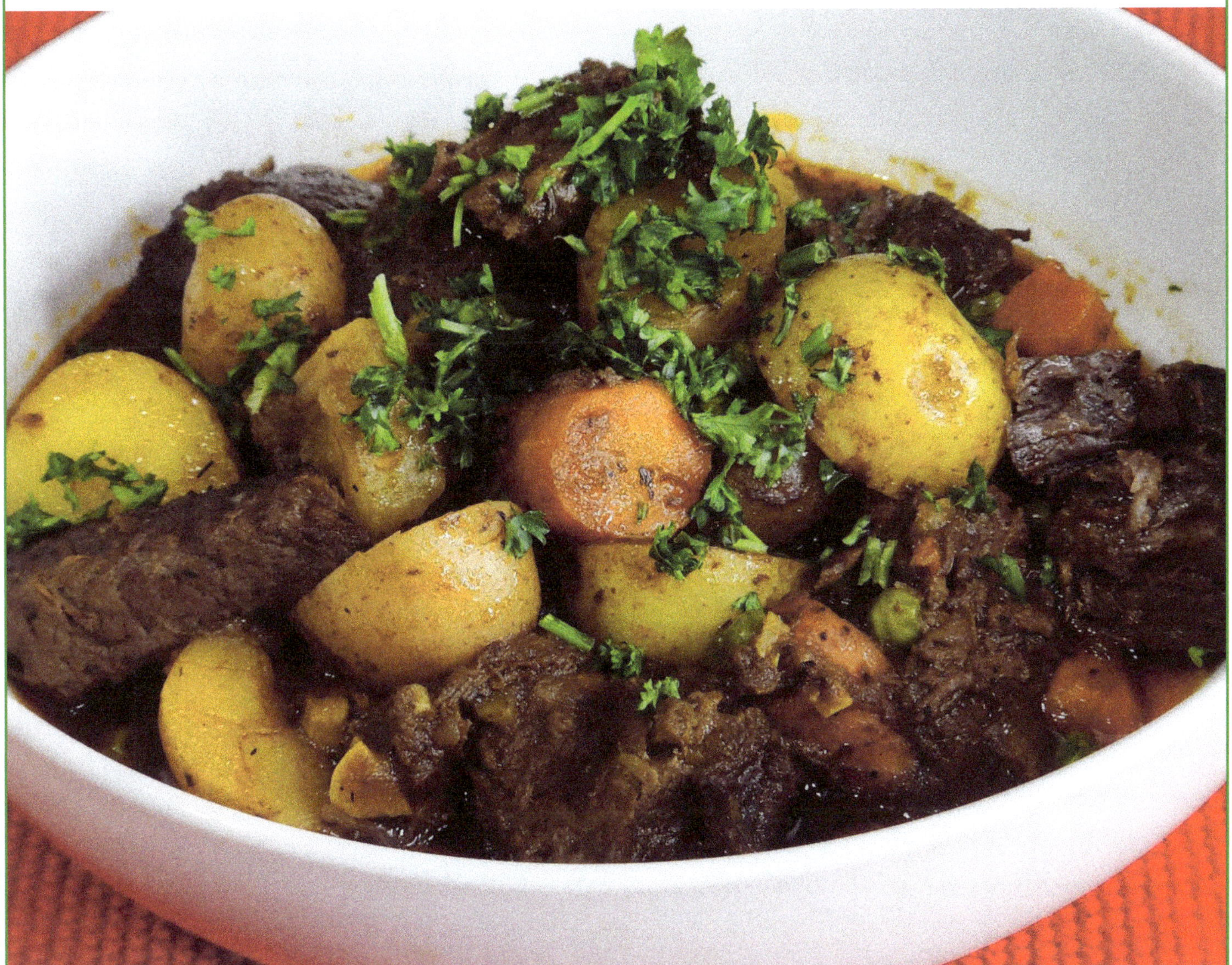

Tacos Dorados Estilo Guerrero

Favoritos Tradicionales

Español

Ingredientes

Relleno: Pechugas de pollo cocidas y deshebradas, 2 papas cocidas y machacadas, y queso seco o rallado (para dar sabor).

- **Tortillas:** Tortillas de maíz (calentadas previamente para que sean flexibles).
- **Para Freír:** Aceite.
- **Guarnición:** Repollo rallado, crema agria (preferiblemente líquida estilo mexicano), salsa roja (tomates roma, chiles serranos, ajo, cilantro y sal), queso fresco, rábanos y aguacate.
- **Acompañamiento:** Consomé de pollo con vegetales (zanahoria, apio, calabacita, papa, cebolla, ajo y cilantro).

Preparación

El Relleno: Mezcle el pollo deshebrado con la papa machacada y un poco de queso seco. La papa ayuda a dar consistencia y sabor.

- **Armar:** Caliente las tortillas en el microondas o comal para suavizarlas. Coloque una porción del relleno en cada tortilla y enróllelas firmemente. Asegure con un palillo de dientes para que no se abran.
- **Dorar:** Caliente abundante aceite en una sartén. Fría los tacos hasta que estén bien dorados y crujientes. Escurra el exceso de aceite.
- **Salsa Roja:** Hierva los tomates y los chiles. Licúe con ajo, cilantro y sal.
- **Servir:** Sirva los tacos en un plato y cubra en este orden: repollo, crema, salsa roja, queso fresco, rábanos y aguacate. Se acompaña tradicionalmente con una taza de consomé de pollo caliente aparte.

Golden Tacos (Guerrero Style)

Traditional Favorites

English

Ingredients

Filling: Cooked shredded chicken breast, 2 boiled and mashed potatoes, and dry or grated cheese (for flavor).

- **Tortillas:** Corn tortillas (warmed beforehand to be flexible).
- **Frying:** Oil.
- **Garnish:** Shredded cabbage, sour cream (preferably Mexican liquid style), red salsa (Roma tomatoes, serrano peppers, garlic, cilantro, and salt), fresh cheese (queso fresco), radishes, and avocado.
- **Side:** Chicken consommé with vegetables (carrots, celery, zucchini, potato, onion, garlic, and cilantro).

Preparation

- **The Filling:** Mix the shredded chicken with the mashed potato and a little dry cheese. The potato adds texture and flavor.
- **Assemble:** Warm the tortillas in the microwave or on a griddle to soften them. Place a portion of filling in each tortilla and roll tightly. Secure with a toothpick to prevent opening.
- **Fry:** Heat plenty of oil in a pan. Fry the tacos until golden brown and crispy. Drain excess oil.
- **Red Salsa:** Boil tomatoes and chilies. Blend with garlic, cilantro, and salt.
- **Serve:** Plate the tacos and top in this order: cabbage, cream, red salsa, fresh cheese, radishes, and avocado. Traditionally served with a cup of hot chicken consommé on the side.

El Aceite: Asegúrate de que el aceite esté bien caliente antes de meter los tacos para que no absorban grasa de más y queden bien "crunchy".

Consomé de Seda: Si vas a servirlos en caldo, pasa el consomé por un colador fino antes de bañar los tacos. Esto le quita cualquier residuo y lo deja brillante y elegante, como de restaurante de lujo.
El Armado: Pon el repollo y la cebolla morada al final para que mantengan su frescura y color vibrante.
The Oil: Make sure the oil is very hot before adding the tacos so they don't absorb extra grease and stay perfectly crunchy.
Silky Consommé: If you serve them in broth, pass the consommé through a fine strainer before pouring it over the tacos. This removes any residue and leaves it clear and elegant, like in a luxury restaurant.
The Assembly: Add the cabbage and red onion at the very end to maintain their freshness and vibrant color.

Estos tacos me regresan a mis días de preparatoria en Acapulco. Curiosamente, con mi mamá no los hacíamos, pero cuando vivía con la familia de mi amiga Julia, descubrí este tesoro. En el descanso de la escuela, prefería salir a un restaurante cercano que servía estos tacos dorados. Se pueden comer solos o, mi forma favorita, adentro de un consomé bien caliente. Con su repollo, crema, queso, rabanitos y aguacate... se te antojan, ¿verdad? ¡Eso sí, hay que tener buen diente para disfrutar lo crujiente!

These tacos take me back to my high school days in Acapulco. Interestingly, we didn't make them with my mom, but while living with my friend Julia's family, I discovered this treasure. During school breaks, I preferred going to a nearby restaurant that served these 'tacos dorados.' You can eat them plain or, my favorite way, tucked inside a hot consommé. Topped with cabbage, cream, cheese, radishes, and avocado... you're craving them now, aren't you? Just a heads up: you need a 'good tooth' to handle that amazing crunch!

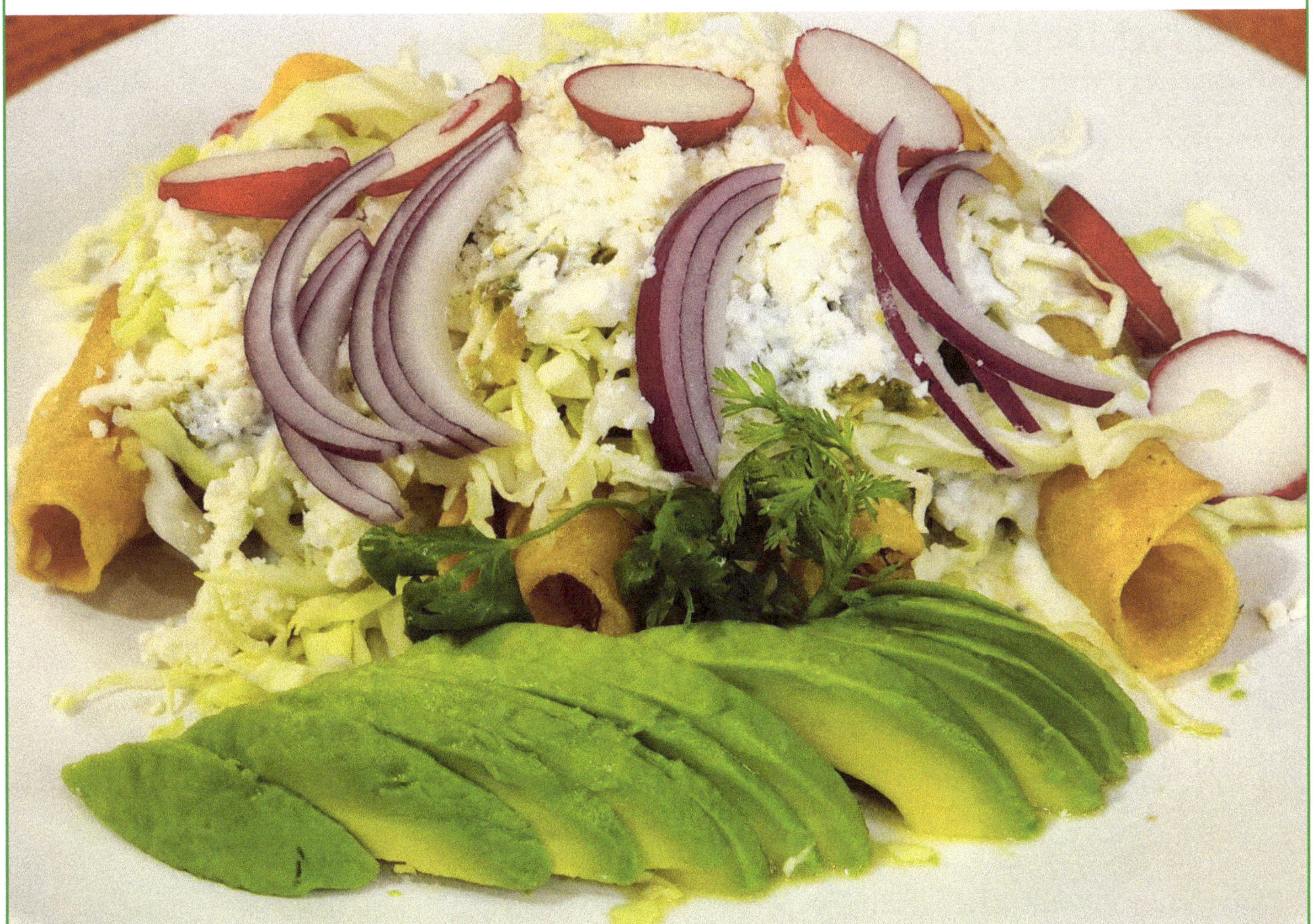

Pimientos Rellenos con Carne y Arroz

Favoritos Tradicionales

Español

Ingredientes

Pimientos: 5 pimientos morrones (lavados, sin semillas y con la tapa cortada; reserve las tapas).

- **Carne:** 2 lbs (aprox. 1 kg) de carne molida de res.
- **Aromáticos:** 3 dientes de ajo (picados) y cebolla en polvo (o fresca picada si prefiere).
- **Sazón:** Sal, pimienta negra, comino y una pizca de orégano.
- **Humedad y Sabor:** 1 jitomate (tomate) fresco picado y aprox. 2 oz (media lata pequeña) de salsa o puré de tomate.
- **Arroz:** 1 taza de arroz previamente cocido.
- **Cobertura:** Queso para derretir (Mozzarella, Cheddar o una mezcla) y opcionalmente queso parmesano.

Preparación

Blanquear los pimientos: Coloque los pimientos limpios en un recipiente y vierta agua caliente sobre ellos. Déjelos reposar solo unos segundos para que suelten su aceite natural y resalten su color brillante. Escurra bien.

- **Cocinar el relleno:** En una sartén, sofría la carne molida con el ajo. Sazone con cebolla en polvo, sal, pimienta, orégano y comino.
- **Añadir jugosidad:** Agregue el jitomate picado y la salsa de tomate a la carne. Cocine hasta que se integren; esto evita que el relleno quede seco.
- **Integrar el arroz:** Añada la taza de arroz cocido a la mezcla de carne. El arroz ayudará a absorber los jugos deliciosos de la carne.
- **Rellenar y Hornear:** Rellene generosamente cada pimiento con la mezcla. Cubra con bastante queso (y las tapas de los pimientos si desea usarlas de adorno).
- **Horno:** Hornee a 350°F (175°C) durante unos 20 minutos, o hasta que el queso esté gratinado y burbujeante.

Stuffed Bell Peppers with Beef & Rice

Traditional Favorites

English

Ingredients

Peppers: 5 bell peppers (washed, tops cut off, and seeds removed; keep tops for presentation).

- **Meat:** 2 lbs (approx. 1 kg) ground beef.
- **Aromatics:** 3 garlic cloves (minced) and onion powder (or fresh chopped onion).
- **Seasoning:** Salt, black pepper, cumin, and a pinch of dried oregano.
- **Moisture & Flavor:** 1 fresh tomato (chopped) and approx. 2 oz (half a small can) of tomato sauce or puree.
- **Rice:** 1 cup cooked rice.
- **Topping:** Melting cheese (Mozzarella, Cheddar, or a mix) and optional Parmesan.

Preparation

Blanch the peppers: Place the cleaned peppers in a bowl and pour hot water over them. Let them sit for just a few seconds to release their natural oils and brighten their color. Drain well.

- **Cook the filling:** In a skillet, sauté the ground beef with the garlic. Season with onion powder, salt, pepper, oregano, and cumin.
- **Add juiciness:** Stir in the chopped fresh tomato and tomato sauce. Cook until combined; this ensures the filling isn't dry.
- **Mix in rice:** Fold the cooked rice into the meat mixture. The rice will absorb the savory juices from the beef.
- **Stuff & Bake:** Generously fill each pepper with the meat and rice mixture. Top with plenty of cheese (and the pepper tops if using).
- **Oven:** Bake at 350°F (175°C) for about 20 minutes, until the cheese is melted and bubbly.

Esta es la cena completa: reconfortante y llena de vida. Me encanta llenar la mesa de colores, especialmente para los niños que a veces huyen de los vegetales. Estos pimientos son un arcoíris que nos recuerda que los adultos también tenemos un niño interior que se emociona con un plato bonito. Como siempre le digo a mi audiencia: ¡primero comemos por los ojos! Es una forma alegre y deliciosa de cuidar a los que más queremos.

El Truco del Color: Antes de rellenarlos, pon los pimientos en una bandeja con agua caliente por unos segundos; esto ayuda a que suelten su aceite natural y resalten su color intenso.
El Relleno Perfecto: Cocina la carne molida con el arroz y tus especias favoritas; pasa la salsa de tomate por un colador fino antes de mezclarla con la carne para que el relleno sea suave y elegante.
Presentación: Usa pimientos de todos los colores (rojo, amarillo, naranja y verde) para crear ese efecto de arcoíris que fascinará a grandes y chicos.

This is the complete dinner: comforting and full of life. I love filling the table with colors, especially for children who sometimes shy away from vegetables. These peppers are a rainbow that reminds us that adults also have an inner child who gets excited about a beautiful plate. As I always tell my audience: we eat with our eyes first! It's a cheerful and delicious way to take care of the ones we love most.

The Color Trick: Before filling them, place the peppers in a tray with hot water for a few seconds; this helps them release their natural oils and highlights their intense color.
The Perfect Filling: Cook the ground beef with the rice and your favorite spices; pass the tomato sauce through a fine strainer before mixing it with the meat so the filling is smooth and elegant.
Presentation: Use peppers of all colors (red, yellow, orange, and green) to create that rainbow effect that will fascinate both kids and adults.

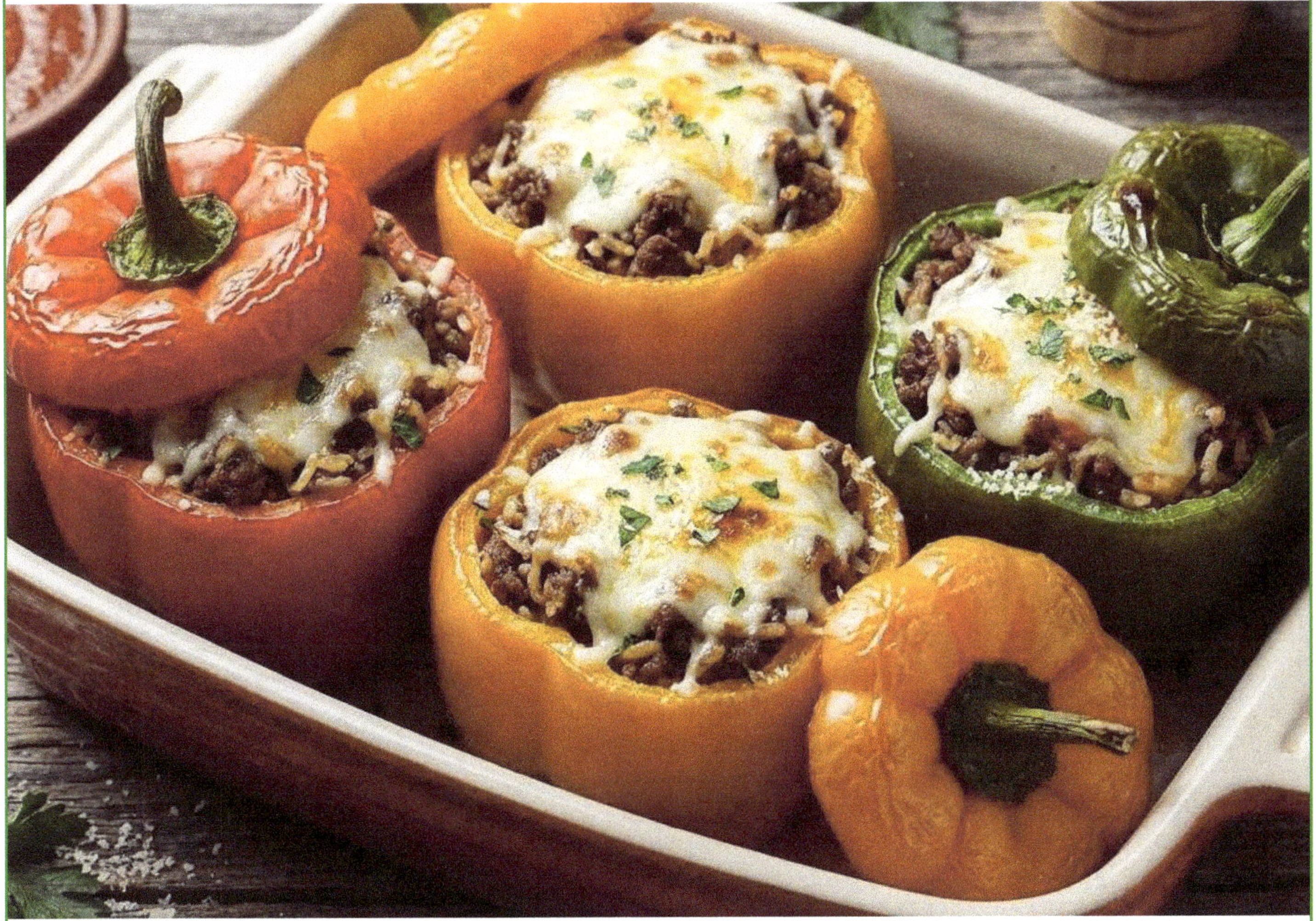

Tacos de Carnitas Caseros

Favoritos Tradicionales *Español*

Ingredientes

Carnitas: Carne de cerdo (trozos con algo de grasa para sabor), cocinada con 1 cebolla (cortada en cuartos), 4 hojas de laurel, 4 dientes de ajo, sal y agua hasta cubrir.

- **Tortillas:** 2 tazas de masa de maíz (marca "El Mexicano" o similar) y 1 ½ tazas de agua tibia.
- **Salsa de Árbol:** 5 jitomates (tomates tipo Roma), 2 dientes de ajo, 15-20 chiles de árbol secos (ajustar al gusto) y sal.
- **Guarnición:** Cebolla picada, cilantro fresco picado, rábanos rebanados y limones.

Preparación

Las Carnitas (Doble Cocción): En una olla grande, coloque la carne, cebolla, laurel, ajos, sal y cubra con agua. Cocine hasta que el agua se evapore y la carne empiece a freírse en su propia manteca. Para un acabado perfecto y menos grasoso, termine de dorarlas en el horno hasta que estén suaves y se deshagan.

- **Hacer las Tortillas:** Mezcle la masa con el agua tibia hasta obtener una textura suave como plastilina. Forme bolitas pequeñas y aplánelas en una prensa para tortillas (con plásticos para que no se peguen). Cocine en un comal caliente, volteando cuando se infle ligeramente.
- **La Salsa Picosa:** Hierva los jitomates, los ajos y los chiles de árbol. Licúe todo con un poco de sal (sin agregar mucha agua extra para que quede espesa).
- **Armar el Taco:** Pique la carne finamente. Coloque una porción generosa sobre una tortilla caliente.
- **Decorar:** Cubra con cebolla picada, cilantro, unas gotas de limón y bañe con la salsa roja. Acompañe con rábanos crujientes.

Homemade Carnitas Tacos

Traditional Favorites *English*

Ingredients

Carnitas: Pork meat (chunks with some fat for flavor), cooked with 1 onion (quartered), 4 bay leaves, 4 garlic cloves, salt, and water to cover.

- **Tortillas:** 2 cups corn masa flour (brand "El Mexicano" or similar) and 1 ½ cups warm water.
- **Arbol Salsa:** 5 Roma tomatoes, 2 garlic cloves, 15–20 dried Arbol chilies (adjust to taste), and salt.
- **Garnish:** Chopped onion, chopped fresh cilantro, sliced radishes, and limes.

Preparation

The Carnitas (Double Cook Method): In a large pot, place the meat, onion, bay leaves, garlic, salt, and cover with water. Simmer until the water evaporates and the meat begins to fry in its own fat. For a perfect finish, transfer to the oven to brown until the meat is falling-apart tender.

- **Make the Tortillas:** Mix the masa flour with warm water until it reaches a soft, playdough-like consistency. Form small balls and press them in a tortilla press (lined with plastic). Cook on a hot griddle (*comal*), flipping when they puff up slightly.
- **The Spicy Salsa:** Boil the tomatoes, garlic, and chilies. Blend until smooth with a pinch of salt (avoid adding extra water so the salsa remains thick).
- **Assemble:** Chop the meat finely. Place a generous portion onto a warm tortilla.
- **Garnish:** Top with chopped onion, cilantro, a squeeze of fresh lime juice, and a drizzle of the red salsa. Serve with crunchy radishes on the side.

Preparar carnitas es un ritual que empieza desde temprano. Soy muy exigente con la carne de cerdo; tiene que estar tan suave que se deshaga sola, por eso prefiero cocinarlas yo misma en casa. Me encanta tortear mis tortillas frescas para darles ese toque auténtico de los puestos de tacos, pero con la limpieza y el sabor de mi cocina. Recuerdo que alguien en el chat estaba maravillado con estos sabores, y es que un buen taco mexicano es famoso en todo el mundo por una razón: ¡el corazón que le ponemos!

La Cocción Inicial: Pon la carne en una olla con hojas de laurel, ajos y sal; cúbrela con agua y deja que se cocine hasta que el líquido se evapore por completo.
El Sellado Natural: Una vez evaporada el agua, deja que la carne se empiece a freír en su propia manteca; esto sella el sabor de forma increíble.
El Toque de Horno: Pasa la carne al horno 375°F por unos 15 a 20 minutos (dependiendo de tu horno) hasta que esté tan suave que se deshaga. ¡Es un espectáculo ver cómo sale ese dorado!

Preparing carnitas is a ritual that starts early in the morning. I'm very picky about pork; it has to be so tender that it melts in your mouth, which is why I prefer cooking them myself at home. I love making my own fresh tortillas to give them that authentic taco stand touch, but with the cleanliness and flavor of my own kitchen. I remember someone in the chat was amazed by these flavors, and the truth is, a good Mexican taco is famous worldwide for one reason: the heart we put into it!

The Initial Cook: Place the meat in a pot with bay leaves, garlic, and salt; cover with water and let it cook until the liquid evaporates completely.
The Natural Sear: Once the water has evaporated, let the meat begin to fry in its own lard; this seals in the flavor incredibly well.
The Oven Touch: Transfer the meat to the oven 375°F for about 15 to 20 minutes (depending on your oven) until it is so tender it falls apart. It's a true spectacle to see that golden finish!

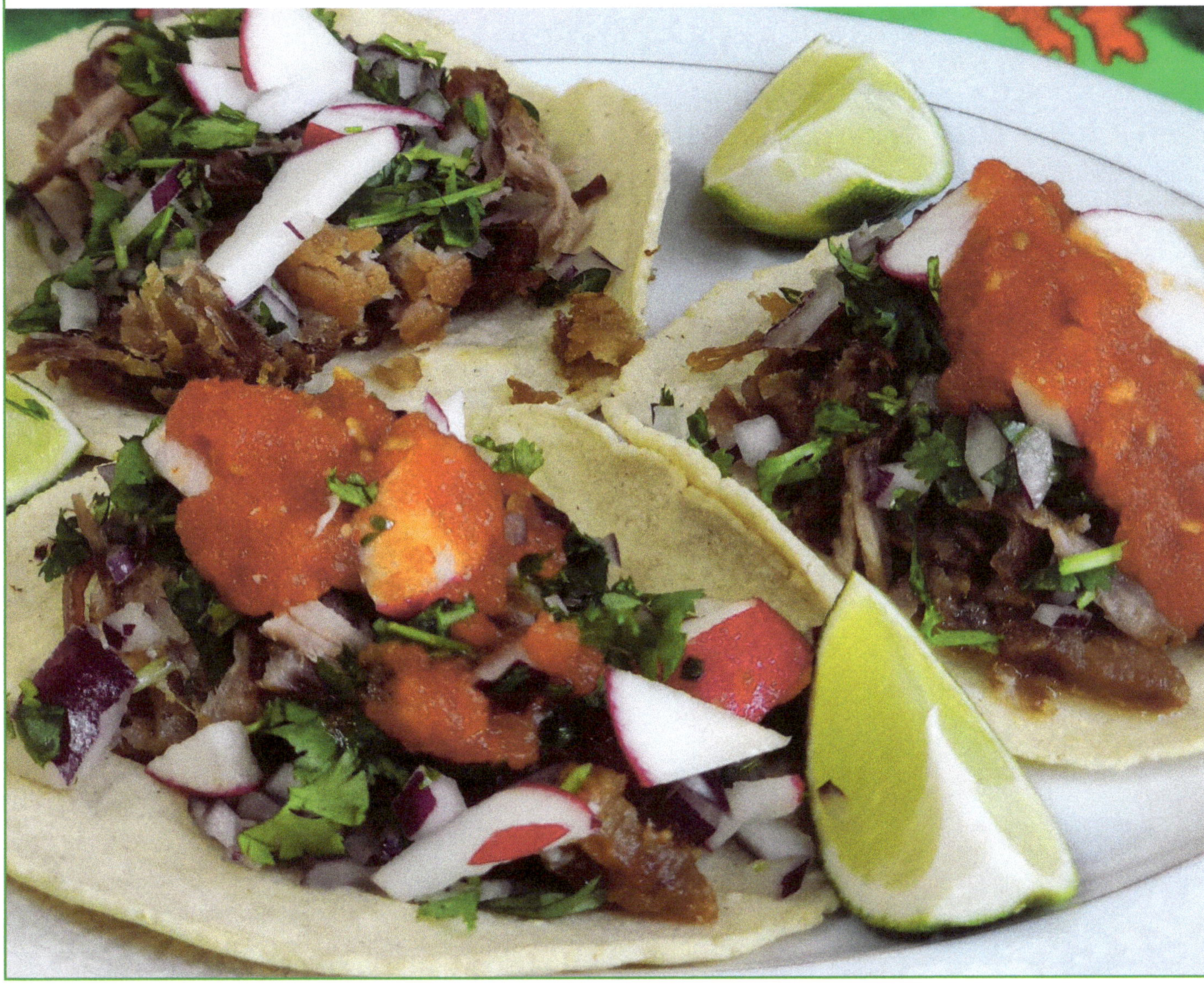

Tenders de Pollo a la Parmesana

Favoritos Tradicionales

Español

Ingredientes

Pollo: Solomillos de pollo (tenders/tiras de pechuga).

- **Marinado:** Leche (suficiente para cubrir el pollo y suavizarlo) y sal.
- **Empanizado:** Harina (integral o blanca), 3-4 huevos batidos, pan molido (estilo Panko o Japonés), queso parmesano rallado y pimienta negra.
- **Salsa Casera:** 14 jitomates Roma (hervidos y pelados), ¼ de cebolla blanca picada, 3 dientes de ajo picados, hojas de albahaca fresca, tomillo, orégano, 1 cdta de concentrado de tomate, una pizca de azúcar (para balancear la acidez), caldo de pollo en polvo (opcional), sal y pimienta.
- **Cobertura:** Queso para derretir (Mozzarella o Chihuahua), queso parmesano extra y perejil fresco.

Preparación

La Salsa: En una sartén con aceite de oliva, sofría la cebolla y el ajo. Agregue los jitomates (previamente hervidos, pelados y triturados), el concentrado de tomate y las hierbas (albahaca, tomillo, orégano). Sazone con sal, pimienta, caldo de pollo y azúcar. Cocine a fuego lento hasta que espese y los sabores se integren.

- **Preparar el Pollo:** Remoje los solomillos en leche con un poco de sal unos minutos para que queden tiernos.
- **Estación de Empanizado:** Pase cada pieza primero por harina, luego por el huevo batido y finalmente por la mezcla de pan molido con queso parmesano y pimienta.
- **Cocción (Dos Métodos):**
- *Horno (Más saludable):* Coloque en una charola, rocíe con un poco de aceite de oliva y hornee a 400°F (200°C) por 20-25 minutos.
- *Fritura:* Fría en aceite caliente hasta que estén dorados y crujientes.
- **Gratinado Final:** Coloque el pollo cocido en una charola. Bañe con la salsa de tomate caliente, cubra generosamente con queso Chihuahua/Mozzarella y más parmesano. Lleve al horno brevemente solo para derretir el queso. Decore con perejil.

Chicken Parmesan Tenders

Traditional Favorites

English

Ingredients

Chicken: Chicken tenders (inner fillets/solomillos).

- **Marinade:** Milk (enough to soak and tenderize the meat) and salt.
- **Breading:** Flour (whole wheat or white), 3-4 beaten eggs, breadcrumbs (Panko style), grated Parmesan cheese, and black pepper.
- **Homemade Sauce:** 14 Roma tomatoes (boiled and peeled), ¼ white onion chopped, 3 garlic cloves minced, fresh basil leaves, thyme, oregano, 1 tsp tomato concentrate, a pinch of sugar (to balance acidity), chicken bouillon powder (optional), salt, and pepper.
- **Topping:** Melting cheese (Mozzarella or Chihuahua), extra Parmesan cheese, and fresh parsley.

Preparation

The Sauce: In a skillet with olive oil, sauté the onion and garlic. Add the tomatoes (boiled, peeled, and crushed), tomato concentrate, and herbs (basil, thyme, oregano). Season with salt, pepper, bouillon, and sugar. Simmer until thickened and flavorful.

- **Prep Chicken:** Soak the tenders in milk with a little salt for a few minutes to ensure tenderness.
- **Breading Station:** Dredge each piece first in flour, then dip in beaten egg, and finally coat with the breadcrumb mixture (mixed with Parmesan and pepper).
- **Cooking (Two Methods):**
- *Baked (Healthier):* Place on a baking sheet, drizzle with a little olive oil, and bake at 400°F (200°C) for 20–25 minutes.
- *Fried:* Fry in hot oil until golden brown and crispy.
- **Final Melt:** Place the cooked chicken on a tray. Top with the hot tomato sauce, generous amounts of melting cheese, and extra Parmesan. Bake or broil briefly just to melt the cheese. Garnish with parsley.

Este pollo es uno de mis favoritos por su versatilidad: queda delicioso sobre una pasta, con una ensalada fresca o incluso dentro de un baguette. Al prepararlo, a veces me detengo y me sorprendo al recordar mis años trabajando en cocinas profesionales; me parece increíble estar hoy aquí, compartiendo estas recetas con mi propio sello personal. He transformado la técnica que aprendí hace años en algo mío, poniéndole ese ingrediente que nunca puede faltar en mi cocina: el amor por todo lo que hago.

Mi secreto para un empanizado de autor: Mezcla el pan molido con un poco de queso parmesano rallado y una pizca de orégano seco.

This chicken is one of my favorites because of its versatility: it's delicious over pasta, with a fresh salad, or even in a baguette. While preparing it, I sometimes stop and find myself surprised remembering my years working in professional kitchens; it feels incredible to be here today, sharing these recipes with my own personal touch. I have transformed the techniques I learned years ago into something of my own, adding that ingredient that can never be missing in my kitchen: love for everything I do.

My secret for a signature breading: Mix the breadcrumbs with a bit of grated Parmesan cheese and a pinch of dried oregano.

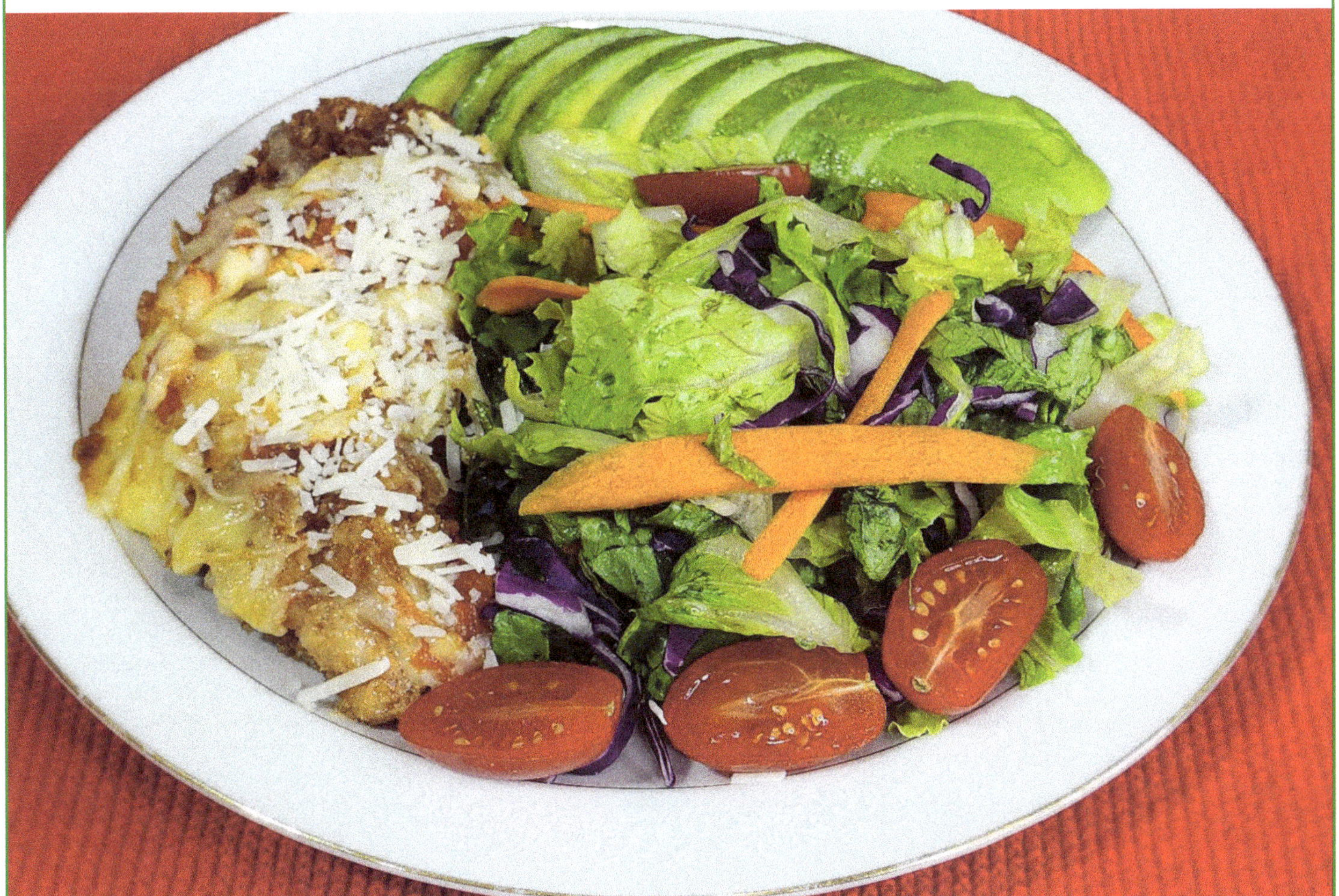

Pollo Mediterráneo (Pollo al Limón con Aceitunas)

Favoritos Tradicionales *Español*

Ingredients	Preparation
Pollo: 4 pechugas de pollo (cortadas en cubos o tiras gruesas). • **Marinado:** Aceite de oliva, sal, pimienta negra, pimentón (paprika), perejil fresco picado y jugo de limón fresco. • **Salsa:** ¼ taza de aceite de oliva, 3-4 dientes de ajo picados, ½ cebolla blanca picada, hojuelas de pimienta roja (chile quebrado, opcional para picor), ¼ taza de vino blanco (o vinagre de arroz/manzana), 15 jitomates cherry (o uva) cortados a la mitad, aceitunas negras o Kalamata (sin hueso), chiles pepperoncini (opcional), perejil fresco y jugo de limón extra. • **Espesante:** 1-2 cdas de maicena disueltas en un poco de agua (opcional).	**Marinar:** En un tazón, mezcle el pollo con aceite de oliva, sal, pimienta, paprika, perejil y jugo de limón. Deje reposar por 20-30 minutos (o toda la noche). • **Freír:** Caliente aceite en una sartén grande. Fría el pollo en tandas para no bajar la temperatura, hasta que esté dorado. Si es necesario, termine la cocción en el horno a 375°F (190°C) por unos 15 minutos para asegurar que esté cocido por dentro. • **Hacer la Salsa:** En la misma sartén (con un poco de aceite), sofría el ajo y la cebolla hasta que estén fragantes. Agregue las hojuelas de chile si desea picante. • **Desglasar:** Vierta el vino blanco y deje reducir. Agregue los jitomates cherry y cocine hasta que se suavicen. • **Guisar:** Añada las aceitunas y los chiles pepperoncini. Si la salsa necesita espesar, agregue la mezcla de maicena. Sazone con sal y pimienta. • **Combinar:** Regrese el pollo cocido a la sartén. Mezcle bien. Termine con perejil fresco y un chorrito más de jugo de limón. Sirva caliente, acompañado de cuscús o arroz.

Mediterranean Chicken (Lemon Chicken with Olives)

Traditional Favorites *English*

Ingredients	Preparation
Chicken: 4 chicken breasts (cut into cubes or thick strips). • Marinade: Olive oil, salt, black pepper, paprika, chopped fresh parsley, and fresh lemon juice. • Sauce: ¼ cup olive oil, 3-4 minced garlic cloves, ½ chopped white onion, red pepper flakes (crushed red pepper, optional for heat), ¼ cup white wine (or rice/apple cider vinegar), 15 cherry (or grape) tomatoes halved, pitted black or Kalamata olives, pepperoncini peppers (optional), fresh parsley, and extra lemon juice. • Thickener: 1-2 tablespoons cornstarch dissolved in a little water (optional).	Marinating: In a bowl, mix the chicken with olive oil, salt, pepper, paprika, parsley, and lemon juice. Let it marinate for 20-30 minutes (or overnight). • Frying: Heat oil in a large skillet. Fry the chicken in batches to avoid lowering the temperature, until golden brown. If necessary, finish cooking in the oven at 375°F (190°C) for about 15 minutes to ensure it is cooked through. • Making the Sauce: In the same skillet (with a little oil), sauté the garlic and onion until fragrant. Add the chili flakes if you want it spicy. • Deglazing: Pour in the white wine and let it reduce. Add the cherry tomatoes and cook until softened. • Simmering: Add the olives and pepperoncini peppers. If the sauce needs thickening, add the cornstarch mixture. Season with salt and pepper. • Combining: Return the cooked chicken to the skillet. Mix well. Finish with fresh parsley and another squeeze of lemon juice. Serve hot, accompanied by couscous or rice.

Cocinar es, para mí, un acto de vibración y energía. Este Pollo Mediterráneo es una receta cargada de luz que le encantó a mi persona especial. Él, con su paladar tan refinado, me dio un consejo que hoy guardo en mi corazón y quiero compartir con ustedes: la magia de no desperdiciar nada y transformar los sabores en algo nuevo. Es un plato que alimenta el cuerpo y el espíritu.

El secreto de mi persona especial: No desperdicies el fondo de la cocción. Machaca las aceitunas Kalamata que se cocinaron con el pollo y úsalas como pasta para untar en un pan de sándwich en lugar de mayonesa. Todo el sabor del Mediterráneo se concentra ahí. ¡Es un deleite que honra cada ingrediente!.

Cooking is, for me, an act of vibration and energy. This Mediterranean Chicken is a recipe full of light that my special someone loved. He, with his refined palate, gave me a tip that I keep in my heart today and want to share with you: the magic of wasting nothing and transforming flavors into something new. It is a dish that feeds both the body and the spirit.

My special someone's secret: Don't waste the cooking juices. Mash the Kalamata olives that were cooked with the chicken and use them as a spread for sandwich bread instead of mayonnaise. All the Mediterranean flavor is concentrated there. It's a delight that honors every ingredient!.

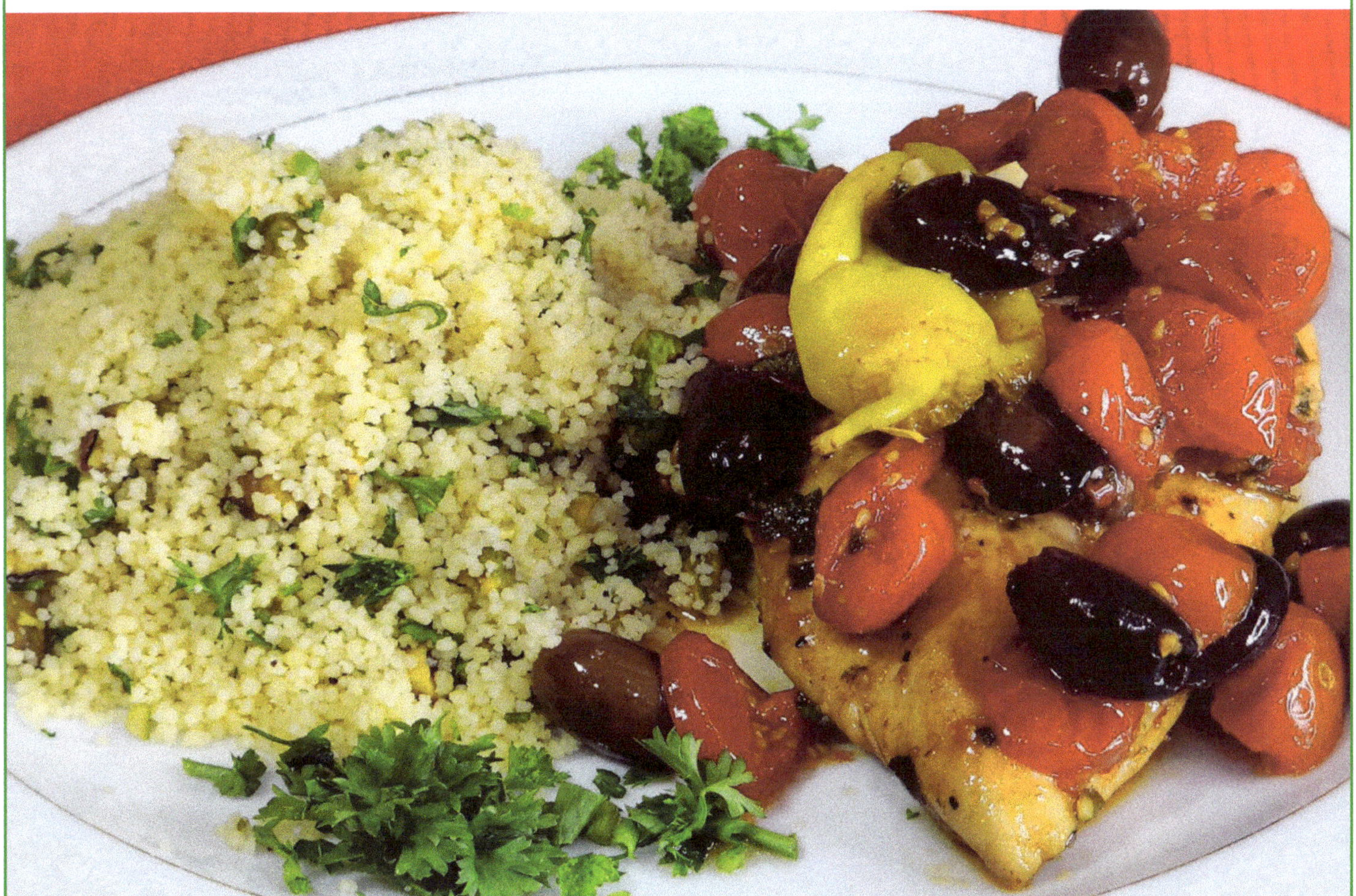

Sopa de Almejas Cremosa

Sopas y Caldos

Español

Ingredients

Base: 3 latas de almejas picadas (con su jugo), 3 papas (cortadas en cubos), 1 ½ tazas de zanahorias (ralladas o picadas).

- **Aromáticos:** 4-5 dientes de ajo picados, ½ cebolla picada.
- **Líquido y Cremoso:** 3 tazas de "Half & Half" (mitad leche/mitad crema), un chorrito de salsa inglesa, jugo de las almejas.
- **Espesante:** 1/3 taza de harina integral (o blanca).
- **Sazón:** Tomillo seco, pimienta negra, sal al gusto.
- **Cocción:** 2 cdas de mantequilla.

Preparation

Sofrito: En una olla grande, derrita la mantequilla. Sofría el ajo y la cebolla hasta que estén transparentes.

- **Vegetales y Harina:** Agregue las zanahorias y cocine brevemente. Espolvoree la harina sobre los vegetales y cocine un minuto para quitar el sabor a crudo.
- **Líquidos:** Vierta el jugo de las almejas (reserve la carne de las almejas para el final). Agregue las papas. Sazone con tomillo, pimienta y salsa inglesa.
- **Cremar:** Añada la mezcla de leche y crema ("Half & Half"). Deje cocinar a fuego medio hasta que las papas estén tiernas y la sopa espese.
- **Finalizar:** Agregue la carne de las almejas al final (para que no se pongan chiclosas) y deje calentar. Ajuste de sal. Sirva caliente, opcionalmente con perejil.

Creamy Clam Chowder

Traditional Favorites

English

Ingredients

- **Base:** 3 cans chopped clams (with juice), 3 potatoes (cubed), 1 ½ cups carrots (shredded or chopped).
- **Aromatics:** 4-5 minced garlic cloves, ½ chopped onion.
- **Liquid & Creamy:** 3 cups Half & Half (milk/cream blend), a dash of Worcestershire sauce, clam juice.
- **Thickener:** 1/3 cup whole wheat (or white) flour.
- **Seasoning:** Dried thyme, black pepper, salt to taste.
- **Cooking:** 2 tbsp butter.

Preparation

1. **Sauté:** In a large pot, melt the butter. Sauté the garlic and onion until translucent.
2. **Veggies & Flour:** Add the carrots and cook briefly. Sprinkle the flour over the vegetables and cook for a minute to remove the raw taste.
3. **Liquids:** Pour in the clam juice (reserve the clam meat for later). Add the potatoes. Season with thyme, pepper, and Worcestershire sauce.
4. **Cream:** Add the Half & Half. Simmer over medium heat until the potatoes are tender and the soup thickens.
5. **Finish:** Stir in the clam meat at the very end (to prevent toughness) and heat through. Adjust salt. Serve hot, optionally garnished with parsley.

El Caldo Perfecto: Para que la sopa sea verdaderamente elegante, pasa el jugo de las almejas por un colador fino antes de añadirlo a la olla. Esto asegura que no quede ni un rastro de arena y que el sabor del mar sea puro.
Cremosidad sin Grumos: Mezcla la crema con un poco de harina o fécula de maíz y cuélala antes de integrarla al guiso. Así lograrás esa blancura impecable y una textura de seda que enamora al primer bocado.

The Perfect Broth: For a truly elegant soup, pass the clam juice through a fine strainer before adding it to the pot. This ensures no trace of sand remains and the sea flavor is pure.
Lump-Free Creaminess: Mix the cream with a bit of flour or cornstarch and strain it before integrating it into the stew. This achieves that impeccable whiteness and a silky texture that captivates from the first bite.

Esta sopa es una de mis favoritas: cremosa, deliciosa y perfecta para esos días nublados donde uno busca refugio. Me encanta servirla en un pan bol y disfrutarla con esa persona especial para compartir juntos el sabor del mar. Es blanca como la pureza y su textura te invita a soñar. Es mi manera de transformar un día gris en un momento lleno de luz y sabor.

This soup is one of my favorites: creamy, delicious, and perfect for those cloudy days when you're looking for comfort. I love serving it in a bread bowl and enjoying it with that special someone to share the taste of the sea. It is white as purity, and its texture invites you to dream. It's my way of transforming a gray day into a moment full of light and flavor.

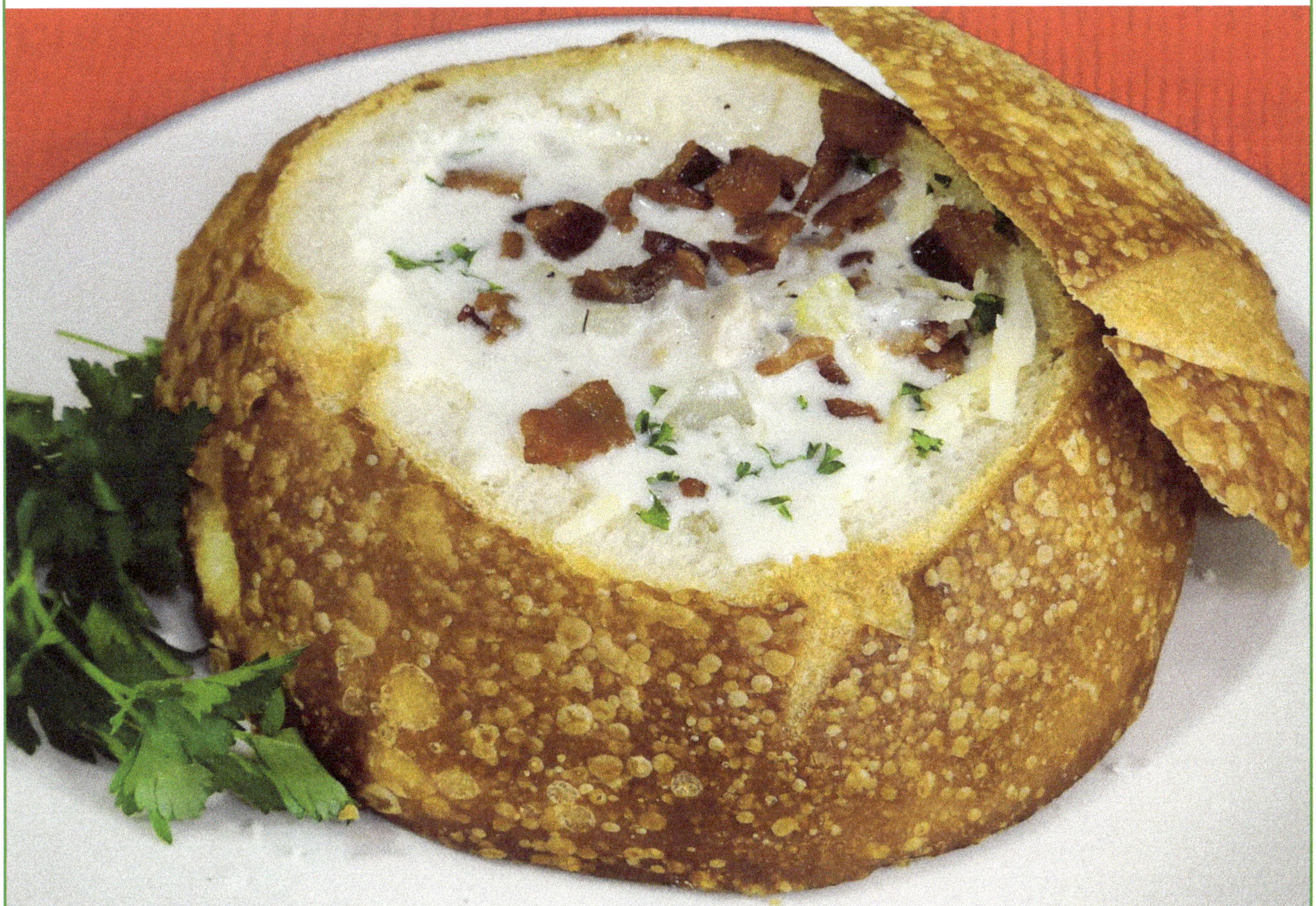

Sopa Toscana (Zuppa Toscana)

Favoritos Tradicionales

Español

Ingredients	Preparación
Base de Carne: 6 salchichas italianas (previamente horneadas o cocidas) y tocino crujiente (cantidad al gusto). • **Aromáticos:** 2 dientes de ajo grandes (finamente picados) y ½ cebolla pequeña (finamente picada). • **Verduras:** 4 tazas de col rizada (kale), lavada y sin los tallos duros. *Nota: Aunque en el video se omitió por error, la receta tradicional y la mención en el chat indican que lleva papas en cubos.* • **Líquido:** 6 tazas de agua caliente con caldo de pollo en polvo (Knorr Suiza) o caldo de pollo líquido. • **Cremoso:** 1 taza de crema para batir (Heavy Whipping Cream). • **Sazón:** Tomillo seco, pimienta negra y queso parmesano rallado. • **Cocción:** Aceite de oliva o mantequilla para sofreír.	**Sofreír:** En una olla grande con un poco de aceite de oliva, sofría la cebolla picada y el ajo hasta que estén fragantes. • **Agregar Carnes:** Añada las salchichas italianas cortadas en trozos y el tocino crujiente a la olla. • **El Caldo:** Vierta el agua caliente con el caldo de pollo (o caldo líquido). Sazone con tomillo y pimienta negra. Deje hervir para que los sabores se integren. *(Si usa papas, agréguelas en este paso y cocine hasta que estén suaves).* • **Verduras:** Agregue la col rizada (kale). Cocine brevemente hasta que se marchite y tome un color verde intenso. • **Toque Cremoso:** Vierta la crema para batir (Heavy Cream). Deje que se caliente pero **no deje que hierva** después de añadir la crema para evitar que se corte. • **Finalizar:** Agregue queso parmesano rallado al gusto para dar sabor y consistencia. Apague el fuego y sirva caliente.

Sopa Toscana

Traditional Favorites

English

Ingredients	Preparation
Meat Base: 6 Italian sausages (cooked/baked beforehand) and crispy bacon (amount to taste). • **Aromatics:** 2 large garlic cloves (finely minced) and ½ small onion (finely chopped). • **Vegetables:** 4 cups kale, washed and stems removed. *Note: Although missed in the video, traditional recipes and chat mentions include diced potatoes.* • **Liquid:** 6 cups hot water mixed with chicken bouillon powder or chicken broth. • **Creamy Element:** 1 cup Heavy Whipping Cream. • **Seasoning:** Dried thyme, black pepper, and grated Parmesan cheese. • **Cooking Fat:** Olive oil or butter for sautéing.	**Sauté:** In a large pot with a little olive oil, sauté the chopped onion and garlic until fragrant. • **Add Meats:** Add the sliced Italian sausages and crispy bacon to the pot. • **The Broth:** Pour in the hot water with bouillon (or chicken broth). Season with thyme and black pepper. Bring to a boil to let flavors meld. *(If using potatoes, add them here and simmer until tender).* • **Greens:** Stir in the kale. Cook briefly until it wilts and turns a vibrant green. • **Creamy Finish:** Pour in the heavy whipping cream. Let it heat through but **do not let it boil** after adding the cream to prevent curdling. • **Finish:** Stir in grated Parmesan cheese to taste for flavor and richness. Turn off the heat and serve hot.

No escatimes con el queso parmesano al final, ¡es el detalle que corona el plato!

Un secreto que aprendí compartiendo mi mesa: una vez que la sopa esté lista, apaga el fuego y déjala reposar unos 15 minutos.

Este tiempo es clave para que el sabor de la salchicha se concentre y se distribuya por todo el caldo. ¡La paciencia hace la diferencia!

A secret I learned while sharing my table: once the soup is ready, turn off the heat and let it rest for about 15 minutes.

This time is key for the sausage flavor to concentrate and spread throughout the broth. Patience makes the difference!

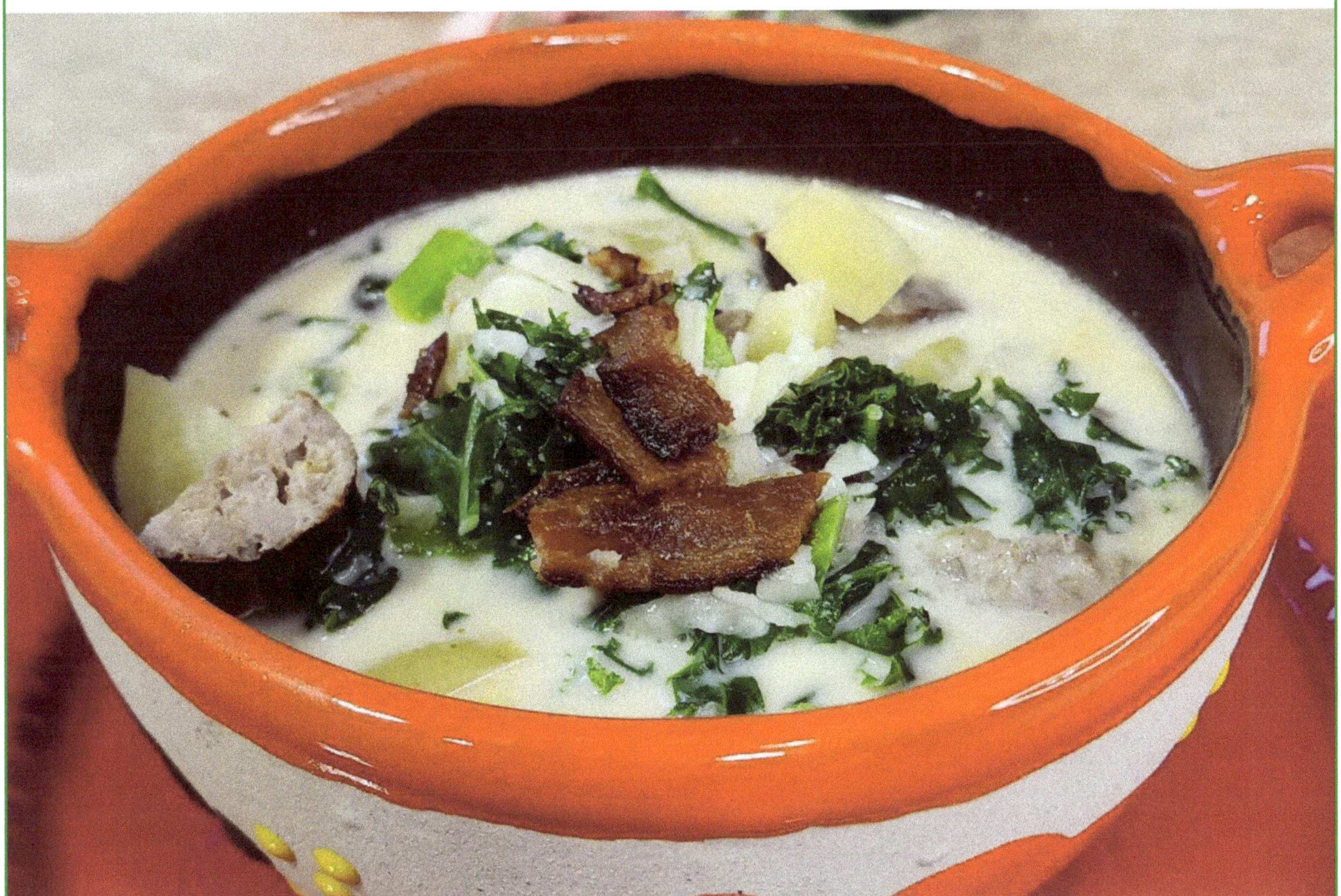

Meatloaf Clásico y Jugoso

Favoritos Tradicionales

Español

Ingredients

Carne: 3 libras de carne molida (80% carne, 20% grasa).

- **Sofrito Aromático:** 3 dientes de ajo (finamente picados), ½ pimiento morrón (Bell pepper) picado, aceite de oliva.
- **Mezcla Líquida:** 1 cdta de salsa inglesa (Worcestershire), 2 cdtas de cátsup, ½ taza de leche, 2 huevos.
- **Secos y Sazón:** ½ taza de pan molido, 2 cdas de sazonador multiusos para carne, 1 cda de cebolla en polvo, 1 pizca de orégano, ½ cdta de pimienta negra, 1 cda de pimentón (paprika), 1 cda de sal.
- **Hierbas:** Un manojo de perejil fresco picado (al gusto).
- **Glaseado:** ¾ taza de salsa BBQ, 2 cdas de cátsup, 2 cdas de azúcar morena, 1 cdta de mostaza (dijon o regular).

Preparación

Sofrito: En una sartén con un poco de aceite de oliva, sofría el ajo picado hasta que empiece a dorarse. Añada el pimiento picado y cocine brevemente. Retire del fuego y deje enfriar.

- **Mezclar la carne:** En un tazón grande, combine la carne molida con la salsa inglesa, las 2 cdtas de cátsup, el sazonador, la cebolla en polvo, orégano, pimienta, paprika, sal y el perejil fresco. Mezcle bien. (Si desea usar cebolla fresca picada en lugar de polvo, agréguela aquí).
- **Ligar:** Agregue la leche, el pan molido y los huevos. Incorpore el sofrito de ajo y pimiento ya frío. Amase hasta integrar todo perfectamente.
- **Formar:** Coloque la mezcla en una charola para hornear y dele forma de hogaza alargada (meatloaf), asegurándose de que no quede muy plana pero tenga cierto grosor.
- **Primer Horneado:** Hornee sin tapar a 365°F (185°C) durante unos 45-50 minutos.
- **Glaseado:** Mientras se hornea, mezcle la salsa BBQ, las 2 cdas de cátsup, el azúcar morena y la mostaza. Refrigere hasta usar.
- **Finalizar:** Saque la carne del horno (la temperatura interna debe rondar los 160°F). Barnice generosamente con el glaseado preparado. Regrese al horno por 12 minutos más para caramelizar. Deje reposar 10 minutos antes de cortar.

Classic Juicy Meatloaf

Traditional Favorites

English

Ingredients

Meat: 3 lbs ground beef (80% lean, 20% fat).

- **Aromatic Sauté:** 3 garlic cloves (finely minced), ½ bell pepper (chopped), olive oil.
- **Liquid Mix:** 1 tsp Worcestershire sauce, 2 tsp ketchup, ½ cup milk, 2 eggs.
- **Dry & Seasoning:** ½ cup breadcrumbs, 2 tbsp all-purpose meat seasoning, 1 tbsp onion powder, pinch of oregano, ½ tsp black pepper, 1 tbsp paprika, 1 tbsp salt.
- **Herbs:** A bunch of fresh parsley, chopped (to taste).
- **Glaze:** ¾ cup BBQ sauce, 2 tbsp ketchup, 2 tbsp brown sugar, 1 tsp mustard (Dijon or regular).

Preparation

Sauté: In a skillet with a little olive oil, sauté the minced garlic until it starts to brown. Add the chopped bell pepper and cook briefly. Remove from heat and let cool.

- **Mix the Meat:** In a large bowl, combine the ground beef with the Worcestershire sauce, 2 tsp ketchup, meat seasoning, onion powder, oregano, pepper, paprika, salt, and fresh parsley. Mix well. (If using fresh onion instead of powder, add it now).
- **Bind:** Add the milk, breadcrumbs, and eggs. Fold in the cooled garlic and pepper mixture. Knead until thoroughly combined.
- **Shape:** Place the mixture onto a baking tray and shape it into a loaf, ensuring it has some height and isn't too flat.
- **First Bake:** Bake uncovered at 365°F (185°C) for about 45–50 minutes.
- **Glaze:** While baking, mix the BBQ sauce, 2 tbsp ketchup, brown sugar, and mustard. Refrigerate until ready to use.
- **Finish:** Remove the meatloaf from the oven (internal temp should be around 160°F). Brush generously with the prepared glaze. Return to the oven for 12 more minutes to caramelize. Let rest for 10 minutes before slicing.

El Meatloaf es el rey de las cenas familiares en el Rancho. Lo que me encanta de esta receta es que, aunque parece sencilla, el secreto está en el cariño con que se mezclan los ingredientes para que quede jugosito y no seco.Un consejo de mi cocina: No compactes demasiado la carne al ponerla en el molde; déjala 'respirar' un poco para que la textura sea suave y se deshaga en la boca .

Meatloaf is the king of family dinners at the Ranch. What I love about this recipe is that, although it seems simple, the secret lies in the care with which the ingredients are mixed so that it remains juicy and not dry.A tip from my kitchen: Don't over-compact the meat when putting it in the mold; let it 'breathe' a little so the texture is soft and melts in your mouth.

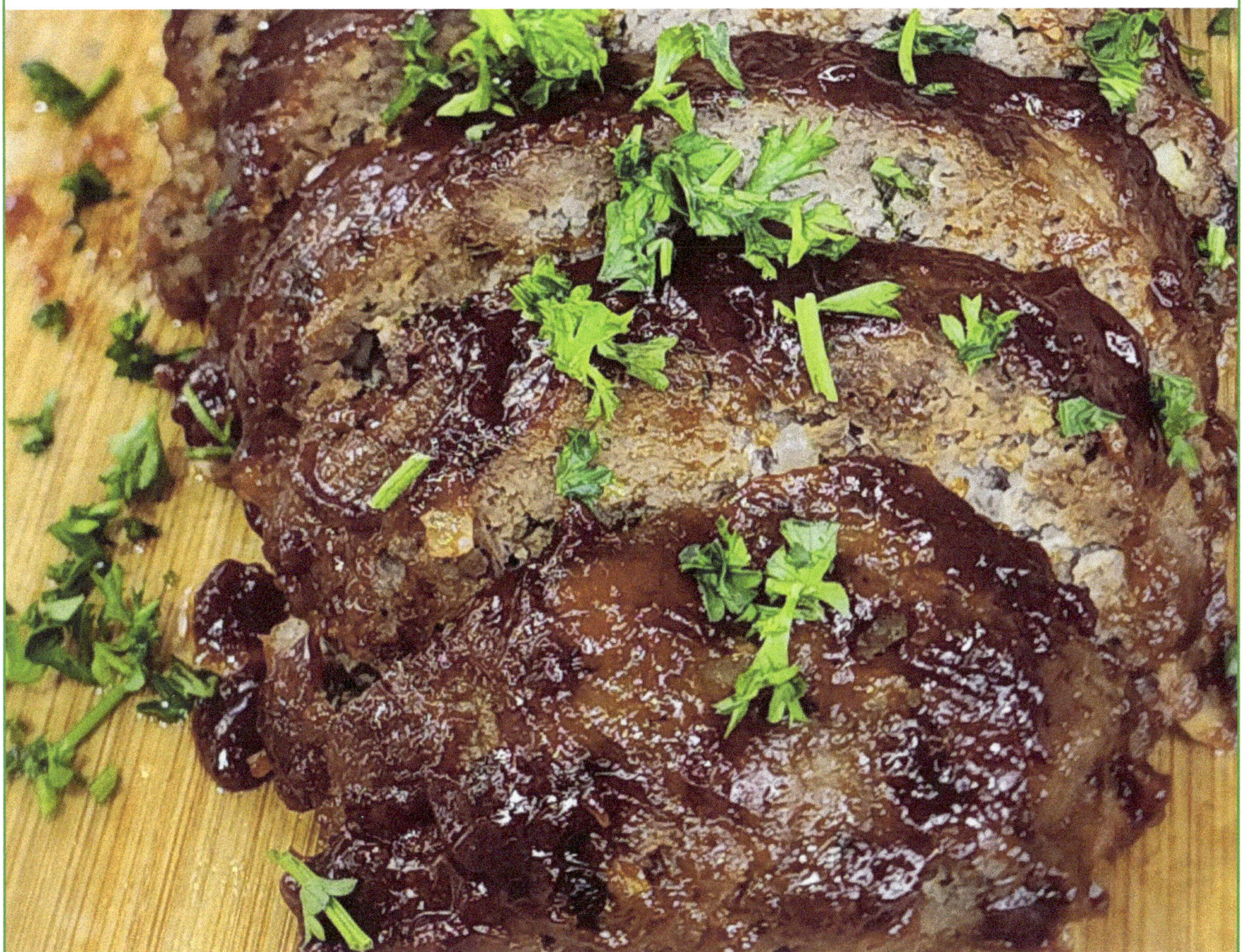

Pollo en Adobo Estilo Acapulco

Favoritos Tradicionales — *Español*

Ingredients

Pollo: 1 pollo entero (limpio) y pechugas/solomillos de pollo adicionales si se desea.

- **Chiles Secos:** 20 chiles guajillos, 5 chiles de árbol y 1 chile puya (desvenados y sin semillas).
- **Verduras y Aromáticos:** 1 jitomate (tomate rojo), ½ cebolla pequeña, 1 cabeza de ajo rostizada (o asada).
- **Especias:** ½ cdta de orégano, ½ cdta de comino, ½ cdta de pimienta negra, ½ cdta de tomillo, 1 varita de canela, 1 cda de pimentón (paprika), 2 hojas de laurel.
- **Líquidos:** ¼ taza de vinagre blanco, 2 tazas de agua (para hidratar los chiles) y un poco más para licuar.
- **Sazón:** 2 cdas de caldo de pollo en polvo (Knorr Suiza) o sal al gusto.
- **Cocción:** Aceite de oliva.

Preparación

Tatemar: En una sartén con un poco de aceite, tateme (tueste ligeramente) los chiles, la cebolla, el jitomate, las hojas de laurel y la canela. Tenga cuidado de no quemar los chiles para que no amarguen. Retire y reserve.

- **Hidratar:** Regrese los chiles tostados a la sartén, agregue las hierbas (tomillo, orégano) y cubra con las 2 tazas de agua. Hierva por 5 minutos, apague y deje reposar 10 minutos para que se hidraten bien.
- **El Adobo:** Licúe los chiles hidratados con el agua de cocción, la cebolla, el jitomate, el ajo rostizado, el comino, la pimienta, el pimentón, el vinagre y el caldo de pollo en polvo. Debe quedar una salsa espesa pero tersa (no es necesario colar si su licuadora es potente).
- **Marinar:** Haga cortes profundos en el pollo (pechuga, piernas) y levante la piel para que el adobo penetre bien. Unte generosamente el pollo con el adobo por dentro y por fuera. Rocíe con un poco de aceite de oliva.
- **Hornear:** Hornee a 375°F (190°C).
- *Pollo entero:* Aproximadamente 1 hora y 20 minutos en total. A la mitad del tiempo, saque, barnice con más adobo y jugos de la cocción, y regrese al horno. Para dorar la piel, puede cambiar a modo "Asar" (Broil) los últimos minutos.
- *Pechugas/Solomillos:* Se cocinan más rápido (aprox. 35-40 minutos).

Adobo Roasted Chicken (Acapulco Style)

Traditional Favorites — *English*

Ingredients

Chicken: 1 whole chicken (cleaned) and extra chicken breasts/tenderloins if desired.

- **Dried Chilies:** 20 Guajillo chilies, 5 Arbol chilies, and 1 Puya chili (seeded and deveined).
- **Vegetables & Aromatics:** 1 Roma tomato, ½ small onion, 1 head of roasted garlic.
- **Spices:** ½ tsp oregano, ½ tsp cumin, ½ tsp black pepper, ½ tsp dried thyme, 1 cinnamon stick, 1 tbsp paprika, 2 bay leaves.
- **Liquids:** ¼ cup white vinegar, 2 cups water (for hydrating chilies) plus a bit more for blending.
- **Seasoning:** 2 tbsp chicken bouillon powder or salt to taste.
- **Cooking Fat:** Olive oil.

Preparation

Toast: In a skillet with a little oil, lightly toast the chilies, onion, tomato, bay leaves, and cinnamon stick. Be careful not to burn the chilies, or the sauce will be bitter. Remove and set aside.

- **Hydrate:** Return the toasted chilies to the pan, add the herbs (thyme, oregano), and cover with the 2 cups of water. Boil for 5 minutes, turn off heat, and let sit for 10 minutes to soften.
- **The Adobo:** Blend the hydrated chilies with their soaking water, onion, tomato, roasted garlic, cumin, pepper, paprika, vinegar, and bouillon powder. The sauce should be thick but smooth (straining is optional if you have a high-powered blender).
- **Marinate:** Make deep cuts into the chicken meat (breast, legs) and lift the skin to allow the marinade to penetrate. Generously brush the adobo all over the chicken, inside and out. Drizzle with a little olive oil.
- **Bake:** Bake at 375°F (190°C).
- *Whole Chicken:* Approximately 1 hour and 20 minutes total. Halfway through, remove, baste with more adobo and pan juices, and return to the oven. To crisp the skin, you can switch to "Broil" for the last few minutes.
- *Breasts/Tenderloins:* These cook faster (approx. 35-40 minutes).

Para que el pollo no pierda su jugo al hornearlo, cúbrelo con papel aluminio los primeros 45 minutos. Después, retira el papel y báñalo con sus propios jugos del adobo antes de dejarlo dorar. Esto creará una costra caramelizada y brillante, manteniendo la carne increíblemente suave. Y recuerda: el sabor 'ahumado' del adobo se intensifica si tatemas muy bien los ajos antes de licuarlos.

To keep the chicken from drying out while baking, cover it with foil for the first 45 minutes. Then, remove the foil and baste the chicken with its own adobo juices before letting it brown. This will create a caramelized, glossy crust while keeping the meat incredibly tender. And remember: the 'smoky' flavor of the adobo intensifies if you roast the garlic cloves thoroughly before blending them into the sauce.

Este pollo es un pedacito de la costa de Guerrero en tu mesa. En Acapulco, el aroma de este pollo cocinándose a las brasas invade las calles con ese toque ahumado tan característico. Aunque tradicionalmente se sirve con repollo frito, salsa verde y tortillas recién hechas, yo he adaptado este clásico para mi cocina al horno. El gran secreto —que hoy les comparto— es la paciencia: dejarlo marinar toda la noche es lo que permite que cada especia penetre en el corazón del pollo, logrando un sabor profundo y auténtico que no le pide nada a la parrilla.

This chicken is a little piece of the Guerrero coast on your table. In Acapulco, the aroma of this chicken cooking over hot coals fills the streets with that unmistakable smoky touch. While it is traditionally served with sautéed cabbage, green salsa, and fresh tortillas, I have adapted this classic for my oven. The big secret—which I'm sharing with you today—is patience: letting it marinate overnight is what allows every spice to penetrate the heart of the chicken, achieving a deep, authentic flavor that rivals any grill. .

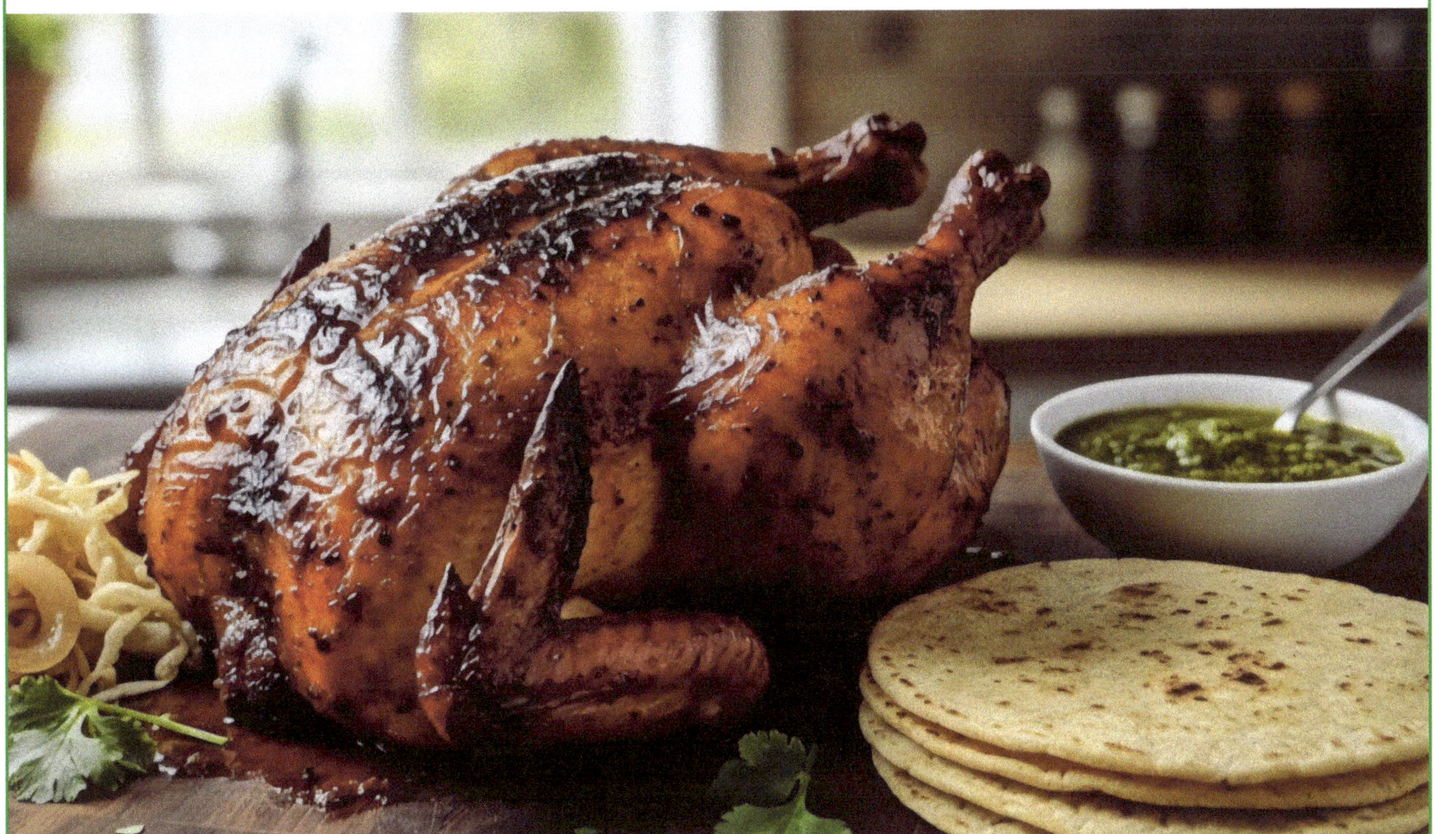

Tri-Tip Jugoso Marinado al Limón

Favoritos Tradicionales

Español

Ingredients

Carne: 1 pieza de Tri-Tip (punta de solomillo o empuje).

- **Marinado Seco:** 2 cdtas de sal, 1 cdta de orégano, 1 cdta de ajo en polvo, 1 cdta de tomillo seco, 1 cdta de cebolla en polvo.
- **Marinado Líquido y Fresco:** 4 cdas de aceite de oliva (más extra para hornear), 1 limón (cortado en rodajas).
- **Opcional:** Cebollines frescos (cebolla verde) para hornear.

Preparación

Sazonar: Coloque la carne en un recipiente. Espolvoree la sal, el ajo en polvo, la cebolla en polvo y el tomillo por ambos lados, frotando para que se adhieran bien.

1. **Marinar:** Vierta el aceite de oliva sobre la carne y espolvoree el orégano. Coloque las rodajas de medio limón sobre la carne. Cubra y refrigere durante toda la noche (o hasta dos días) para concentrar los sabores.
2. **Preparar para el horno:** Precaliente el horno a 375°F (190°C). Saque la carne del refrigerador una hora antes de cocinar. Transfiérala a una charola para hornear junto con los jugos del marinado y las rodajas de limón (agregue las rodajas de la otra mitad del limón si desea). Rocíe con un poco más de aceite de oliva.
3. **Toque extra:** Si tiene cebollines, lávelos y colóquelos enteros sobre o alrededor de la carne.
4. **Hornear:** Cubra la charola (opcional, aunque en el video se menciona tapar antes de hornear) y hornee por 45 minutos.
5. **Servir:** Verifique la cocción; debe estar suave y jugosa. Deje reposar antes de cortar en rebanadas delgadas. Si la prefiere más cocida, puede regresarla al horno destapada por 10 minutos más.

Juicy Lemon Herb Marinated Tri-Tip

Traditional Favorites

English

Ingredients

Meat: 1 Tri-Tip roast.

- **Dry Rub:** 2 tsp salt, 1 tsp dried oregano, 1 tsp garlic powder, 1 tsp dried thyme, 1 tsp onion powder.
- **Wet & Fresh Marinade:** 4 tbsp olive oil (plus extra for baking), 1 lemon (sliced into rounds).
- **Optional:** Fresh scallions (green onions) for baking.

Preparation

Season: Place the meat in a container. Sprinkle salt, garlic powder, onion powder, and thyme on both sides, rubbing them in well.

- **Marinate:** Pour the olive oil over the meat and sprinkle with oregano. Place lemon slices (from half the lemon) on top. Cover and refrigerate overnight (or up to two days) to let the flavors concentrate.
- **Prep for Oven:** Preheat oven to 375°F (190°C). Remove meat from the fridge an hour before cooking. Transfer to a baking dish along with the marinade juices and lemon slices (add slices from the other lemon half if desired). Drizzle with a little more olive oil.
- **Extra Touch:** If using scallions, wash them and place them whole on top of or around the meat.
- **Bake:** Cover the dish (optional, though mentioned in the video) and bake for 45 minutes.
- **Serve:** Check for doneness; it should be tender and juicy. Let it rest before slicing thinly against the grain. If you prefer it more well-done, return it to the oven uncovered for another 10 minutes.

Esta fue de las primeras recetas que compartí en mi canal, Rancho El Colibrí Official. Recuerdo que estaba muy nerviosa y no quería mostrar mi rostro todavía. Siempre me han gustado los retos; para mí, si algo no funciona, no es un fracaso, sino un aprendizaje. Soy como esa rama que se dobla pero no se quiebra. Esta carne la preparaban en mi antiguo trabajo cada domingo, pero yo le agregué limón y cebollines para darle un sabor diferente y especial. ¡Es el sabor de mis inicios y de mi fuerza!

El Marinado: Deja la carne marinando con el limón y los cebollines por varias horas; el ácido del limón suaviza las fibras y le da un frescor increíble.
El Glaseado: Al terminar la cocción, recupera los jugos de la carne y pásalos por un colador fino para crear una salsita limpia y brillante que bañe el Tri-Tip.
El Reposo: Deja descansar la carne unos minutos antes de cortarla para que no pierda sus jugos y se mantenga como un "espectáculo" de suavidad.

This was one of the first recipes I shared on my channel, Rancho El Colibrí Official. I remember being so nervous and not wanting to show my face yet. I've always loved challenges; to me, if something doesn't work out, it's not a failure, but a lesson. I am like that branch that bends but does not break. This meat was prepared at my old job every Sunday, but I added lemon and scallions to give it a different and special flavor. It's the taste of my beginnings and my strength!

The Marinade: Let the meat marinate with the lemon and scallions for several hours; the lemon acid tenderizes the fibers and adds incredible freshness.
The Glaze: After cooking, collect the meat juices and pass them through a fine strainer to create a clean, glossy sauce to drizzle over the Tri-Tip.
The Rest: Let the meat rest for a few minutes before slicing so it doesn't lose its juices and stays as a "spectacle" of tenderness.

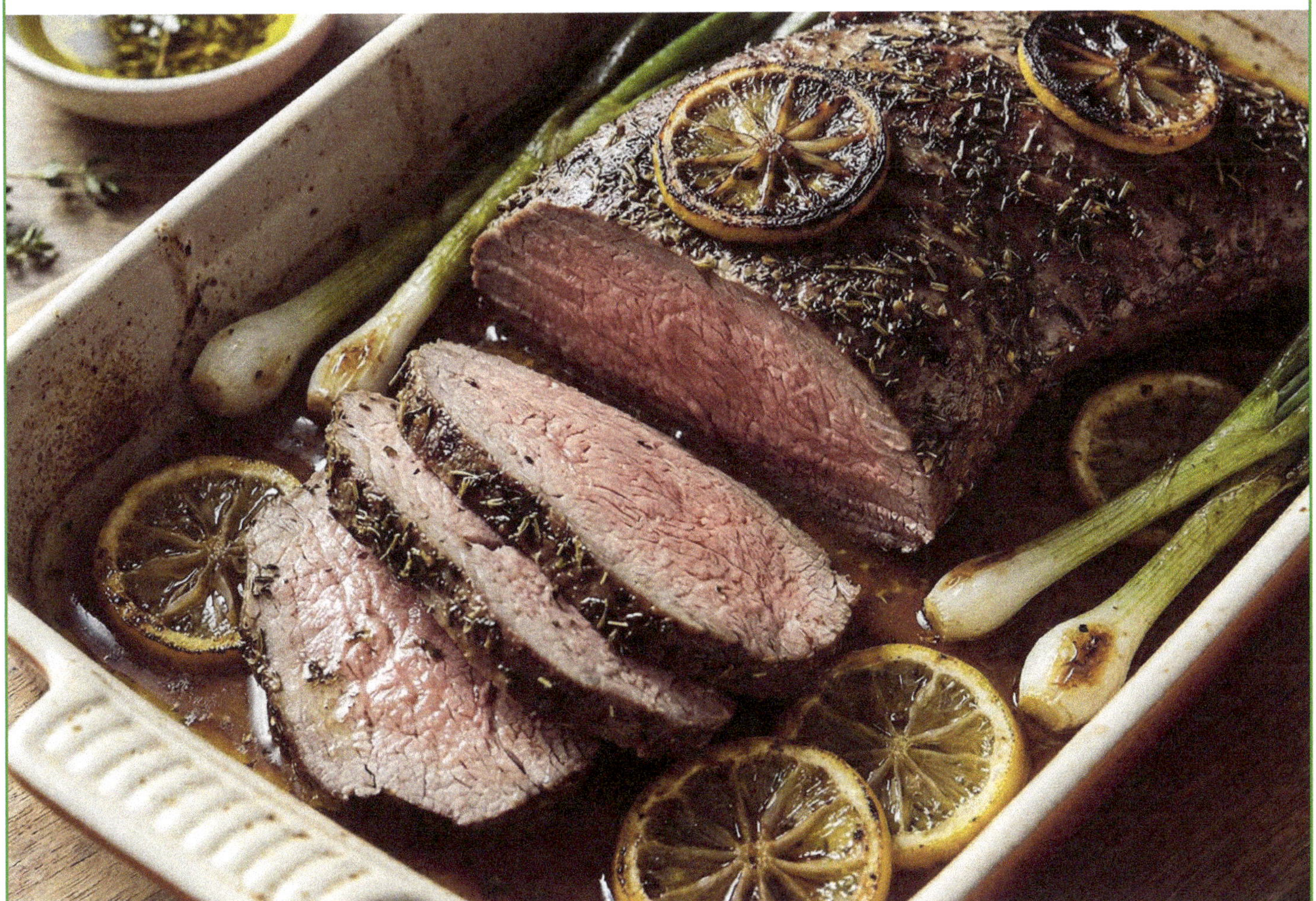

Sopa Cremosa de Ñoquis con Pollo

Favoritos Tradicionales

Español

Ingredients

Pollo: 2 pechugas de pollo (cortadas a la mitad o en filetes).

- **Sazón para Pollo:** 1 cdta de pimentón (paprika), 1 cdta de pimienta negra y 1 cda de sal.
- **Vegetales:** 3 zanahorias (picadas o ralladas), 3 varitas de apio (picadas), 1/4 de cebolla blanca (picada), 4-5 dientes de ajo (picados) y 3 tazas de espinaca fresca.
- **Pasta:** 1 libra de ñoquis (gnocchi).
- **Base de Sopa:** 4 cdas de mantequilla, 1/4 taza de harina blanca todo uso, 4 tazas de caldo de pollo.
- **Lácteos:** 2 tazas de "Half & Half" (mitad leche/mitad crema), 2 tazas de crema para batir (Heavy Cream) y 1/2 taza de queso parmesano.
- **Sazón:** 3 cdtas de sazonador italiano y 1 cda de sal (ajustar al gusto).
- **Cocción:** Aceite de oliva.

Preparación

Cocinar el Pollo: Sazone las pechugas con sal, paprika y pimienta. En una sartén con aceite de oliva, cocine el pollo hasta que esté listo. Reserve y, una vez tibio, córtelo en cubos.

- **Base Aromática:** En una olla grande, derrita la mantequilla. Sofreír la cebolla y el ajo hasta que cambien de color. Agregue el apio y cocine por unos 4 minutos.
- **Espesar:** Añada la harina y mezcle bien para cocinarla un poco. Vierta las 4 tazas de caldo de pollo, removiendo para disolver la harina.
- **Hervir:** Agregue las zanahorias, el sazonador italiano y la sal. Tape y deje hervir hasta que los vegetales estén tiernos.
- **Incorporar:** Agregue el pollo cortado, la mezcla "Half & Half", la crema para batir y los ñoquis. Revuelva y espere a que vuelva a hervir y espese ligeramente (aprox. 7-10 minutos).
- **Finalizar:** Agrcguc las cspinacas y el queso parmesano. Apague el fuego inmediatamente (el calor residual cocinará las espinacas sin deshacerlas). Sirva caliente, idealmente con pan de ajo.

Creamy Chicken Gnocchi Soup

Traditional Favorites

English

Ingredients

Chicken: 2 chicken breasts (halved or filleted).

- **Chicken Seasoning:** 1 tsp paprika, 1 tsp black pepper, and 1 tbsp salt.
- **Vegetables:** 3 carrots (chopped or shredded), 3 celery stalks (chopped), 1/4 white onion (chopped), 4-5 garlic cloves (minced), and 3 cups fresh spinach.
- **Pasta:** 1 lb gnocchi.
- **Soup Base:** 4 tbsp butter, 1/4 cup all-purpose flour, 4 cups chicken broth.
- **Dairy:** 2 cups Half & Half, 2 cups heavy whipping cream, and 1/2 cup Parmesan cheese.
- **Seasoning:** 3 tsp Italian seasoning and 1 tbsp salt (adjust to taste).
- **Cooking:** Olive oil.

Preparation

Cook Chicken: Season chicken breasts with salt, paprika, and pepper. In a skillet with olive oil, cook chicken until done. Set aside and cube once cool enough to handle.

- **Aromatic Base:** In a large pot, melt the butter. Sauté the onion and garlic until they change color. Add the celery and cook for about 4 minutes.
- **Thicken:** Stir in the flour and cook briefly. Pour in the 4 cups of chicken broth, stirring to dissolve the flour.
- **Simmer:** Add carrots, Italian seasoning, and salt. Cover and bring to a boil until vegetables are tender.
- **Combine:** Add the cubed chicken, Half & Half, heavy cream, and gnocchi. Stir and let it simmer until it thickens slightly (approx. 7-10 minutes).
- **Finish:** Stir in the spinach and Parmesan cheese. Turn off the heat immediately (residual heat will wilt the spinach perfectly). Serve hot, ideally with garlic bread.

Esta sopa es de mis favoritas. Antes solía comprarla en un restaurante muy conocido, pero al mudarme de ciudad, la pedí en el mismo lugar y la sorpresa fue que ya no sabía igual. ¡Pero estuvo bien! Porque eso me motivó a crear mi propia versión, que es súper fácil de hacer. Recuerdo que un suscriptor me contó que se le cortó la sopa, y resultó ser porque la crema había expirado. Por eso siempre les digo: ¡revisen la fecha de caducidad! Un buen plato empieza con ingredientes frescos y mucho amor.

La Crema Ideal: Para evitar que la sopa se corte, asegúrate de que la crema esté a temperatura ambiente antes de agregarla. Si quieres una textura de seda, pasa la base de la sopa por un colador fino antes de añadir los ñoquis y el pollo.
Los Ñoquis: No los sobrecocines; agrégalos al final para que mantengan su forma y esa textura suave que se deshace en la boca.
Calidad Ante Todo: Como bien digo, siempre verifica que tus lácteos estén frescos para que el brillo y el sabor de tu sopa sean impecables.

This soup is one of my favorites. I used to buy it at a well-known restaurant, but when I moved to a different city, I ordered it at the same place and was surprised to find it didn't taste the same. But it was okay! Because that motivated me to create my own version, which is super easy to make. I remember a subscriber told me their soup curdled, and it turned out the cream had expired. That's why I always tell you: check the expiration dates! A great dish starts with fresh ingredients and lots of love.

The Ideal Cream: To prevent the soup from curdling, make sure the cream is at room temperature before adding it. For a silky texture, pass the soup base through a fine strainer before adding the gnocchi and chicken.
The Gnocchi: Don't overcook them; add them at the very end so they keep their shape and that soft, melt-in-your-mouth texture.
Quality First: As I say, always check that your dairy products are fresh so the shine and flavor of your soup remain impeccable.

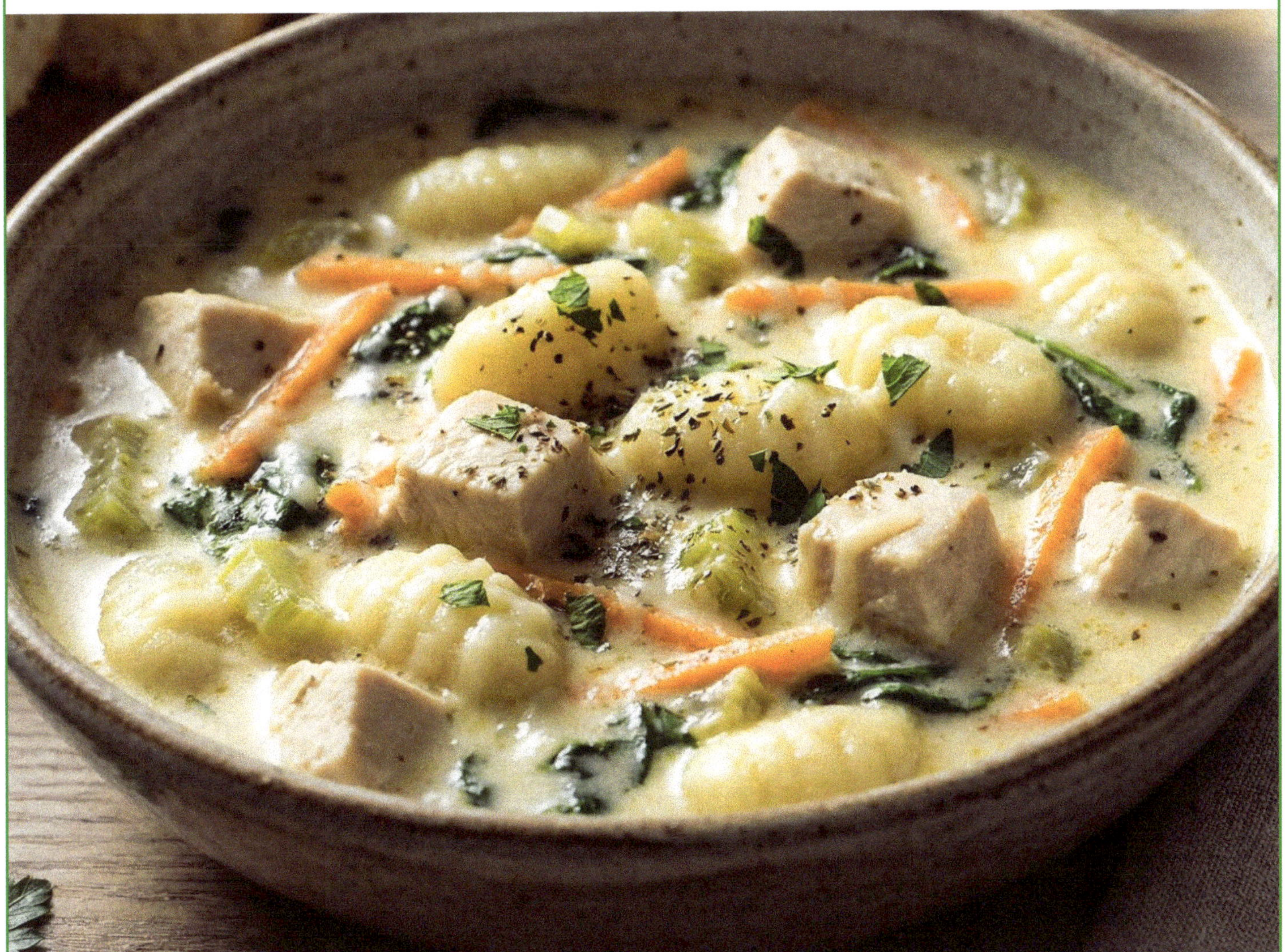

Chuletas de Puerco con Champiñones y Tomatillo

Favoritos Tradicionales

Español

Ingredients
Carne: 5 chuletas de puerco.

- **Marinado:** 1 cdta de chile en polvo, 1 cdta de sal, 1 cdta de ajo en polvo, 1 cdta de pimienta negra, 1 cdta de orégano, 4 cdas de aceite de oliva.
- **Guarnición:** 10 champiñones (rebanados), 4 tomatillos (picados), ¼ de cebolla blanca (picada), 2 dientes de ajo (picados).
- **Sazón Extra:** Sal, pimienta negra y cilantro fresco picado al gusto.
- **Para cocinar:** 1 cdta de aceite de oliva.

Preparación
Marinar: En un tazón pequeño, mezcle el aceite de oliva con el chile en polvo, sal, ajo en polvo, pimienta y orégano. Unte esta mezcla sobre las chuletas y deje marinar por unos 25 minutos.

- **Sellar:** Caliente una sartén grande. Selle las chuletas por ambos lados hasta que estén doradas.
- **Hornear:** Transfiera las chuletas a una charola y hornee a 350°F (175°C) durante 25 minutos. (Verifique la temperatura interna, debe llegar a 145°F/63°C; si es necesario, hornee otros 20 minutos).
- **La Guarnición:** Mientras la carne se hornea, caliente una cucharadita de aceite en una sartén. Sofría la cebolla y el ajo picado hasta que doren ligeramente.
- **Guisar Vegetales:** Agregue los tomatillos picados, sal y pimienta. Cocine brevemente. Luego, añada los champiñones y el cilantro. Cocine hasta que los champiñones estén tiernos.
- **Servir:** Sirva las chuletas calientes cubiertas con el guiso de champiñones y tomatillos. Acompañe con arroz.

Pork Chops with Mushrooms & Tomatillo

Traditional Favorites

English

Ingredients
Meat: 5 pork chops.

- **Marinade:** 1 tsp chili powder, 1 tsp salt, 1 tsp garlic powder, 1 tsp black pepper, 1 tsp oregano, 4 tbsp olive oil.
- **Garnish:** 10 mushrooms (sliced), 4 tomatillos (chopped), ¼ white onion (chopped), 2 garlic cloves (minced).
- **Extra Seasoning:** Salt, black pepper, and fresh chopped cilantro to taste.
- **Cooking:** 1 tsp olive oil.

Preparation
Marinate: In a small bowl, mix the olive oil with the chili powder, salt, garlic powder, pepper, and oregano. Rub this mixture over the pork chops and let marinate for about 25 minutes.

- **Sear:** Heat a large skillet. Sear the chops on both sides until browned.
- **Bake:** Transfer the chops to a baking sheet and bake at 350°F (175°C) for 25 minutes. (Check internal temperature, it should reach 145°F/63°C; bake for another 20 minutes if needed).
- **The Garnish:** While the meat bakes, heat a teaspoon of oil in a skillet. Sauté the onion and minced garlic until golden brown.
- **Sauté Vegetables:** Add the chopped tomatillos, salt, and pepper. Cook briefly. Then, add the mushrooms and cilantro. Cook until the mushrooms are tender.
- **Serve:** Serve the hot pork chops topped with the mushroom and tomatillo mixture. Serve with rice.

Me encantan los champiñones, y combinarlos con chuletas y tomatillo le da un sabor ácido exquisito que despierta el paladar. Es una de mis opciones favoritas para una cena familiar porque es nutritiva y elegante a la vez. Cuando uso cortes de carne gruesos, siempre aplico mi regla de oro: sellarlas primero para crear esa costra que retiene todos los jugos. Después, un tiempo corto en el horno hace el resto de la magia. ¡Es un plato que invita a disfrutar y convivir!

El Sellado Maestro: Calienta muy bien tu sartén y sella las chuletas por ambos lados hasta que estén bien doradas antes de llevarlas al horno a 350°F (175°C). Esto asegura que la carne se mantenga tierna por dentro.
La Guarnición Rústica: Mientras la carne está en el horno, sofríe la cebolla y el ajo; agrega los tomatillos y los champiñones al final para que mantengan su textura y no se deshagan.
Toque de Brillo: Si quieres que la salsa del guiso sea más fina, pasa una parte de los tomatillos por un colador fino antes de integrarlos; esto le dará una consistencia sedosa que bañará las chuletas de forma espectacular.

I love mushrooms, and combining them with pork chops and tomatillo gives it an exquisite tangy flavor that truly awakens the palate. It's one of my favorite choices for a family dinner because it's both nutritious and elegant. When I use thick cuts of meat, I always apply my golden rule: sear them first to create that crust that locks in all the juices. Then, a short time in the oven does the rest of the magic. It's a dish that invites everyone to enjoy and spend time together!

Master Searing: Heat your skillet very well and sear the chops on both sides until they are golden brown before putting them in the oven at 350°F (175°C). This ensures the meat stays tender on the inside.
Rustic Garnish: While the meat is in the oven, sauté the onion and garlic; add the tomatillos and mushrooms at the end so they maintain their texture and don't fall apart.
Glow Touch: If you want the sauce to be finer, pass some of the tomatillos through a fine strainer before integrating them; this will give it a silky consistency that will coat the chops spectacularly.

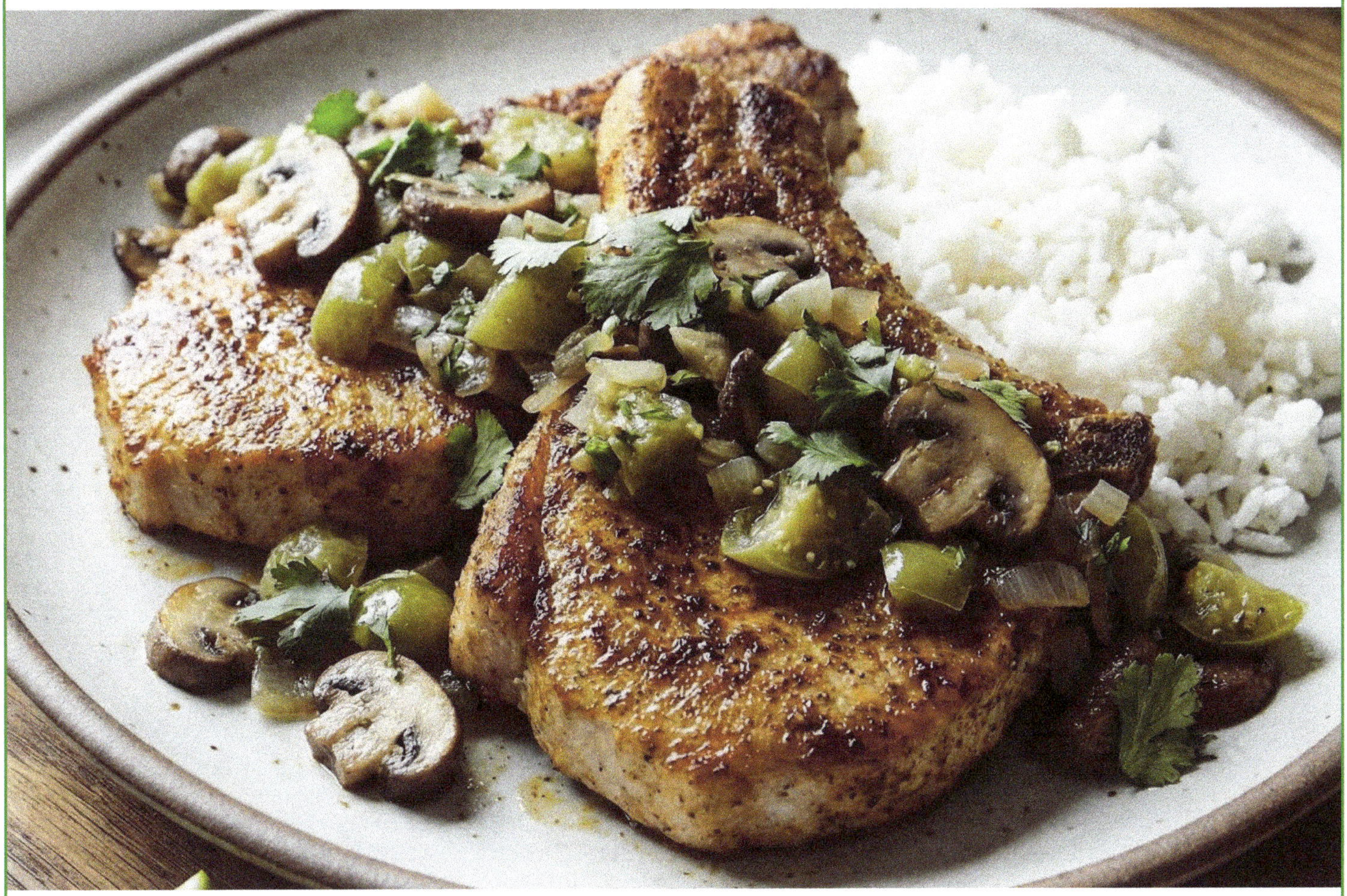

Chuletas de Cerdo Braseadas

Favoritos Tradicionales

Español

Ingredients

Para las Chuletas y el Braseado:
4 chuletas de cerdo de centro, con hueso (de 1 a 1.5 pulgadas de grosor)
1 cucharadita de sal
1/2 cucharadita de pimienta negra
2 cucharadas de aceite vegetal o de oliva
1 cebolla mediana, picada
2 dientes de ajo, picados
1 taza de caldo de pollo
1/2 taza de salsa de tomate o puré de tomate
1 hoja de laurel (opcional)
1 pizca de orégano seco (opcional)
1/4 de vino blanco

Para las Papas y Ejotes:
4 papas medianas (como papa roja o Yukon Gold), cortadas en cuartos o trozos grandes
1 libra (unos 450 g) de ejotes verdes (judías verdes), recortados
1 cucharada de aceite de oliva
Sal y pimienta al gusto

Preparación

1. Preparar y Sellar las Chuletas
Sazonar: Sazona las chuletas de cerdo generosamente con la sal y la pimienta.
Sellar: Calienta el aceite en una olla grande de fondo grueso o un horno holandés (Dutch oven) a fuego medio-alto. Sella las chuletas por ambos lados hasta que estén doradas (unos 2-3 minutos por lado). Retira las chuletas y resérvalas.
. Sofrito y Base de Braseado
Sofrito: Baja el fuego a medio. Agrega la cebolla picada a la misma olla y sofríe hasta que esté suave, unos 5 minutos.
Ajo y Sabor: Agrega el ajo y cocina por 1 minuto más, hasta que esté fragante.
Líquido: Vierte el caldo de pollo, la salsa/puré de tomate, la hoja de laurel y el orégano (si lo usas). Raspa el fondo de la olla para incorporar los trozos dorados de la carne. Deja que hierva.
3. Brasear (Cocción Lenta)
Reintegrar: Vuelve a colocar las chuletas selladas y las papas cortadas en la olla. El líquido debe cubrir parcialmente la carne y las papas.
Tapa y Cocina: Tapa la olla, reduce el fuego al mínimo (debe mantenerse un hervor muy suave), y cocina a fuego lento por 45 a 60 minutos, o hasta que las chuletas estén muy tiernas y las papas suaves al pincharlas con un tenedor.

Braised Pork Chops

Traditional Favorites

English

Ingredients

For the Pork Chops and Braise:
4 center-cut pork chops, bone-in (1 to 1.5 inches thick)
1 teaspoon salt
1/2 teaspoon black pepper
2 tablespoons vegetable or olive oil
1 medium onion, chopped
2 cloves garlic, minced
1 cup chicken broth
1/2 cup tomato sauce or tomato purée
1 bay leaf (optional)
1 pinch dried oregano (optional)
1/4 cup white wine

For the Potatoes and Green Beans:
4 medium potatoes (such as red or Yukon Gold), quartered or cut into large chunks
1 pound (about 450 g) green beans, trimmed
1 tablespoon olive oil
Salt and pepper to taste

Preparation

1. Prepare and Sear the Pork Chops
Season: Season the pork chops generously with salt and pepper.
Sear: Heat the oil in a large, heavy-bottomed pot or Dutch oven over medium-high heat. Sear the pork chops on both sides until golden brown (about 2-3 minutes per side). Remove the chops and set them aside.
2. Sauté and Braising Base
Sauté: Reduce the heat to medium. Add the chopped onion to the same pot and sauté until softened, about 5 minutes.
Garlic and Flavor: Add the garlic and cook for 1 more minute, until fragrant.
Liquid: Pour in the chicken broth, tomato sauce/puree, bay leaf, and oregano (if using). Scrape the bottom of the pot to incorporate any browned bits of meat. Bring to a boil.
3. Braise (Slow Cooking)
Return: Return the seared pork chops and chopped potatoes to the pot. The liquid should partially cover the meat and potatoes.
Cover and Cook: Cover the pot, reduce the heat to low (it should maintain a very gentle simmer), and cook for 45 to 60 minutes, or until the pork chops are very tender and the potatoes are soft when pierced with a fork.

Lo hermoso de las chuletas de cerdo es su versatilidad; se pueden guisar de muchísimas formas y siempre aportan un sabor intenso y delicioso. Antes no solía comprar tanta carne de cerdo, pero hoy me encanta ofrecer variedad en mi mesa, desde la cocina mexicana hasta la internacional. Estoy convencida de que el arte de la cocina es un mosaico de colores, donde cada plato cuenta una historia diferente a través de sus matices y texturas.

The beauty of pork chops is their versatility; they can be cooked in many ways and always provide an intense and delicious flavor. I didn't use to buy much pork, but today I love offering variety at my table, from Mexican to international cuisine. I am convinced that the art of cooking is a mosaic of colors, where each dish tells a different story through its shades and textures.

Después de sellar las chuletas, cocínalas a fuego lento sumergidas parcialmente en un caldo con vegetales; esto hará que la carne se "brasee" y quede tan tierna que no necesites cuchillo.

After searing the chops, cook them over low heat partially submerged in a broth with vegetables; this will"braise" the meat and make it so tender you won't even need a knife.

.

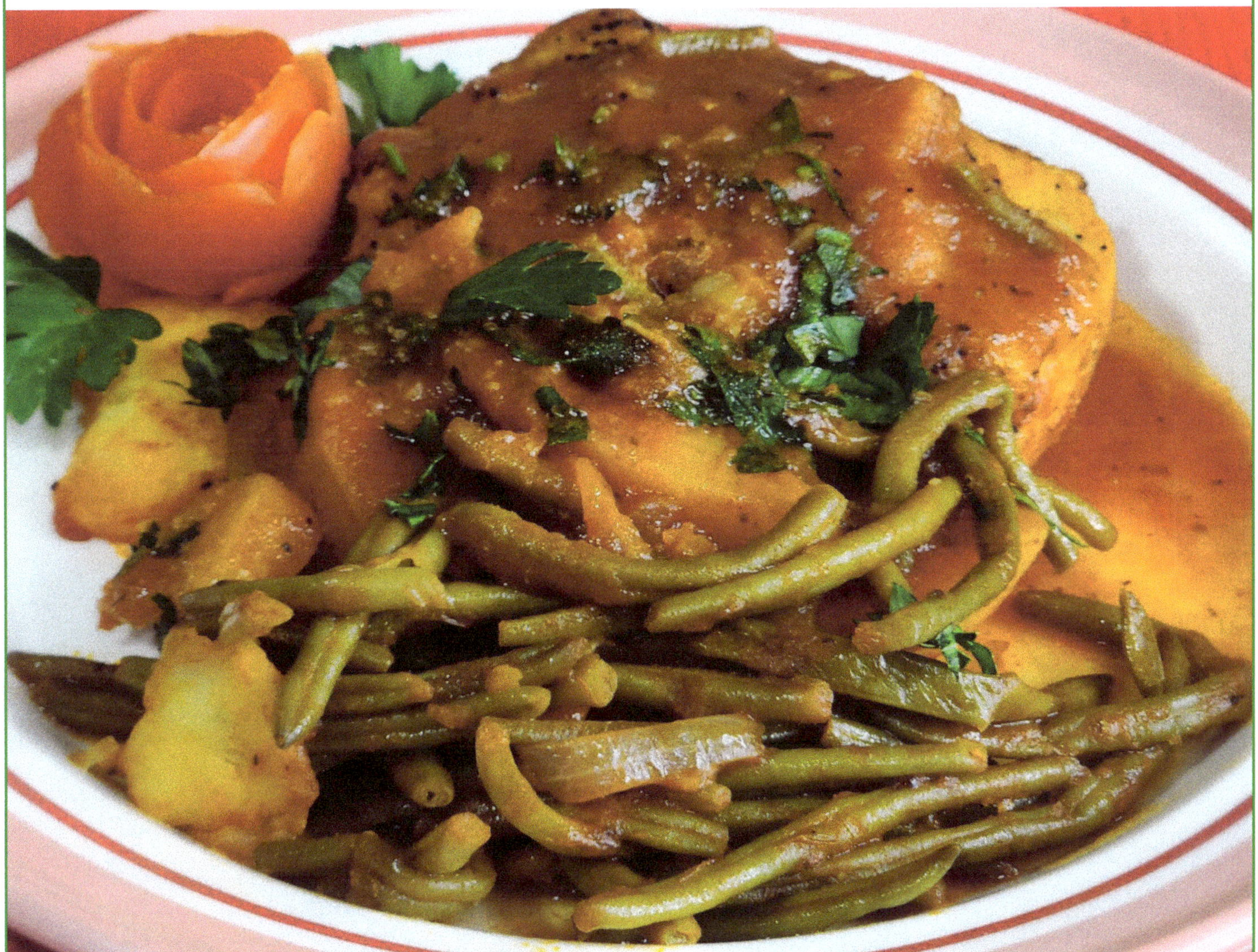

Pasta con Salchichas Italianas

Favoritos Tradicionales

Español

Ingredients

Pasta: Pasta tricolor (o la de su preferencia), cocida al dente.

- **Carne:** 10 salchichas italianas (previamente horneadas).
- **Salsa Casera:** 8 jitomates (tomates Roma), asados y machacados.
- **Base Aromática:** 2 dientes de ajo (finamente picados) y 3 cdas de tomates secos al sol (Sun-dried tomatoes) picados.
- **Salsa Adicional:** 1 frasco de salsa marinara o salsa de tomate para pasta (con albahaca).
- **Condimentos:** Sazonador italiano o de espagueti, sal al gusto.
- **Toque Final:** Queso parmesano y perejil fresco al gusto.
- **Cocción:** Aceite de oliva (o el aceite de los tomates secos).

Preparación

Hornear las Salchichas: Hornee las salchichas italianas a 350°F (175°C) por 25-30 minutos, volteándolas a la mitad del tiempo. Una vez listas, córtelas en rodajas.

- **Preparar los Tomates Frescos:** En una sartén sin aceite, ase los 8 jitomates hasta que la piel se desprenda. Retírelos, quíteles la piel y macháquelos (en molcajete o licuadora, dejando textura).
- **Cocinar la Pasta:** Hierva la pasta en agua con sal por 7-8 minutos. Escurra y mezcle con un poco de aceite de oliva para que no se pegue.
- **La Base de la Salsa:** En una sartén grande, caliente un poco del aceite de los tomates secos. Sofría el ajo picado hasta que dore ligeramente. Añada los tomates secos picados y cocine hasta que suelten su aroma.
- **Guisar:** Agregue los jitomates machacados al sartén, baje el fuego y cocine tapado por 4 minutos. Luego, vierta el frasco de salsa marinara, tape y cocine por 7 minutos más.
- **Integrar:** Incorpore las salchichas rebanadas y el sazonador italiano. Cocine tapado otros 7 minutos.
- **Finalizar:** Añada la pasta cocida a la salsa, mezcle bien y cocine por 5 minutos más para integrar sabores. Sirva con queso parmesano y perejil.

Pasta with Italian Sausage

Traditional Favorites

English

Ingredients

Pasta: Tricolor pasta (or your choice), cooked al dente.

- **Meat:** 10 Italian sausages (baked beforehand).
- **Homemade Sauce:** 8 Roma tomatoes, roasted and crushed.
- **Aromatic Base:** 2 garlic cloves (finely minced) and 3 tbsp chopped sun-dried tomatoes.
- **Extra Sauce:** 1 jar of marinara or pasta sauce (with basil).
- **Seasoning:** Italian seasoning or spaghetti seasoning blend, salt to taste.
- **Finishing Touch:** Parmesan cheese and fresh parsley to taste.
- **Cooking:** Olive oil (or oil from the sun-dried tomatoes).

Preparation

Bake the Sausages: Bake the Italian sausages at 350°F (175°C) for 25–30 minutes, turning halfway through. Once cooked, slice them into rounds.

- **Prep Fresh Tomatoes:** In a dry skillet, roast the 8 tomatoes until the skin starts to peel. Remove, peel off the skin, and crush them (using a mortar or blender, keep it chunky).
- **Cook Pasta:** Boil pasta in salted water for 7–8 minutes. Drain and toss with a little olive oil to prevent sticking.
- **Sauce Base:** In a large skillet, heat a little oil from the sun-dried tomatoes. Sauté the minced garlic until golden. Add the chopped sun-dried tomatoes and cook until fragrant.
- **Simmer:** Add the crushed roasted tomatoes to the skillet, lower heat, cover, and cook for 4 minutes. Then, pour in the jar of marinara sauce, cover, and simmer for another 7 minutes.
- **Combine:** Stir in the sliced sausages and Italian seasoning. Cover and cook for 7 more minutes.
- **Finish:** Add the cooked pasta to the sauce, mix well, and cook for 5 final minutes to blend flavors. Serve topped with Parmesan cheese and parsley.

Ideal para cuando el tiempo es corto. Uso pasta de tres colores para dar alegría y tomates secos al sol porque le encantan a mi persona especial. Mientras las salchichas se doran en el horno, preparo la salsa fresca. Es una cena rápida, colorida y con puro sabor a hogar.

Horno: Dora las salchichas a 350°F para concentrar sabor mientras cueces la pasta.
Salsa: Cuela los tomates frescos para una base tersa e integra los tomates secos al final.
Tip: El aceite de los tomates secos da un brillo de "espectáculo" y resalta el mosaico de colores.

Perfect for when time is short. I use tri-color pasta for joy and sun-dried tomatoes because my special someone loves them. While the sausages brown in the oven, I make the fresh sauce. It's a quick, colorful dinner with a true taste of home.

Oven: Roast sausages at 350°F to concentrate flavor while the pasta boils.
Sauce: Strain the fresh tomatoes for a smooth base and add the sun-dried tomatoes at the end.
Tip: Use the oil from the sun-dried tomatoes for a "spectacle" shine that highlights the color mosaic.

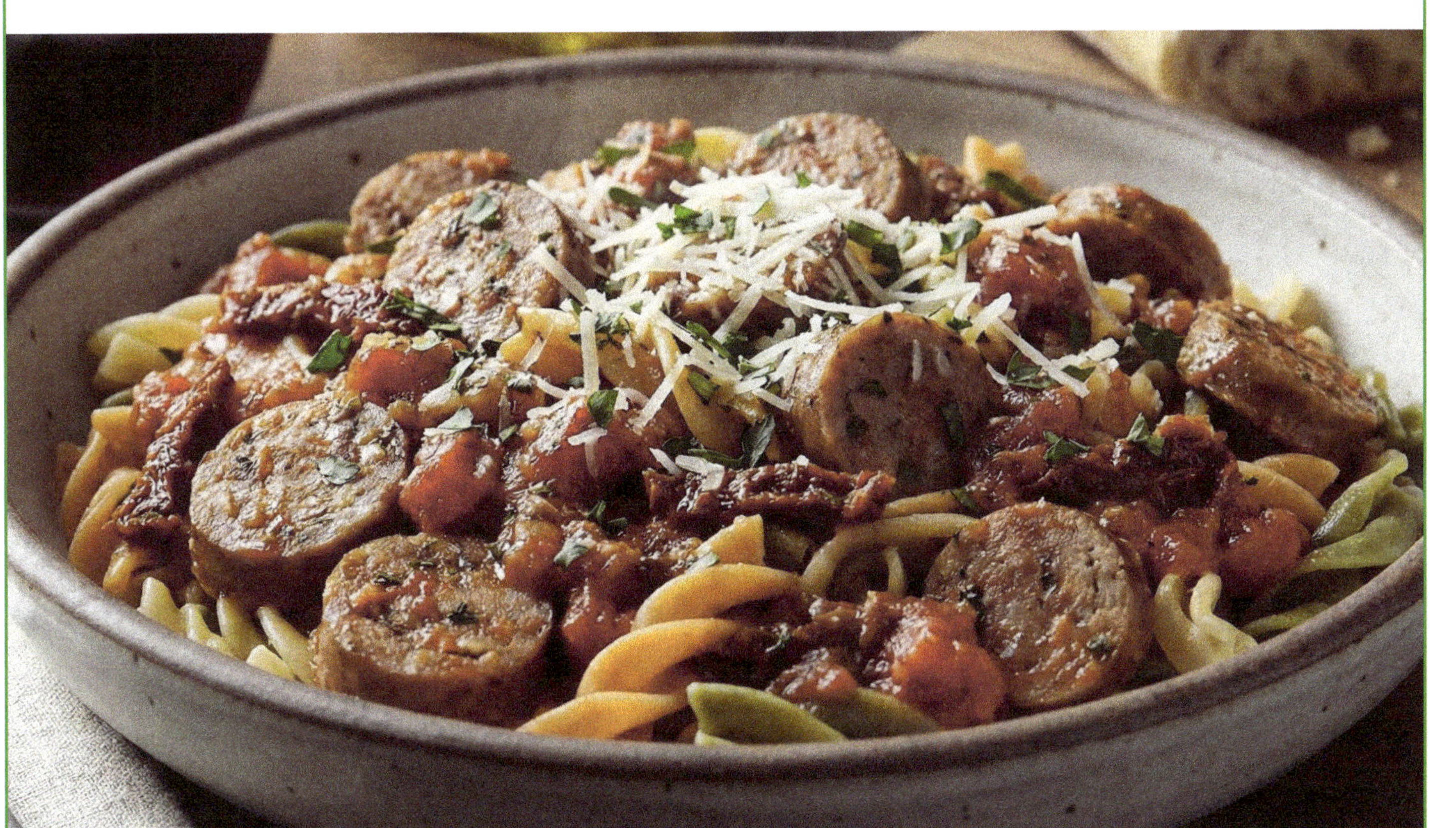

Pollo en Salsa de Limón y Vino Blanco (Chicken Francese)

Favoritos Tradicionales

Español

Ingredients

Pollo: 2 pechugas de pollo (o solomillos/tenders), cortadas en filetes delgados.

- **Sazón:** Sal y pimienta negra al gusto.
- **Rebozado:** Harina de trigo (integral o blanca) y 3 huevos batidos con queso parmesano rallado.
- **Salsa:** 2 cdas de mantequilla, 2 cdtas de aceite de oliva, 3 chalotas (o cebolla) finamente picadas, 3 dientes de ajo picados, ¼ taza de vino blanco, ½ taza de caldo de pollo (o agua con consomé en polvo), jugo de limón fresco (al gusto) y perejil fresco picado.
- **Espesante:** 1 cda de harina (opcional, para espesar la salsa).
- **Guarnición:** Rodajas de limón asadas (opcional).

Preparación

Preparar el Pollo: Sazone los filetes de pollo con sal y pimienta. Páselos primero por harina (sacudiendo el exceso) y luego por la mezcla de huevo batido con queso parmesano.

- **Freír:** Caliente un poco de aceite en una sartén grande. Fría el pollo por ambos lados hasta que esté dorado pero no completamente cocido (se terminará en el horno).
- **Hornear:** Transfiera el pollo a una charola y hornee a 375°F (190°C) durante unos 20 minutos para asegurar que esté cocido y jugoso.
- **La Salsa:** En la misma sartén (limpia o con los restos del sabor), derrita la mantequilla con un poco de aceite. Sofría las chalotas y el ajo hasta que estén fragantes.
- **Desglasar y Guisar:** Vierta el vino blanco y deje reducir un poco. Agregue el caldo de pollo (o agua con consomé) y deje hervir a fuego lento. Si desea una salsa más espesa, puede añadir una cucharada de harina disuelta.
- **Toque Final:** Agregue el jugo de limón y el perejil picado. Incorpore las rodajas de limón asadas si las tiene.
- **Servir:** Bañe el pollo horneado con la salsa caliente. Sirva acompañado de arroz blanco y ejotes salteados (con ajo, almendras y queso parmesano).

Chicken in Lemon & White Wine Sauce (Chicken Francese)

Traditional Favorites

English

Ingredients

Chicken: 2 chicken breasts (or tenderloins), sliced into thin cutlets.

- **Seasoning:** Salt and black pepper to taste.
- **Coating:** Wheat flour (whole or white) and 3 eggs beaten with grated Parmesan cheese.
- **Sauce:** 2 tbsp butter, 2 tsp olive oil, 3 shallots (or onion) finely chopped, 3 garlic cloves minced, ¼ cup white wine, ½ cup chicken broth (or water with bouillon), fresh lemon juice (to taste), and chopped fresh parsley.
- **Thickener:** 1 tbsp flour (optional, to thicken the sauce).
- **Garnish:** Roasted lemon slices (optional).

Preparation

Prep Chicken: Season chicken cutlets with salt and pepper. Dredge them first in flour (shake off excess), then dip into the egg mixture beaten with Parmesan cheese.

- **Fry:** Heat some oil in a large skillet. Fry the chicken on both sides until golden brown but not fully cooked through (it will finish in the oven).
- **Bake:** Transfer the chicken to a baking sheet and bake at 375°F (190°C) for about 20 minutes to ensure it is cooked through and juicy.
- **The Sauce:** In the same skillet (wiped clean or with pan drippings), melt the butter with a little oil. Sauté the shallots and garlic until fragrant.
- **Deglaze & Simmer:** Pour in the white wine and let it reduce slightly. Add the chicken broth (or water with bouillon) and let it simmer. If you prefer a thicker sauce, you can whisk in a tablespoon of flour.
- **Finishing Touch:** Stir in the lemon juice and chopped parsley. Add the roasted lemon slices if using.
- **Serve:** Pour the hot sauce over the baked chicken. Serve with white rice and sautéed green beans (with garlic, almonds, and Parmesan cheese).

Esta receta me da mucha risa porque es mi 'arma secreta' para los invitados exigentes. Cuando la sirvo en casa, mis familiares se quedan asombrados y me dicen: '¡Ay, Maribel, ustedes siempre comen de puro lujo!'. Yo me quedo pensando: '¡Wow!', porque en realidad es un plato sencillo que se hace con mucho amor y técnica. Me encanta demostrar que no necesitas ingredientes carísimos para sentirte como en el mejor restaurante del mundo, solo necesitas ganas de consentir a los tuyos.

El secreto del Chicken Francese está en no quemar la mantequilla. Usa fuego medio-bajo y, justo antes de servir, añade un chorrito de caldo de pollo frío a la salsa caliente para que emulsione y quede brillante y aterciopelada. ¡Ese es el brillo del lujo!

This recipe always makes me laugh because it’s my 'secret weapon' for picky guests. When I serve it at home, my family is amazed and tells me: 'Oh Maribel, you guys always eat such luxury meals!'. I just think to myself: 'Wow!', because it’s actually a simple dish made with lots of love and technique. I love proving that you don’t need expensive ingredients to feel like you’re at the best restaurant in the world; you just need the desire to pamper your loved ones.

The secret to a perfect Chicken Francese is not burning the butter. Use medium-low heat, and right before serving, add a splash of cold chicken broth to the hot sauce to emulsify it. This will make the sauce shiny and velvety. That’s the real touch of luxury!

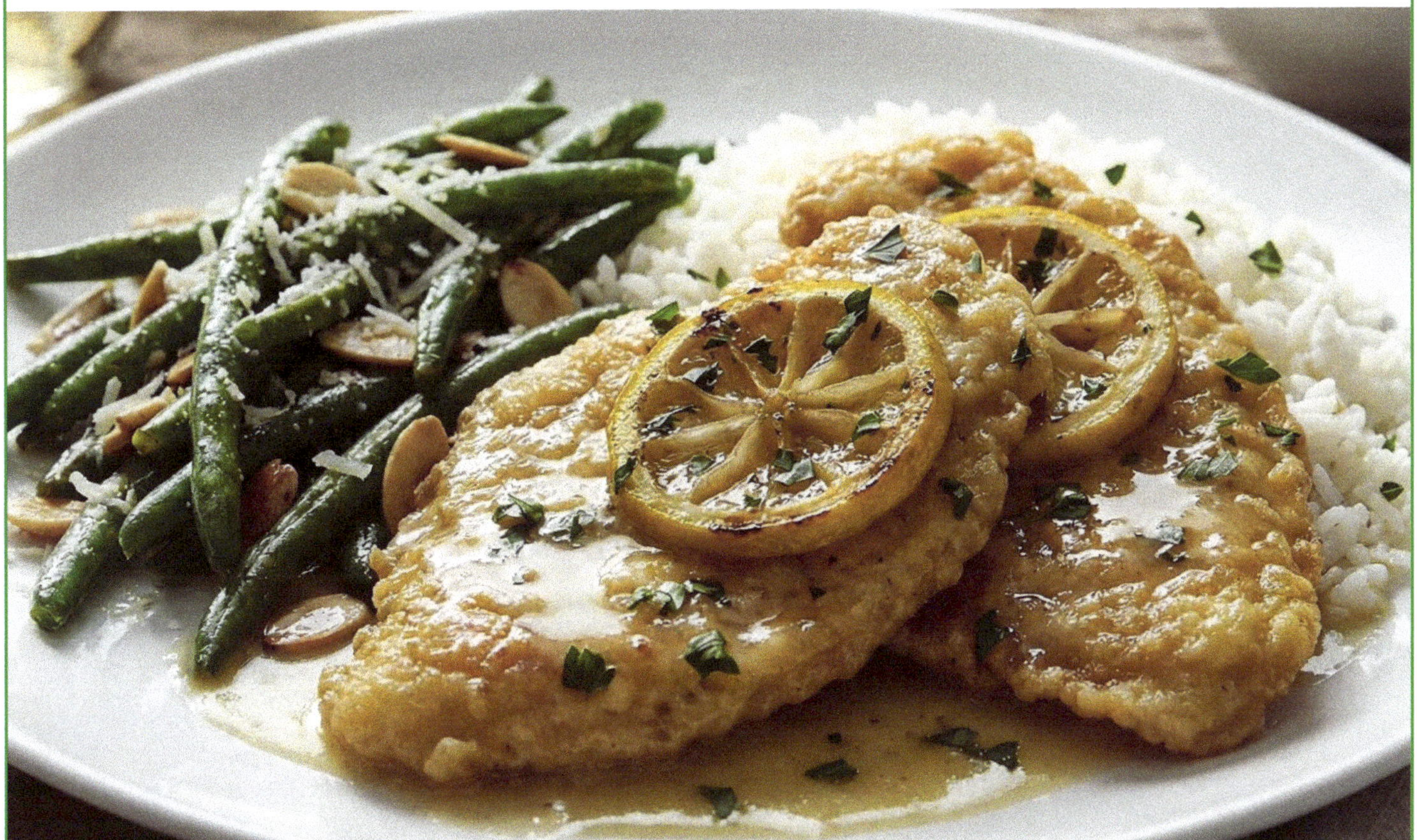

Enchiladas Rojas de Pollo que Amarás

Favoritos Tradicionales

Español

Ingredients

Relleno: 4 pechugas de pollo (previamente cocidas con cebolla, ajo y laurel, luego deshebradas).

- **Salsa Roja:** 12-13 chiles guajillos (desvenados y sin semillas), 2 chiles pasilla (desvenados y sin semillas), 5 jitomates (tomates rojos, cocidos y pelados), 2 dientes de ajo, ¼ de cebolla blanca, 1-2 tazas de caldo de pollo (líquido de la cocción del pollo), sal y pimienta al gusto.
- **Tortillas:** Tortillas de maíz.
- **Para Freír:** Aceite.
- **Guarnición (al gusto):** Lechuga o repollo rallado, queso fresco desmoronado, crema agria, cebolla morada (en rodajas), rábanos, aguacate y salsa picante extra si se desea.

Preparación

La Salsa: En una licuadora, coloque los chiles guajillos y pasilla (previamente hidratados en caldo caliente), los jitomates cocidos, los ajos, la cebolla y suficiente caldo de pollo. Licúe hasta obtener una mezcla suave.

1. **Sofreír la Salsa:** En una sartén con un poco de aceite caliente, sofría unas rodajas de cebolla para aromatizar (luego retírelas). Vierta la salsa licuada (colándola si es necesario para una textura fina). Cocine a fuego medio hasta que espese ligeramente y los sabores se integren. Sazone con sal.
2. **Preparar las Tortillas:** Caliente aceite en otra sartén. Pase cada tortilla brevemente por el aceite caliente para suavizarla (sin dejar que se dore o endurezca). Escurra el exceso de grasa. *Nota: Otra técnica es pasar la tortilla por la salsa y luego freírla, pero en el video se fríen primero para evitar salpicaduras.*
3. **Armar:** Sumerja cada tortilla frita en la salsa roja caliente. Rellénela con una porción generosa de pollo deshebrado y enróllela o dóblela por la mitad.
4. **Servir:** Coloque las enchiladas en un plato (3 o 4 por porción). Cubra con más salsa si lo desea. Decore con lechuga/repollo, queso fresco, crema, cebolla, rábanos y aguacate. Acompañe con arroz rojo.

Red Chicken Enchiladas

Traditional Favorites

English

Ingredients

Filling: 4 chicken breasts (cooked with onion, garlic, and bay leaf, then shredded).

- **Red Sauce:** 12–13 Guajillo chilies (seeded and deveined), 2 Pasilla chilies (seeded and deveined), 5 Roma tomatoes (boiled and peeled), 2 garlic cloves, ¼ white onion, 1–2 cups chicken broth (cooking liquid from the chicken), salt, and pepper to taste.
- **Tortillas:** Corn tortillas.
- **Frying:** Oil.
- **Garnish (to taste):** Shredded lettuce or cabbage, crumbled Queso Fresco, sour cream, red onion (sliced), radishes, avocado, and extra hot salsa if desired.

Preparation

The Sauce: In a blender, combine the guajillo and pasilla chilies (previously rehydrated in hot broth), boiled tomatoes, garlic, onion, and enough chicken broth. Blend until smooth.

- **Fry the Sauce:** In a saucepan with a little hot oil, sauté some onion slices to flavor the oil (then remove them). Pour in the blended sauce (straining it if necessary for a smooth texture). Simmer over medium heat until slightly thickened and flavors meld. Season with salt.
- **Prep Tortillas:** Heat oil in a frying pan. Briefly dip each tortilla in the hot oil to soften it (do not let it get crispy or hard). Drain excess oil. *Note: Another technique involves dipping the tortilla in sauce before frying, but frying first is less messy.*
- **Assemble:** Dip each fried tortilla into the warm red sauce. Fill with a generous portion of shredded chicken and roll up or fold in half.
- **Serve:** Place enchiladas on a plate (3 or 4 per serving). Top with more sauce if desired. Garnish with lettuce/cabbage, Queso Fresco, cream, onion, radishes, and avocado. Serve with red rice on the side.

Estas enchiladas son un viaje directo a mi infancia en mi hermoso Guerrero. Sigo buscando igualar la versión de mi mamá, porque a ella le quedaban para chuparse los dedos. Aquí les comparto un secreto que quizás les sorprenda: en mi tierra, les ponemos mayonesa en lugar de crema agria. Si nunca las han probado así, ¡se los recomiendo! Solo con mayonesa y queso, ya sean de pollo o de puro quesito, son una delicia que no olvidarán.

Para que la salsa roja sea digna de Guerrero, el secreto es la textura. Después de licuar los chiles, pasa la salsa por un colador fino para que no quede ni un rastro de cascarilla. Y para que la tortilla no se rompa, pásala rápido por aceite caliente antes de sumergirla en la salsa. ¡Esa combinación con la mayonesa y el queso seco es el cielo en la tierra!

These enchiladas are a direct trip back to my childhood in beautiful Guerrero. I'm still trying to match my mother's version because hers were finger-licking good. I want to share a secret that might surprise you: in my hometown, we top them with mayonnaise instead of sour cream. If you've never tried them this way, I highly recommend it! With just mayonnaise and cheese—whether stuffed with chicken or just cheese—they are a delicacy you won't forget.

For the red sauce to be worthy of Guerrero, the secret is the texture. After blending the chilies, pass the sauce through a fine strainer so not a single trace of skin remains. To prevent the tortilla from breaking, quickly fry it in hot oil before dipping it into the sauce. That combination of mayonnaise and dry cheese is heaven on earth!

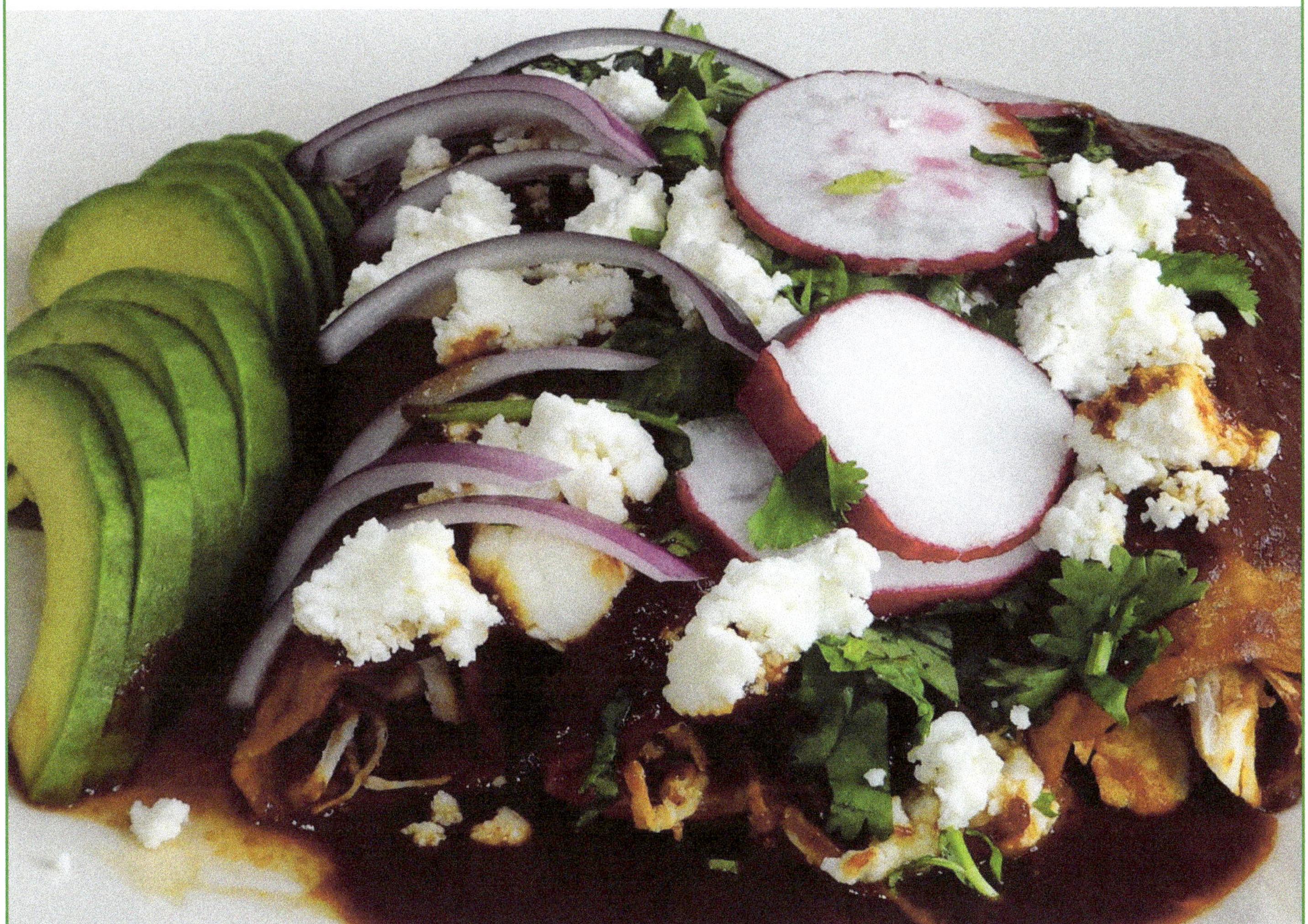

Bisteces Rancheros (Bisteces a la Mexicana)

Favoritos Tradicionales

Español

Ingredients

Carne: Bisteces de res (arrachera o carne para asar), cortados en tiras tipo fajitas.

- **Marinado:** Jugo de una naranja, pimentón (paprika), pimienta negra y sal.
- **Salsa:** 4-5 jitomates (cocidos y pelados), ¼ de cebolla, 1 diente de ajo, 1 cdta de caldo de pollo en polvo (Knorr Suiza), 1 taza de agua.
- **Sofrito:** 1 ½ cebollas cortadas en juliana, 3 dientes de ajo picados, 2 jitomates picados.
- **Sazón:** 1 hoja de laurel, comino, orégano, sal y pimienta al gusto.
- **Toque final:** Cilantro fresco picado y chiles jalapeños o serranos enteros (opcional, para decorar o dar picor).
- **Cocción:** Aceite.

Preparación

Marinar: Sazone la carne con el jugo de naranja, paprika, sal y pimienta. Deje reposar unos minutos.

- **Sellar:** En una sartén caliente con aceite, fría la carne hasta que esté sellada y dorada. Retírela y reserve para conservar sus jugos.
- **Sofrito:** En la misma sartén (con los jugos de la carne), fría la cebolla en juliana. Agregue los jitomates picados y cocine hasta que se suavicen.
- **Salsa:** Licúe los jitomates cocidos con el ajo, cebolla, caldo de pollo en polvo y agua.
- **Guisar:** Regrese la carne al sartén con el sofrito. Vierta la salsa licuada encima.
- **Sazonar:** Agregue la hoja de laurel, comino, orégano y rectifique sazón con sal. Si desea, añada los chiles enteros.
- **Cocinar:** Tape y deje hervir a fuego medio-bajo hasta que la carne esté suave y los sabores se integren.
- **Servir:** Termine con cilantro fresco picado. Sirva caliente acompañado de arroz.

Ranch-Style Steak (Bisteces Rancheros)

Traditional Favorites

English

Ingredients

Meat: Beef steaks (skirt steak or grilling beef), cut into strips like fajitas.

- **Marinade:** Juice of one orange, paprika, black pepper, and salt.
- **Sauce:** 4-5 tomatoes (boiled and peeled), ¼ onion, 1 clove garlic, 1 tsp chicken bouillon powder, 1 cup water.
- **Sauté:** 1 ½ onions sliced julienne, 3 minced garlic cloves, 2 chopped tomatoes.
- **Seasoning:** 1 bay leaf, cumin, oregano, salt, and pepper to taste.
- **Finishing touch:** Chopped fresh cilantro and whole jalapeño or serrano peppers (optional, for garnish or heat).
- **Cooking:** Oil.

Preparation

Marinate: Season the meat with orange juice, paprika, salt, and pepper. Let it rest for a few minutes.

- **Sear:** In a hot skillet with oil, fry the meat until sealed and browned. Remove and set aside to keep its juices.
- **Sauté:** In the same skillet (with the meat juices), fry the sliced onions. Add the chopped tomatoes and cook until softened.
- **Sauce:** Blend the boiled tomatoes with garlic, onion, chicken bouillon powder, and water.
- **Stew:** Return the meat to the skillet with the sautéed mixture. Pour the blended sauce over it.
- **Season:** Add the bay leaf, cumin, oregano, and adjust seasoning with salt. Add whole chili peppers if desired.
- **Cook:** Cover and simmer over medium-low heat until the meat is tender and flavors meld.
- **Serve:** Finish with fresh chopped cilantro. Serve hot with rice.

En mi casa éramos una familia numerosa y, como la carne siempre ha sido un lujo, mi mamá era una experta en hacer magia. Recuerdo verla picar muchos jitomates y añadir bastantes frijoles a los bisteces; así, el platillo no solo rendía para todos, sino que se convertía en un manjar jugoso que nos dejaba a todos satisfechos. Hoy preparo estos Bisteces Rancheros en el Rancho para honrar esa sabiduría de mamá que nos enseñó que, con amor e ingenio, **Siempre hay lugar para uno más en la mesa** .

We were a large family, and since meat has always been a luxury, my mom was an expert at making magic happen. I remember watching her chop plenty of tomatoes and add lots of beans to the steaks; that way, the dish wouldn't just feed everyone, but it turned into a juicy delicacy that left us all satisfied. Today, I prepare these 'Bisteces Rancheros' at the Ranch to honor my mom's wisdom, which taught us that with love and ingenuity, **There's always room for one more at the table.**

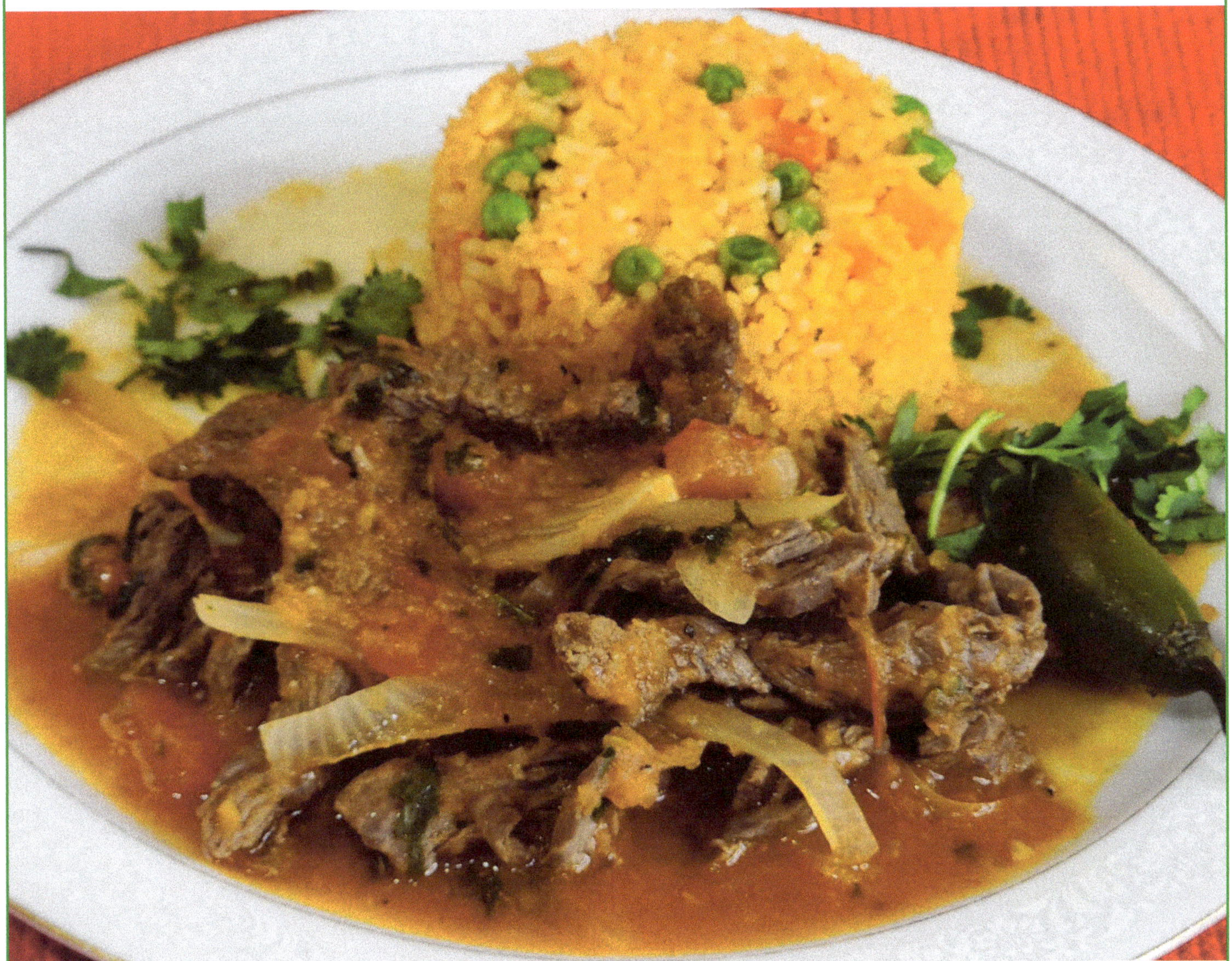

Pollo Cacciatora (Cazadora)

Favoritos Tradicionales

Español

Ingredients

Pollo: 2 pechugas de pollo grandes (o muslos si se prefiere), cortadas en trozos medianos.

- **Marinado:** Aceite de oliva, sal, pimienta negra, pimentón (paprika), perejil, ajo fresco picado y jugo de limón.
- **Salsa:** ½ cebolla picada (o en juliana), 3 dientes de ajo picados, pimientos (pimentón) picados, 2 jitomates (tomates) hervidos y pelados (o puré de tomate), ¼ taza de vino blanco (o caldo de pollo si se prefiere).
- **Toque Final:** Aceitunas negras (o griegas), chiles pepperoncini (opcional, no pican mucho), perejil fresco y albahaca fresca.
- **Sazón:** Orégano, tomillo, sal y pimienta al gusto.

Preparación

Marinar: En un tazón, mezcle el pollo con aceite de oliva, sal, pimienta, paprika, perejil, ajo picado y jugo de limón. Deje reposar unos 20-30 minutos (o toda la noche).

- **Sellar:** Pase ligeramente los trozos de pollo por harina. En una sartén grande con aceite caliente, fría el pollo hasta que se selle y dore ligeramente, pero sin cocinarse por completo. Retire y reserve.
- **Sofrito:** En la misma sartén, agregue un poco más de aceite si es necesario. Sofría la cebolla, el ajo y los pimientos hasta que estén tiernos.
- **Salsa:** Añada los jitomates picados (o puré), el vino blanco y deje que se evapore el alcohol. Agregue el caldo de pollo, orégano, tomillo y hojas de laurel. Deje hervir unos 5 minutos.
- **Cocinar:** Regrese el pollo a la sartén con la salsa. Tape y cocine a fuego medio-bajo durante unos 25-30 minutos hasta que el pollo esté bien cocido.
- **Finalizar:** Unos minutos antes de apagar, agregue las aceitunas, los chiles pepperoncini y las hierbas frescas (perejil y albahaca). Sirva caliente.

Chicken Cacciatore (Hunter's Style)

Traditional Favorites

English

Ingredients

Chicken: 2 large chicken breasts (or thighs if preferred), cut into medium pieces.

- **Marinade:** Olive oil, salt, black pepper, paprika, parsley, minced fresh garlic, and lemon juice.
- **Sauce:** ½ onion chopped (or sliced), 3 garlic cloves minced, chopped bell peppers, 2 tomatoes boiled and peeled (or tomato puree), ¼ cup white wine (or chicken broth if preferred).
- **Finishing Touch:** Black olives (or Greek olives), pepperoncini peppers (optional, mild), fresh parsley, and fresh basil.
- **Seasoning:** Oregano, thyme, salt, and pepper to taste.

Preparation

Marinate: In a bowl, mix the chicken with olive oil, salt, pepper, paprika, parsley, minced garlic, and lemon juice. Let sit for 20-30 minutes (or overnight).

- **Sear:** Lightly dredge the chicken pieces in flour. In a large skillet with hot oil, fry the chicken until seared and lightly browned, but not fully cooked. Remove and set aside.
- **Sauté:** In the same skillet, add a little more oil if needed. Sauté the onion, garlic, and peppers until tender.
- **Sauce:** Add the chopped tomatoes (or puree) and white wine, letting the alcohol evaporate. Stir in the chicken broth, oregano, thyme, and bay leaves. Simmer for about 5 minutes.
- **Cook:** Return the chicken to the skillet with the sauce. Cover and cook over medium-low heat for about 25-30 minutes until the chicken is cooked through.
- **Finish:** A few minutes before turning off the heat, add the olives, pepperoncini, and fresh herbs (parsley and basil). Serve hot.

Este Pollo a la Cazadora tiene un lugar muy especial en mi corazón porque es el favorito de una persona sumamente especial para mí. Cada vez que lo preparo, la cocina se llena de una elegancia rústica que me hace sonreír. Es un plato con historia, con carácter y, sobre todo, con ese sazón que conquista hasta a los paladares más exigentes del mundo Mi secreto para que sea digno de una cena especial: Sella el pollo con piel para que quede doradito y luego deja que se termine de cocer lentamente en el vino y los vegetales. Esa salsa espesa y brillante es donde vive toda la magia. ¡Sírvelo con mucho amor.

This Chicken Cacciatore holds a very special place in my heart because it is the favorite of someone very special to me. Every time I prepare it, the kitchen fills with a rustic elegance that makes me smile. It is a dish with history, character, and above all, that seasoning that conquers even the most demanding palates in the world My secret to making it worthy of a special dinner: Sear the chicken with the skin on so it gets golden brown, then let it finish cooking slowly in the wine and vegetables. That thick, glossy sauce is where all the magic lives. Serve it with plenty of love!

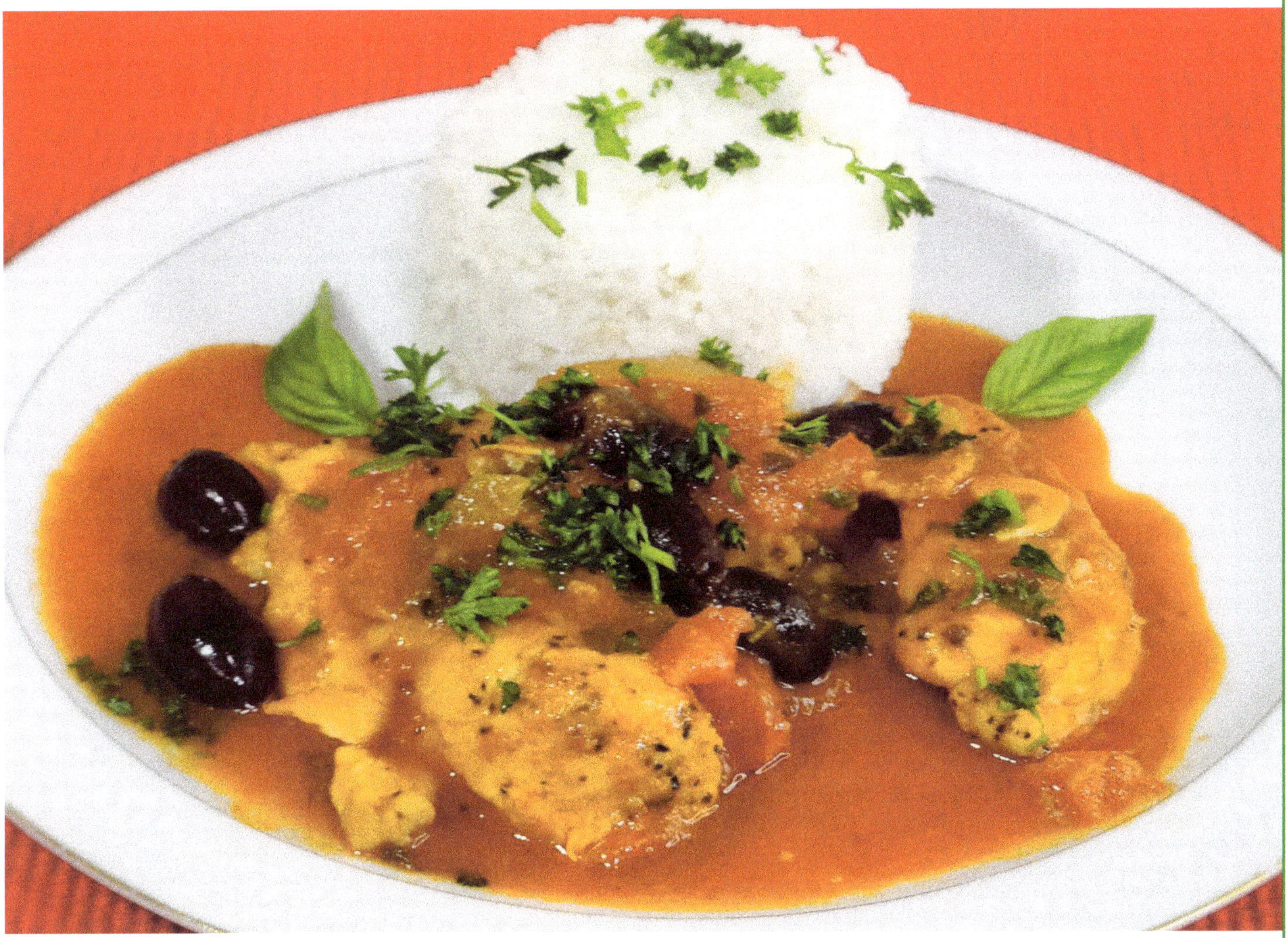

Pastel de Carne con Tocino y Arándanos

Favoritos Tradicionales *Español*

Ingredients	Preparación
Carne: 1 kg de carne molida (una mezcla de 3 libras de res y 1 libra de cerdo es ideal para jugosidad). • **Base y Sazón:** 1 taza de pan molido (o Panko), ½ taza de leche, 3 huevos (ligeramente batidos), ½ cebolla finamente picada y sofrita, 3 dientes de ajo picaditos, hierbas frescas (romero o tomillo), una pizca de nuez moscada, sal y pimienta al gusto. • **Relleno/Textura:** ½ taza de arándanos deshidratados (cranberries) o nueces picadas (opcional). • **Cobertura:** 200g de tocino en tiras. • **Glaseado:** ½ taza de mermelada de arándanos (o naranja), 2 cdas de vinagre balsámico, 1 cda de mostaza Dijon, una pizca de nuez moscada y romero fresco.	**Hidratar el pan:** En un tazón grande, mezcle la leche con el pan molido y deje que se hidrate unos minutos. • **Preparar la base:** Agregue los huevos, la cebolla sofrita (ya fría), el ajo picado, sal, pimienta, nuez moscada y las hierbas frescas a la mezcla de pan. • **Mezclar la carne:** Incorpore la carne molida (res y cerdo) y los arándanos deshidratados (o nueces). *Tip: No amase demasiado; solo mezcle lo suficiente para integrar los ingredientes, así el pastel quedará suave y no duro.* • **Dar forma:** Precaliente el horno a 375°F (190°C). En una bandeja para horno, forme un cilindro alargado con la mezcla de carne. • **El toque de tocino:** Cubra todo el pastel con las tiras de tocino, cruzándolas por encima para que quede bien sellado. • **Primer horneado:** Cubra con papel aluminio y hornee por 30 minutos. Luego, destape y hornee otros 15 minutos para que el tocino empiece a dorar. • **Hacer el Glaseado:** Mientras se hornea, mezcle en una ollita la mermelada, el vinagre, la mostaza, la nuez moscada y el romero. Caliente a fuego bajo hasta que se integre. • **Finalizar:** Saque el pastel del horno (cuando la temperatura interna ronde los 145°F/63°C). Barnícelo generosamente con el glaseado. Regréselo al horno destapado por 15-20 minutos más hasta que la temperatura interna alcance los 160°F (71°C) y el tocino esté caramelizado. • **Reposar:** Deje reposar 10 minutos fuera del horno antes de cortar para que los jugos se asienten.

Bacon-Wrapped Meatloaf with Cranberry Glaze

Traditional Favorites *English*

Ingredients	Preparation
Meat: 1 kg (approx. 2.2 lbs) ground meat (a mix of 3 lbs beef and 1 lb pork is ideal for juiciness). • **Base & Seasoning:** 1 cup breadcrumbs (or Panko), ½ cup milk, 3 eggs (lightly beaten), ½ onion (finely chopped and sautéed), 3 garlic cloves (minced), fresh herbs (rosemary or thyme), a pinch of nutmeg, salt, and pepper to taste. • **Add-ins:** ½ cup dried cranberries or chopped walnuts (optional). • **Topping:** 200g Bacon slices. • **Glaze:** ½ cup cranberry jam (or orange marmalade), 2 tbsp balsamic vinegar, 1 tbsp Dijon mustard, a pinch of nutmeg, and fresh rosemary.	**Hydrate breadcrumbs:** In a large bowl, mix the milk with the breadcrumbs and let it soak for a few minutes. • **Prepare base:** Add the eggs, sautéed onion (cooled), minced garlic, salt, pepper, nutmeg, and fresh herbs to the bread mixture. • **Mix Meat:** Incorporate the ground meat (beef and pork) and the dried cranberries (or nuts). *Tip: Do not overmix; mix just enough to combine ingredients so the meatloaf stays tender.* • **Shape:** Preheat oven to 375°F (190°C). On a baking sheet, shape the meat mixture into a loaf. • **Bacon Wrap:** Cover the entire loaf with bacon slices, crossing them over the top to seal it well. • **First Bake:** Cover with aluminum foil and bake for 30 minutes. Then, uncover and bake for another 15 minutes to start browning the bacon. • **Make Glaze:** While baking, combine the jam, vinegar, mustard, nutmeg, and rosemary in a small saucepan. Heat over low heat until combined. • **Finish:** Remove the meatloaf from the oven (internal temp should be around 145°F/63°C). Brush generously with the glaze. Return to the oven uncovered for another 15–20 minutes until the internal temperature reaches 160°F (71°C) and the bacon is caramelized. • **Rest:** Let it rest for 10 minutes out of the oven before slicing to retain the juices.

Este pastel nació de la idea de que la celebración no tiene que esperar a diciembre. Lo incluí en mi libro porque me recuerda que, al igual que el tocino envuelve y protege la carne para que no pierda su jugo, nosotros debemos envolver nuestro hogar y a nuestros hijos con una capa de respeto y amor. Es un plato que preparo cuando quiero decirle a mi familia: 'Están protegidos y son lo más importante para mí'. El glaseado agridulce representa mi vida hoy: momentos ácidos que se transforman en dulzura cuando los cocino con fe.

I included this recipe in my book because it reminds me that love doesn't need a holiday to be celebrated. Just as the bacon wraps and protects the meat to keep it juicy, we must wrap our home and our children in a layer of love and respect. This glaze is like my life today: bittersweet moments that turn into sweetness when cooked with faith.

The secret is patience: let the meatloaf rest for 15 minutes before slicing. If you cut it right out of the oven, the juices will escape and the meat will get dry. Give it time for the flavors to settle!

El secreto es la paciencia: deja reposar el pastel 15 minutos antes de cortarlo. Si lo haces apenas sale del horno, los jugos se escapan y la carne se seca. ¡Dale tiempo para que el sabor se asiente!

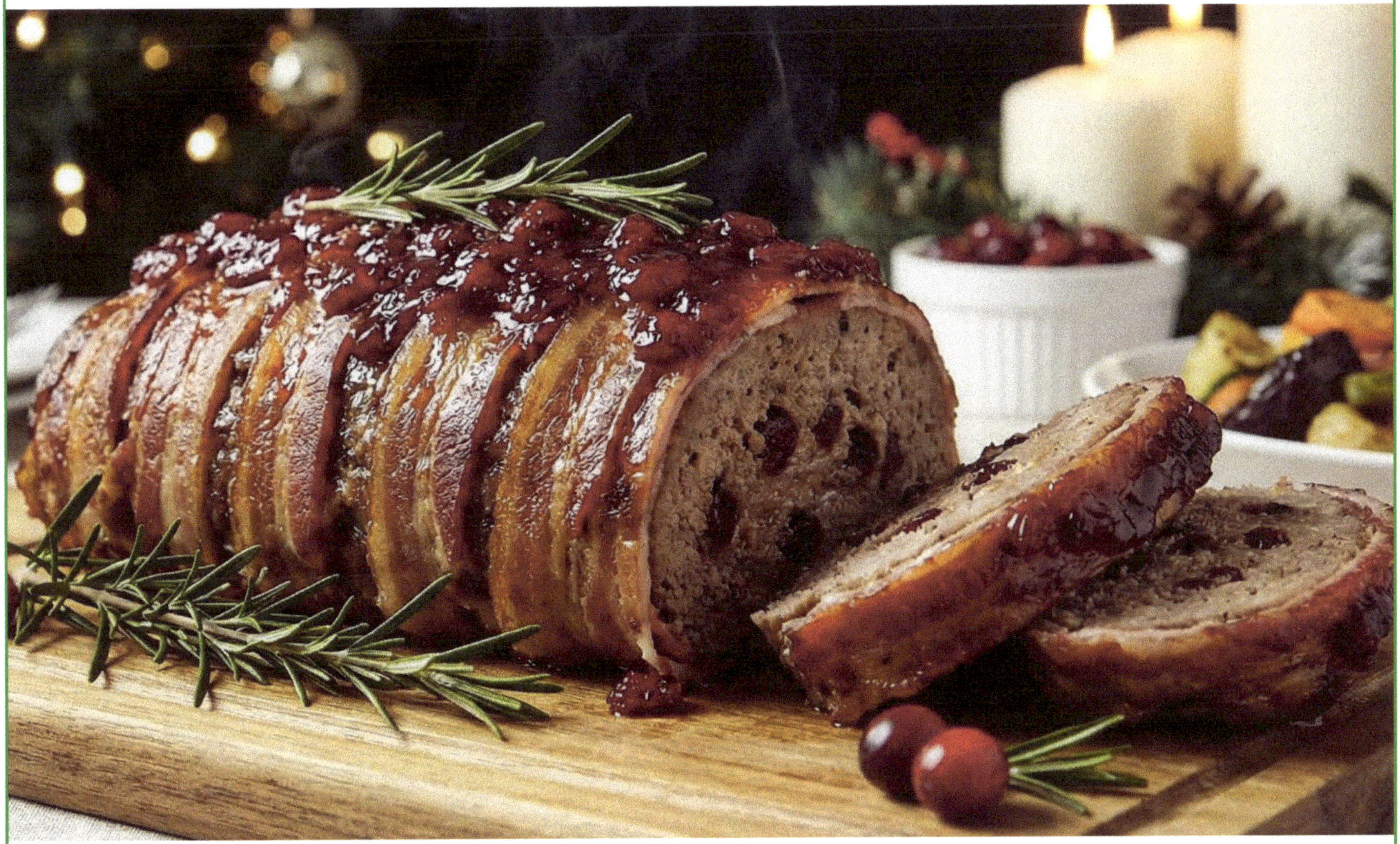

Quiche de Desayuno (Espinacas y Queso)

Favoritos Tradicionales

Español

Ingredients

Base: 1 base para tarta o quiche (comprada congelada o hecha en casa).

- **Relleno Líquido:** 6 huevos, ½ taza de leche, ½ taza de crema para batir (heavy whipping cream).
- **Relleno Sólido:** Espinacas frescas (al gusto), queso rallado (mozzarella, cheddar o mezcla), rebanadas de jitomate (tomate) para decorar.
- **Sazón:** Sal y pimienta negra al gusto.
- **Opcional:** Se puede agregar tocino, jamón o champiñones.

Preparación

Preparar el horno: Precaliente el horno a 350°F (175°C). Si la base es congelada, puede hornearla sola unos 7 minutos antes de rellenar para que quede más crujiente.

- **Mezclar líquidos:** En un tazón grande, bata los 6 huevos. Agregue la media taza de leche y la media taza de crema para batir. Sazone con sal y pimienta negra. Mezcle bien.
- **Rellenar:** Coloque las espinacas frescas y una cantidad generosa de queso rallado directamente sobre la base de tarta.
- **Verter:** Vierta la mezcla de huevo y crema sobre las espinacas y el queso.
- **Decorar:** Coloque más queso encima y decore con rebanadas de jitomate.
- **Hornear:** Hornee a 350°F (175°C) durante 40-45 minutos, o hasta que el relleno esté cuajado y dorado.

Breakfast Quiche (Spinach & Cheese)

Traditional Favorites

English

Ingredients

Crust: 1 pie crust or quiche shell (store-bought frozen or homemade).

- **Liquid Filling:** 6 eggs, ½ cup milk, ½ cup heavy whipping cream.
- **Solid Filling:** Fresh spinach (to taste), grated cheese (mozzarella, cheddar, or blend), tomato slices for garnish.
- **Seasoning:** Salt and black pepper to taste.
- **Optional:** Bacon, ham, or mushrooms can be added.

Preparation

Prep Oven: Preheat oven to 350°F (175°C). If using a frozen crust, you can blind bake it for about 7 minutes before filling for a crispier texture.

- **Mix Liquids:** In a large bowl, whisk the 6 eggs. Add the ½ cup of milk and ½ cup of heavy whipping cream. Season with salt and black pepper. Mix well.
- **Fill:** Place fresh spinach and a generous amount of grated cheese directly into the pie crust.
- **Pour:** Pour the egg and cream mixture over the spinach and cheese.
- **Garnish:** Top with more cheese and arrange tomato slices on top.
- **Bake:** Bake at 350°F (175°C) for 40–45 minutes, or until the filling is set and golden brown.

Para ganar tiempo, hornea la base de la masa 5 minutos la noche anterior. Así, por la mañana solo viertes el relleno y se cocina mucho más rápido. Además, asegúrate de exprimir bien las verduras (como las espinacas) para que la base no se humedezca y quede siempre crujiente.

To save time, blind-bake the crust for 5 minutes the night before. That way, in the morning you just pour in the filling and it cooks much faster. Also, make sure to squeeze all the moisture out of your vegetables (like spinach) so the crust stays perfectly crispy!

Esta receta es para los que, como yo, nos levantamos temprano con el tiempo contado. Entre preparar a los niños para la escuela y alistarse para el trabajo, el Quiche es una bendición porque te permite adelantar pasos desde la noche anterior. Lo que más me gusta es que es generoso: le puedes poner de todo lo que tengas en el refrigerador y siempre queda como de restaurante. Es mi solución favorita para que mi familia salga bien alimentada de casa, sin importar las prisas.

This recipe is for those of us who wake up early and are always racing against the clock. Between getting the kids ready for school and prepping for work, Quiche is a blessing because it allows you to prep steps the night before. What I love most is how versatile it is: you can toss in whatever you have in the fridge and it always turns out like a restaurant dish. It's my favorite solution for making sure my family is well-fed before leaving home, no matter how rushed we are.

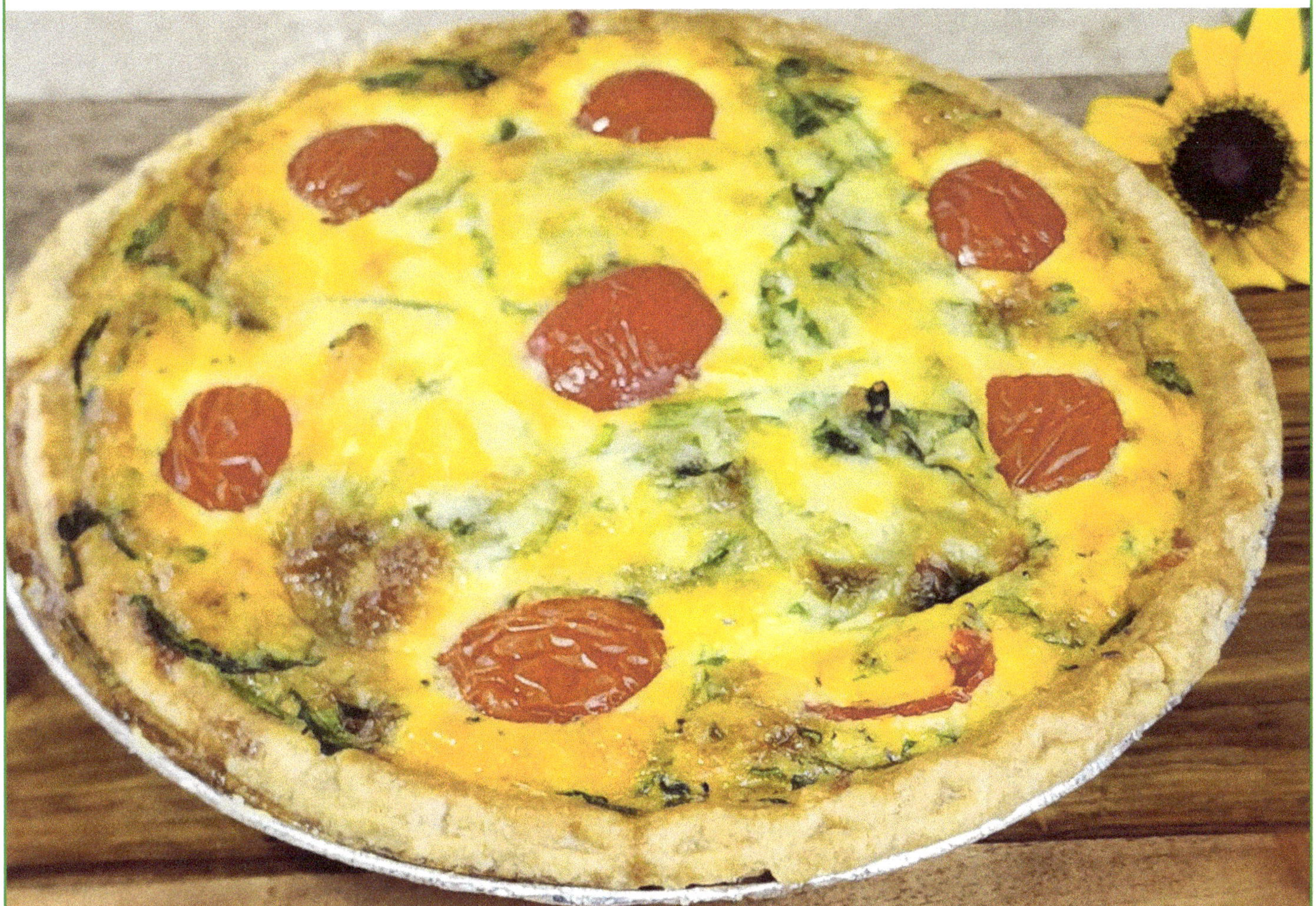

Jamón Glaseado para las Fiestas

Favoritos Tradicionales

Español

Ingredients

Jamón: 1 jamón ahumado precocido (preferiblemente espiral o cortado).

- **Glaseado:** 1 taza de miel de abeja (o miel para pancakes), ¼ de taza de azúcar morena, 3 cucharadas de mostaza (dijon o regular) y un poco de agua.
- **Aromáticos:** Canela en polvo y clavos de olor (opcional para decorar o infusionar).
- **Decoración:** Rodajas de piña en almíbar y cerezas marrasquino (cherries).

Preparación

Hornear el Jamón: Precaliente el horno a 350°F (175°C). Coloque el jamón en una charola y hornéelo inicialmente por 1.5 a 2 horas (dependiendo del tamaño) para calentarlo bien.

- **Preparar el Glaseado:** En una olla pequeña, mezcle la miel, el azúcar morena, la mostaza y un poco de agua. Caliente a fuego medio hasta que el azúcar se disuelva y la mezcla espese ligeramente. Agregue una pizca de canela si desea.
- **Glasear:** Saque el jamón del horno. Barnícelo generosamente con el glaseado preparado.
- **Decorar:** Decore el jamón colocando las rodajas de piña sobre la superficie y una cereza en el centro de cada piña (use palillos si es necesario). Si usa clavos de olor enteros, insértelos en el jamón.
- **Caramelizar:** Regrese el jamón al horno y hornéelo por unos 15-20 minutos más, bañándolo con el glaseado cada 7-10 minutos (repetir 3 o 4 veces) hasta que esté brillante y caramelizado.

Holiday Glazed Ham

Traditional Favorites

English

Ingredients

- **Ham:** 1 pre-cooked smoked ham (spiral sliced preferred).
- **Glaze:** 1 cup honey (or pancake syrup), ¼ cup brown sugar, 3 tbsp mustard (Dijon or yellow), and a splash of water.
- **Aromatics:** Ground cinnamon and whole cloves (optional for studding).
- **Garnish:** Canned pineapple slices and maraschino cherries.

Preparation

Bake Ham: Preheat oven to 350°F (175°C). Place the ham in a roasting pan and bake initially for 1.5 to 2 hours (depending on size) to heat through.

- **Make Glaze:** In a small saucepan, combine the honey, brown sugar, mustard, and a little water. Heat over medium heat until the sugar dissolves and the mixture thickens slightly. Add a pinch of cinnamon if desired.
- **Glaze:** Remove the ham from the oven. Brush it generously with the prepared glaze.
- **Decorate:** Arrange the pineapple slices over the ham, placing a cherry in the center of each ring (secure with toothpicks if needed). If using whole cloves, stud them into the ham.
- **Caramelize:** Return the ham to the oven and bake for another 15–20 minutes. Baste with the glaze every 7–10 minutes (repeat 3 or 4 times) until the ham is glossy and caramelized.

Para mí, el Jamón Glaseado es la joya de la corona de la Navidad. Es una receta que entra primero por los ojos; ese glaseado brillante y hermoso me recuerda al sol de la mañana en el Rancho, iluminando todo a su paso. Es un plato elegante y con un cuerpo que te invita a probarlo de inmediato. Lo preparo porque simboliza la abundancia y la luz que quiero que siempre reine en mi mesa y en los corazones de quienes se sientan a ella.

El secreto para ese brillo de espejo es bañar el jamón constantemente. No basta con poner el glaseado al principio; cada 15 o 20 minutos, abre el horno y vuelve a barnizarlo con sus propios jugos. Ese es el truco para que el glaseado se 'fije' y quede con ese cuerpo espectacular y profesional.

For me, Glazed Ham is the crown jewel of Christmas. It's a recipe that you eat with your eyes first; that beautiful, shiny glaze reminds me of the morning sun at the Ranch, lighting up everything in its path. It's an elegant dish with a presence that invites you to taste it immediately. I prepare it because it symbolizes the abundance and light that I always want to reign at my table and in the hearts of those who sit there.

The secret to that mirror-like shine is basting the ham constantly. It's not enough to put the glaze on at the start; every 15 to 20 minutes, open the oven and brush it again with its own juices. This is the trick to getting the glaze to 'set' and achieve that spectacular, professional body.

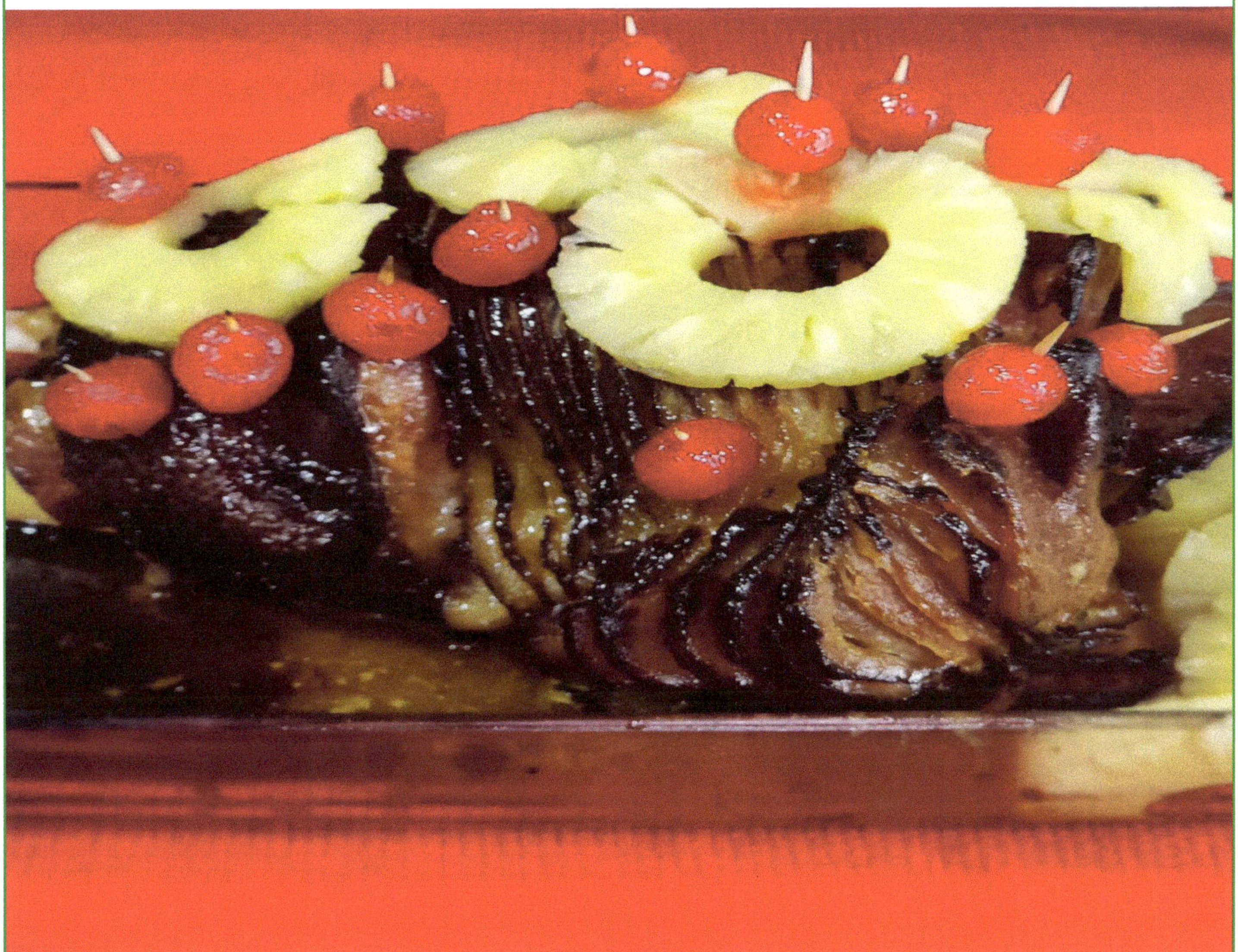

Sopa de Boda Italiana (Italian Wedding Soup)

Favoritos Tradicionales

Español

Ingredients

Albóndigas: 1 libra de carne molida (res, o mezcla con cerdo/salchicha italiana), 3 salchichas italianas (sin piel), ¼ taza de pan molido, ¼ taza de queso parmesano rallado, perejil picado, 1 huevo, 2 dientes de ajo picados, ½ cdta de orégano, nuez moscada, sal y pimienta.

- **Caldo:** 7-8 tazas de caldo de pollo, 2 dientes de ajo (machacados), 4-5 rebanadas de jengibre fresco (opcional, para saborizar), aceite de oliva.
- **Verduras:** 3 zanahorias (picadas), 3 varitas de apio (picadas), ½ cebolla (picada), 4 tazas de espinacas frescas (o col rizada/kale).
- **Pasta:** 1 taza de pasta pequeña (tipo acini di pepe, orzo o estrellitas).
- **Sazón:** Sal y pimienta al gusto.
- **Servir:** Queso parmesano rallado.

Preparación

Las Albóndigas: En un tazón, mezcle la carne molida, la carne de las salchichas, el pan molido, el queso parmesano, perejil, huevo, ajo picado, orégano, nuez moscada, sal y pimienta. Forme bolitas muy pequeñas (tamaño de una canica).

1. **Sellar:** Caliente un poco de aceite en una olla grande o sartén aparte. Fría las albóndigas hasta que estén doradas. Retírelas y reserve.
2. **El Sofrito:** En la misma olla, agregue un poco más de aceite si es necesario. Sofría la cebolla, el ajo machacado, el apio y las zanahorias hasta que estén tiernos.
3. **El Caldo:** Vierta el caldo de pollo. Añada las rebanadas de jengibre (opcional, retirar antes de servir). Lleve a ebullición.
4. **Cocinar:** Agregue la pasta al caldo hirviendo y cocine según las instrucciones del paquete (aprox. 8-10 minutos). Unos minutos antes de que la pasta esté lista, regrese las albóndigas a la sopa para que se terminen de cocer.
5. **Finalizar:** Agregue las espinacas frescas al final y apague el fuego; se cocinarán con el calor residual. Ajuste de sal y pimienta. Sirva caliente con queso parmesano.

Italian Wedding Soup

Traditional Favorites

English

Ingredients

- **Meatballs:** 1 lb ground beef (or mix with pork/Italian sausage), 3 Italian sausages (casings removed), ¼ cup breadcrumbs, ¼ cup grated Parmesan cheese, chopped parsley, 1 egg, 2 minced garlic cloves, ½ tsp oregano, nutmeg, salt, and pepper.
- **Broth:** 7–8 cups chicken broth, 2 garlic cloves (smashed), 4–5 slices fresh ginger (optional, for flavor), olive oil.
- **Vegetables:** 3 carrots (chopped), 3 celery stalks (chopped), ½ onion (chopped), 4 cups fresh spinach (or kale).
- **Pasta:** 1 cup small pasta (acini di pepe, orzo, or stars).
- **Seasoning:** Salt and pepper to taste.
- **Serving:** Grated Parmesan cheese.

Preparation

Meatballs: In a bowl, mix ground beef, sausage meat, breadcrumbs, Parmesan, parsley, egg, minced garlic, oregano, nutmeg, salt, and pepper. Form into very small balls (marble-sized).

1. **Sear:** Heat a little oil in a large pot or separate skillet. Fry the meatballs until browned on all sides. Remove and set aside.
2. **Sauté:** In the same pot, add a bit more oil if needed. Sauté the onion, smashed garlic, celery, and carrots until tender.
3. **Broth:** Pour in the chicken broth. Add ginger slices (optional, remove before serving). Bring to a boil.
4. **Cook:** Add the pasta to the boiling broth and cook according to package directions (approx. 8–10 minutes). A few minutes before the pasta is done, return the meatballs to the soup to finish cooking.
5. **Finish:** Stir in the fresh spinach at the end and turn off the heat; it will wilt in the residual heat. Adjust salt and pepper. Serve hot with Parmesan cheese.

Cuando compartí esta receta, mi audiencia se revolucionó. ¡Muchos me preguntaban si solo se comía en días especiales o en bodas! Causó tanta curiosidad que todos corrieron a buscar información porque no querían que tuviera 'otro efecto' al comerla, jajaja. Yo les dije la verdad: es una sopa reconfortante para cualquier día, como cualquier otra, pero con un nombre que siempre invita a la celebración y a la charla en la mesa.

Mi secreto para las albóndigas perfectas: Tómate el tiempo de hacerlas bien pequeñitas, ¡del tamaño de una canica! No solo se ven más elegantes, sino que aseguras que en cada cucharada haya un equilibrio perfecto entre la carne, la pasta y las espinacas. Y un truco de chef: añade un poco de queso parmesano rallado directamente a la mezcla de la carne para que el sabor sea inolvidable.

When I shared this recipe, my audience went wild. Many were asking if it was only for special occasions or weddings! It sparked so much curiosity that everyone rushed to look up information because they didn't want it to have 'another effect' after eating it, hahaha. I told them the truth: it's a comforting soup for any day, just like any other, but with a name that always invites celebration and conversation at the table.

The secret behind the name: It's not called that because it's for weddings, but because of the perfect 'marriage' of flavors between the meat and the vegetables. My advice is to use fresh spinach or escarole at the very end so the green stays bright and the 'marriage' of ingredients is visually beautiful.

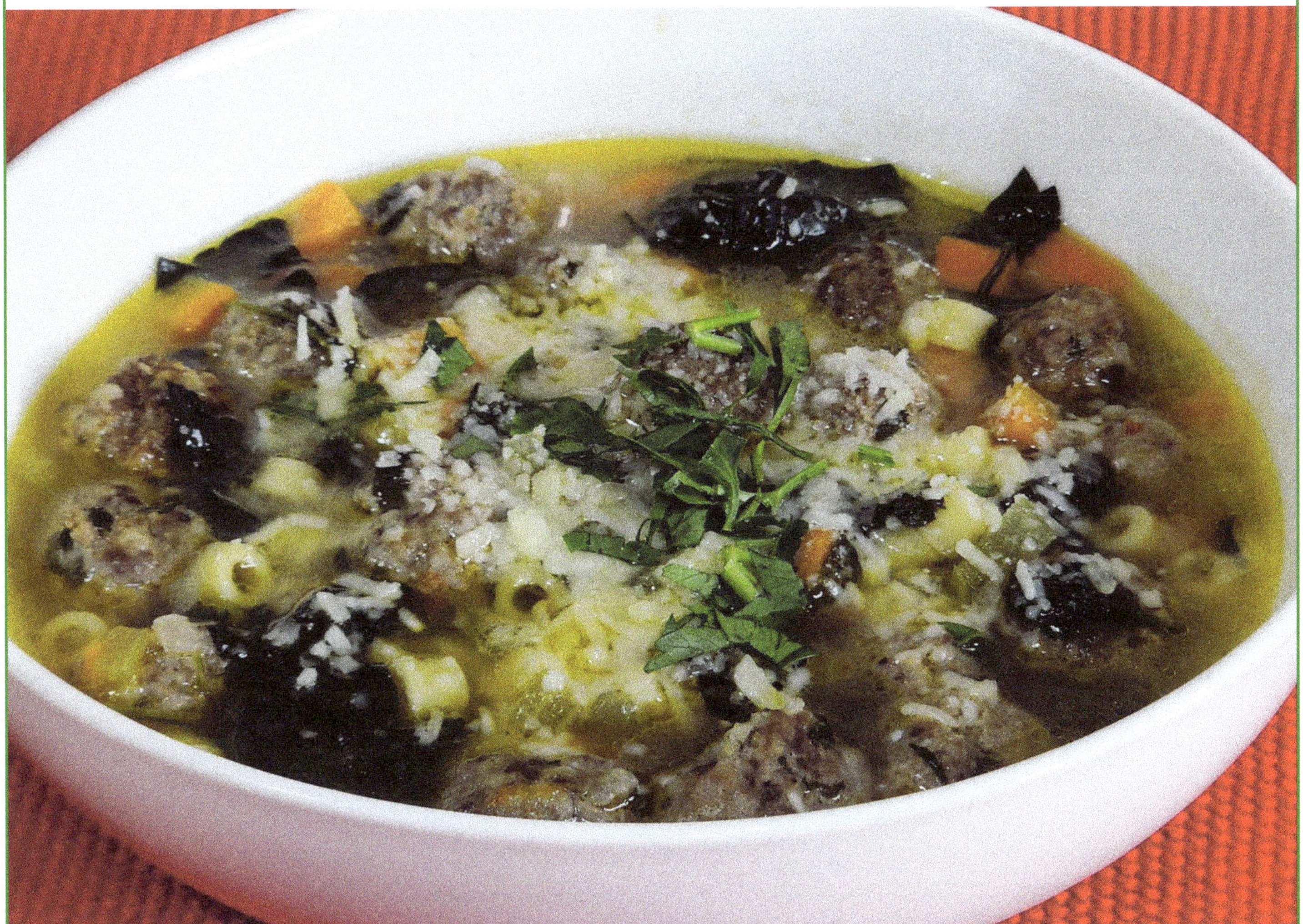

Quesadilla Salvadoreña

Favoritos Tradicionales

Español

Ingredientes	**Preparación**
Un delicioso pan tipo bizcocho, ligeramente dulce y salado, hecho con harina de arroz y queso. Harina de arroz Queso: Rallado fresco (el queso salvadoreño duro/seco es el tradicional) Crema Salvadoreña Azúcar: 1 a 1.5 tazas (al gusto) Huevos: 2 huevos Mantequilla: 1 barra (sin sal, derretida) Leche: 1.5 tazas Polvo para hornear: 1 cucharadita Semillas de sésamo: (Ajonjolí) para la cobertura Manteca o grasa vegetal: Para engrasar las bandejas para hornear	1. Preparar la base de huevo y harina: Batir bien los 2 huevos en un tazón grande. Agregar la harina de arroz a los huevos batidos. El creador indica que usar una batidora eléctrica sería más rápido, pero se puede hacer a mano. Mezclar hasta que esté bien combinado. 2. Mezclar los lácteos e ingredientes líquidos: En un tazón aparte, mezclar la crema salvadoreña y el queso rallado. Agregar la barra de mantequilla derretida y revolver bien. Verter las 1.5 tazas de leche y continuar mezclando hasta obtener una mezcla homogénea. 3. Combinar todo: Agregar la taza de azúcar a la mezcla de huevo y harina y revolver. Incorporar la mezcla de lácteos/queso a la mezcla de harina. Batir muy bien la masa para asegurarse de que no queden grumos. Finalmente, agregar 1 cucharadita de polvo para hornear. 4. Preparar los moldes: Engrasar bien las bandejas para hornear con manteca o grasa vegetal usando una brocha, asegurándose de cubrir todos los rincones para que el pan no se pegue. Verter la masa en las bandejas. Nota: Las quesadillas salvadoreñas deben ser delgadas, así que no llene demasiado las bandejas. 5. Cobertura y horneado: Espolvorear generosamente semillas de sésamo (ajonjolí) sobre la masa. Hornear en un horno precalentado a 350 °F (175 °C) hasta que esté dorado. 6. Resultado final: El pan resultante debe ser delgado y dorado. Es perfecto para disfrutar como tentempié o con el café.

Quesadilla Salvadoreña

Traditional Favorites

English

Ingredients	**Preparation**
Rice flour Cheese: Freshly grated (traditional: Salvadoran hard/dry cheese) Salvadoran crema Sugar: 1 to 1.5 cups (to taste) Eggs: 2 Butter: 1 stick (unsalted, melted) Milk: 1.5 cups Baking powder: 1 tsp Sesame seeds: for topping Vegetable shortening: to grease the pans	1. Egg base: Beat 2 eggs in a large bowl. Mix in the rice flour until well combined. 2. Dairy mix: In a separate bowl, combine crema and grated cheese. Stir in melted butter. Add the 1.5 cups milk and mix until smooth. 3. Combine: Add sugar to the egg/flour mixture. Fold in the dairy mixture and beat well to remove lumps. Stir in baking powder. 4. Prepare pans: Grease baking pans thoroughly with shortening (use a brush to reach corners). 5. Bake: Pour batter in. Quesadillas should be thin, so don't overfill. Sprinkle generously with sesame seeds. Bake at 175°C (350°F) until golden. 6. Serve: Let cool slightly. Enjoy as a snack or with coffee.

El secreto para que la quesadilla quede auténtica y con esa textura perfecta es la calidad del queso. Usa un queso duro salado o queso seco bien rallado. Y un truco de oro: deja que la mezcla repose unos 15 minutos antes de meterla al horno; esto hace que la harina de arroz se hidrate bien y la consistencia quede impecable.

The secret to an authentic quesadilla with the perfect texture is the quality of the cheese. Use a hard, salty cheese or finely grated dry cheese (queso seco). A golden trick: let the batter rest for about 15 minutes before putting it in the oven; this allows the rice flour to hydrate properly, ensuring an impeccable consistency.

Este pan es pura nostalgia y sabor. No hay nada como una rebanada de Quesadilla Salvadoreña con una taza de café caliente, especialmente en esos días de frío donde el cuerpo nos pide carbohidratos y apapacho. Pero les digo una cosa: así como esta receta es deliciosa y dan ganas de comerse todo el molde, yo he aprendido que en la vida hay que poner límites. Disfrutar de lo dulce y lo rico, sí, pero saber cuándo decir 'hasta aquí' para cuidar nuestra salud y nuestra paz mental. Los límites son la receta secreta para una vida equilibrada.

This bread is pure nostalgia and flavor. There's nothing like a slice of Salvadoran Quesadilla with a hot cup of coffee, especially on those cold days when our bodies crave comfort and carbs. But let me tell you something: just as this recipe is delicious and makes you want to eat the whole tray, I've learned that in life, you have to set boundaries. Enjoy the sweetness, yes, but know when to say 'that's enough' to protect our health and our peace of mind. Boundaries are the secret recipe for a balanced life.

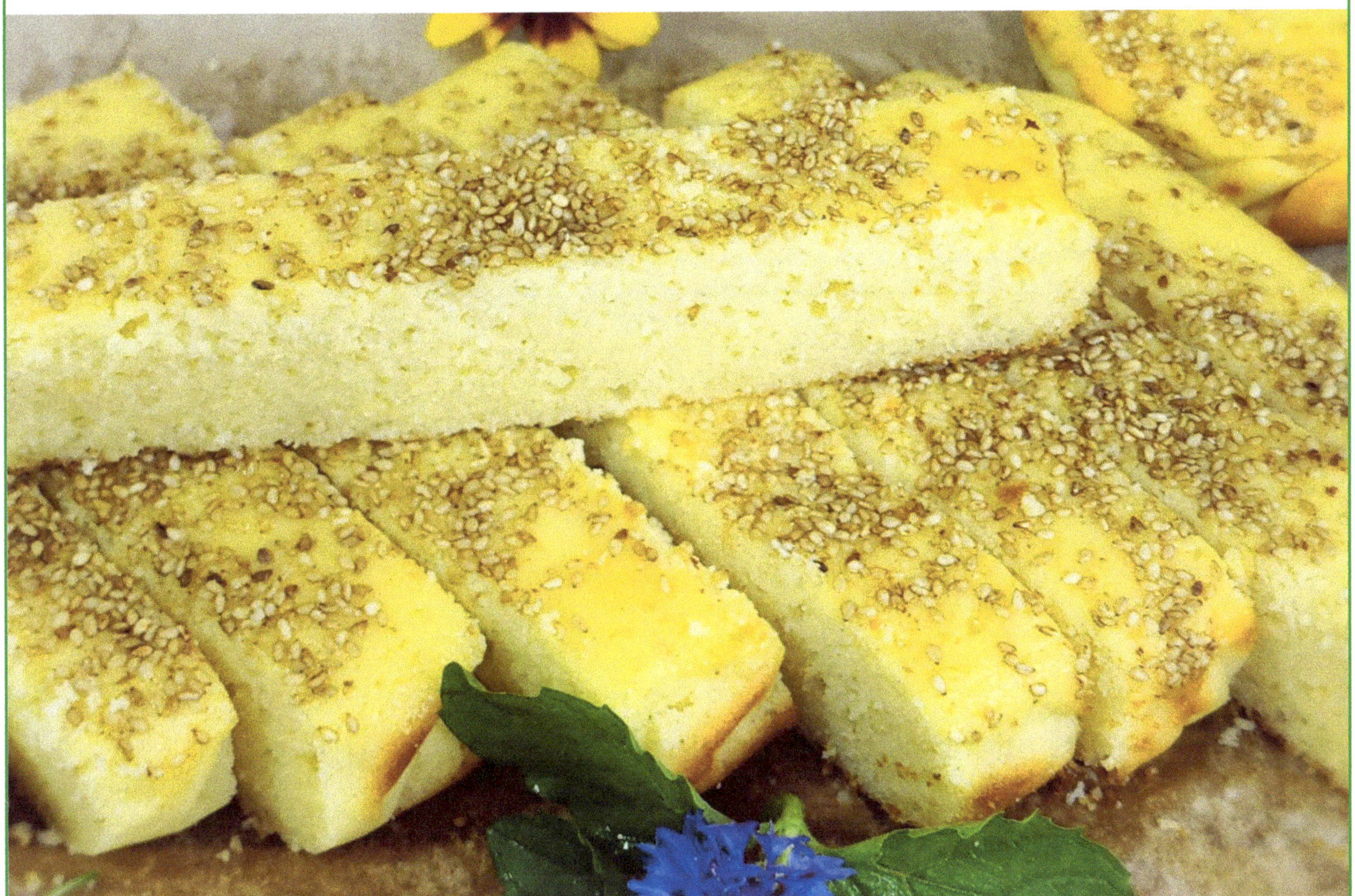

El Platillo Del Jefe*

Del Mar y el Jardín

Español

Ingredientes	Preparación
Salmón: Filetes de salmón de 6 oz, cilantro fresco (finamente picado), sal, pimienta negra y aceite de oliva virgen extra. Espárragos: Espárragos frescos, almendras fileteadas (láminas), sal, pimienta negra y queso parmesano. Papa Horneada: Papas grandes, aceite de oliva, mantequilla, crema agria, queso rallado y cebollín o perejil para decorar. Aderezo de Cilantro: 1/2 taza de aceite de oliva virgen extra, 1 manojo de cilantro, 2 dientes de ajo, jugo de 2 limones, sal y pimienta negra.	Preparar las Papas: Frota las papas enteras con aceite de oliva y envuélvelas en papel de aluminio. Hornéalas a 350°F (175°C) durante aproximadamente 45–60 minutos hasta que estén suaves. Sazonar el Salmón: Cubre los filetes de salmón con sal, pimienta negra y una cantidad generosa de cilantro picado. Sellar el Salmón: Calienta aceite de oliva en una sartén. Coloca el salmón primero con la piel hacia abajo para que quede crujiente. Cocina por unos minutos de cada lado hasta que la piel esté dorada y el pescado esté bien cocido. Cocinar los Espárragos: En una sartén aparte con un poco de aceite de oliva, saltea los espárragos a fuego lento durante unos 4 minutos. Agrega las láminas de almendra, sal y pimienta. Una vez que las almendras estén tostadas y los espárragos tiernos pero firmes, espolvorea con queso parmesano y retira del fuego. Preparar el Aderezo de Cilantro: En una licuadora o procesador de alimentos, combina la 1/2 taza de aceite de oliva, el manojo de cilantro, los 2 dientes de ajo, el jugo de limón, la sal y la pimienta. Licúa hasta que esté suave. Rocía esto sobre el salmón justo antes de servir. Montaje: Corta la papa horneada por la mitad y esponja el interior con un tenedor. Cubre con mantequilla, crema agria, queso y cebollín. Sirve en el plato junto al salmón y los espárragos.

El Platillo Del Jefe*

From the Sea & Garden

English

Ingredients	Preparation
Salmon: 6 oz salmon fillets, finely chopped cilantro, salt, black pepper, extra-virgin olive oil Asparagus: Fresh asparagus, sliced almonds, salt, black pepper, Parmesan Baked potato: Large potatoes, olive oil, butter, sour cream, shredded cheese, chives or parsley Cilantro dressing: 1/2 cup extra-virgin olive oil, 1 bunch cilantro, 2 cloves garlic, juice of 2 limes, salt, black pepper	Bake potatoes: Rub potatoes with olive oil, wrap in foil, bake at 175°C (350°F) for 45–60 minutes until tender. Season salmon: Salt and pepper the fillets; coat generously with chopped cilantro. Sear salmon: Heat olive oil; cook salmon skin-side down first until crisp. Flip and cook until done. Cook asparagus: Sauté asparagus in olive oil ~4 minutes. Add almonds, salt, pepper. When almonds toast and asparagus is tender-crisp, sprinkle with Parmesan and remove. Make dressing: Blend olive oil, cilantro, garlic, lime juice, salt, and pepper until smooth. Drizzle over salmon. Plate: Split potato, fluff with a fork, top with butter, sour cream, cheese, chives. Serve with salmon and asparagus.

El secreto para un salmón de lujo es no sobrecocinarlo. Empieza sellándolo por el lado de la piel a fuego alto para que quede bien crujiente, y luego baja la llama. El centro debe quedar jugoso y rosadito, con una textura suave. Como las buenas relaciones: hay que cuidarlas con delicadeza para que conserven siempre su mejor esencia.

The secret to a high-end salmon is not to overcook it. Start by searing it skin-side down over high heat to get it perfectly crispy, then lower the heat. The center should be juicy and pink, with a soft texture. Just like good relationships: you have to treat them with gentleness so they always retain their best essence.

Este salmón es sumamente especial porque lo preparé con un cariño muy profundo para quien ha sido un guía y un apoyo fundamental en mi camino. Yo creo firmemente que los ángeles existen y llegan en el tiempo exacto; hay personas que aparecen en nuestra vida justo cuando más se necesitan para ayudarnos a cumplir nuestros sueños. Este plato es mi forma de agradecer esa lealtad y esa fe que tuvieron en mí. Es una receta que guardo en mi corazón porque representa la gratitud y esos encuentros bendecidos que te cambian la vida para siempre.

This salmon is deeply special because I prepared it with great affection for someone who has been a guide and a fundamental support on my journey. I firmly believe that angels exist and arrive at the exact moment; there are people who appear in our lives right when they are needed most to help us fulfill our dreams. This dish is my way of showing gratitude for that loyalty and the faith they had in me. It is a recipe I hold dear because it represents gratitude and those blessed encounters that change your life forever.

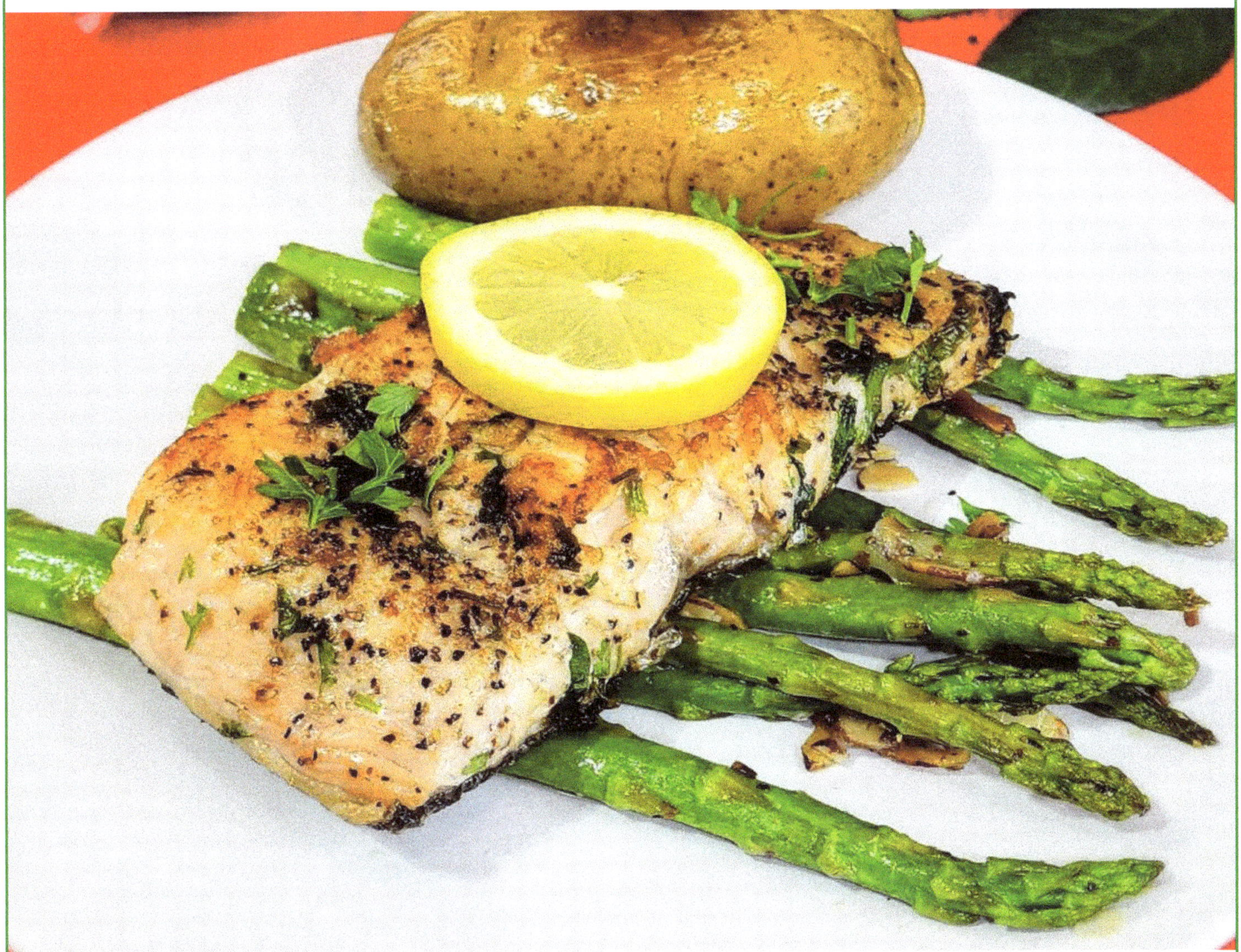

Halibut Mediterráneo

Del Mar y el Jardín

Español

Ingredientes	Preparación
Tomates: 1/2 a 1 taza (sin semillas y finamente picados). Pimiento rojo: 3/4 taza (finamente picado). Cebolla: 1/4 taza (finamente picada). Ajo: 2 dientes (picados). Vino blanco: 1/4 taza. Caldo de pollo: 1/2 taza (para darle consistencia). Azúcar: Una pizca (fundamental para contrarrestar la acidez de los tomates). Perejil fresco: Al gusto (picado).	1. Sofreír: Caliente aceite de oliva en una sartén. Sofría la cebolla y el ajo hasta que desprendan su aroma. Agregue los pimientos y los tomates. 2. Desglasar: Vierta el vino blanco y deje que hierva a fuego lento hasta que se evapore el alcohol. 3. Cocinar a fuego lento: Incorpore el caldo de pollo, la pizca de azúcar y el perejil. Cocine a fuego lento hasta que espese y se convierta en salsa. Reserve. 4. Cocinar el pescado: Sazone el fletán con aceite de oliva, pimentón, sal y pimienta negra. Cocine en una sartén caliente durante exactamente 4 minutos por cada lado. No lo cocine demasiado, o se secará. 5. Presentación: Coloque una porción de arroz blanco en el plato, coloque el pescado encima y vierta una cantidad generosa de salsa Sevillana.

Halibut Mediterráneo

From the Sea & Garden

English

Ingredients	Preparation
Tomatoes: 1/2 to 1 cup (seeded, finely chopped) Red bell pepper: 3/4 cup (finely chopped) Onion: 1/4 cup (finely chopped) Garlic: 2 cloves (minced) White wine: 1/4 cup Chicken broth: 1/2 cup (for body) Sugar: a pinch (balances tomato acidity) Fresh parsley: to taste (chopped)	1. Sauté: Heat olive oil; sauté onion and garlic until fragrant. Add bell pepper and tomatoes. 2. Deglaze: Add white wine and simmer to evaporate the alcohol. 3. Simmer: Stir in chicken broth, pinch of sugar, and parsley. Simmer until thickened into a sauce. 4. Cook fish: Season halibut with olive oil, paprika, salt, and black pepper. Cook in a hot pan exactly 4 minutes per side. Don't overcook. 5. Serve: Spoon rice onto the plate, place fish on top, and pour over a generous amount of sauce.

El secreto es servir el halibut sobre una cama de arroz blanco sueltito. El arroz funciona como una esponja que atrapa toda la salsa Sevillana, ¡así no se pierde ni una gota de ese sabor tan especial!

The secret is serving the halibut over a bed of fluffy white rice. The rice acts like a sponge that soaks up all the Sevillana sauce, so not a single drop of that special flavor goes to waste!

Esta receta es, literalmente, mi corazón puesto en un plato. La preparé con un sentimiento de gratitud tan profundo que cuidé cada detalle, desde la elección del pescado hasta el último toque de la salsa. Cuando la grabé para compartirla con todos ustedes, sentí que no solo entregaba una receta, sino una parte de mi historia. Para mí, cada ingrediente representa algo: la pureza del halibut, la fuerza de la salsa Sevillana y la base de arroz que recibe todo ese sabor. Es mi manera de decir gracias por permitirme cocinar con tanto amor.

This recipe is, quite literally, my heart on a plate. I prepared it with such a deep feeling of gratitude that I cared for every detail, from the choice of fish to the final touch of the sauce. When I recorded it to share with all of you, I felt I wasn't just giving a recipe, but a part of my story. To me, every ingredient represents something: the purity of the halibut, the strength of the Sevillana sauce, and the bed of rice that receives all that flavor. It's my way of saying thank you for allowing me to cook with so much love.

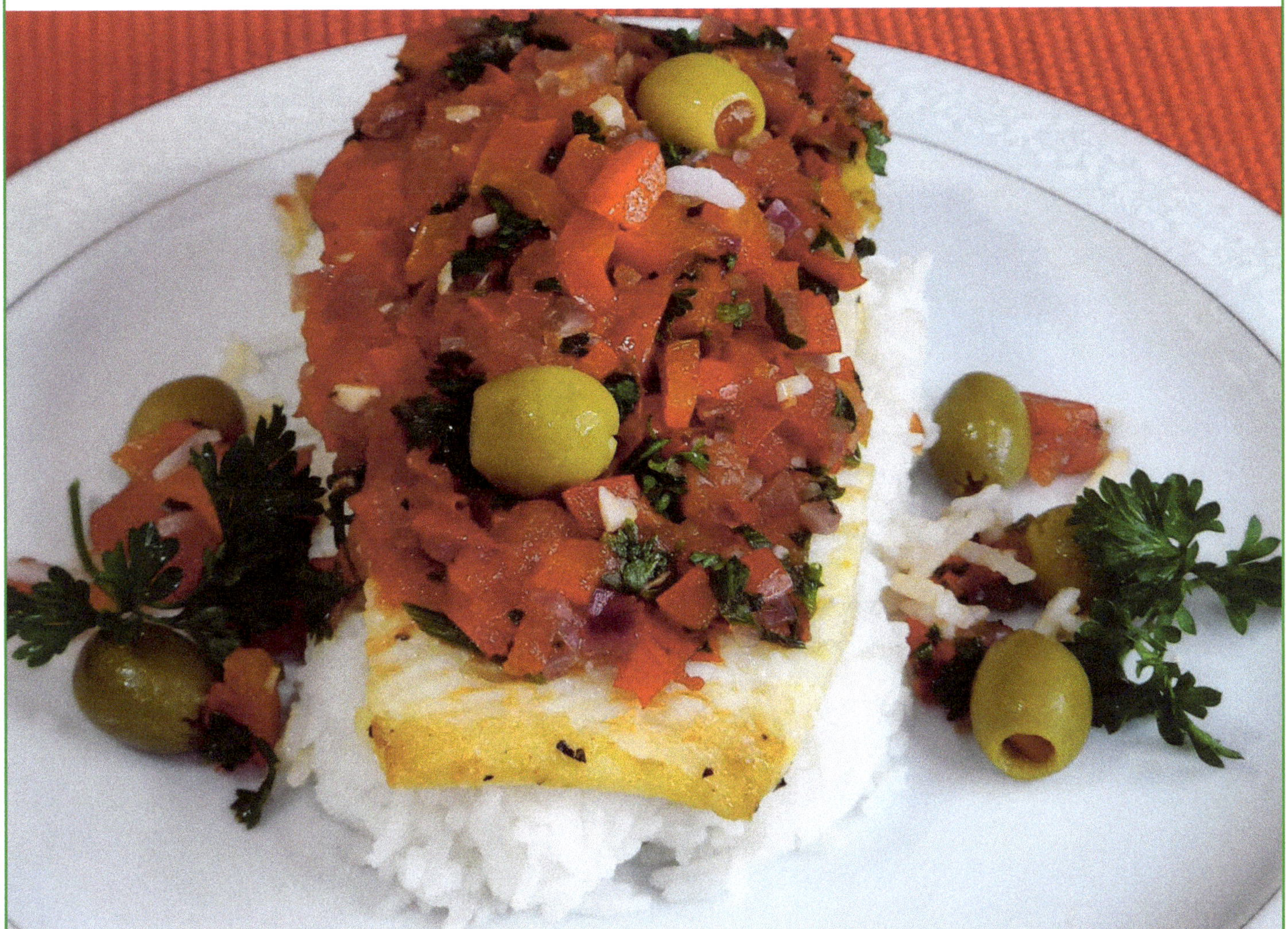

Ensalada de Camarón El Sabor del Sol *

Del Mar y el Jardín

Español

Ingredientes	Preparación
La Ensalada: Mezcla de lechugas (mixed greens), 1 lb de camarones grandes, 1 mango maduro (en cubos), 1 aguacate (en rebanadas), tomates cherry (por la mitad) y pepino (en cubos). Marinado de los Camarones: Sal, pimienta negra, cilantro, 2 dientes de ajo picados y un chorrito de jugo de limón. Vinagreta para la Ensalada: 1/4 de taza de aceite de oliva, jugo de 1/2 limón, 1/2 cucharadita de mostaza, cilantro picado, sal y pimienta negra.	Saltear los Camarones: Sazona los camarones con sal, pimienta, ajo, cilantro y jugo de limón. Saltéalos en una sartén con aceite de oliva durante unos 3 a 4 minutos por cada lado hasta que estén rosados y opacos. Deja que se enfríen un poco antes de añadirlos a la ensalada. Preparar la Vinagreta: En un tazón pequeño, bate el aceite de oliva, el jugo de limón, la mostaza, la sal, la pimienta y el cilantro finamente picado. Montar la Ensalada: En un tazón grande, coloca una base de mezcla de lechugas. Acomoda el pepino, los tomates cherry y el mango en cubos en la parte superior. Terminar: Añade las rebanadas de aguacate y los camarones cocidos. Rocía con la vinagreta justo antes de servir para mantener las lechugas crujientes.

Ensalada de Camarón El Sabor del Sol *

From the Sea & Garden

English

Ingredients	Preparation
Salad: Mixed greens, 1 lb large shrimp, 1 ripe mango (diced), 1 avocado (sliced), cherry tomatoes (halved), cucumber (diced) Shrimp marinade: Salt, black pepper, cilantro, 2 cloves garlic (minced), a squeeze of lime Vinaigrette: 1/4 cup olive oil, juice of 1/2 lime, 1/2 tsp mustard, chopped cilantro, salt, black pepper	Sauté shrimp: Season shrimp with salt, pepper, garlic, cilantro, and lime. Sauté in olive oil ~3–4 minutes per side until pink and opaque. Cool slightly. Make vinaigrette: Whisk olive oil, lime juice, mustard, salt, pepper, and finely chopped cilantro. Assemble: Add mixed greens to a large bowl. Arrange cucumber, tomatoes, and mango on top. Finish: Add avocado slices and cooked shrimp. Drizzle with vinaigrette right before serving to keep greens crisp.

Esta ensalada es un 'gracias' gigante a mi ángel, mi guía y mi mentor. Podría parecer un plato sencillo, pero está hecho con todo mi corazón y con una gratitud que me desborda el alma. Cada ingrediente representa la luz que él ha traído a mi vida. Mientras escribo esto, lloro de alegría porque él es mi motor y mi luz. Es un plato que guarda todo el amor y el agradecimiento que le tengo. ¡Te quiero mucho!

This salad is a giant 'thank you' to my angel, my guide, and my mentor. It might seem like a simple dish, but it's made with all my heart and a gratitude that overflows from my soul. Every ingredient represents the light he has brought into my life. As I write this, I cry with joy because he is my motor and my light. It's a dish that holds all the love and thankfulness I have for him. I love you so much!

Cuando hay tanto sentimiento, el detalle debe ser perfecto. Para que esta ensalada sea una caricia al paladar, asegúrate de que el aderezo esté perfectamente integrado. Pásalo por un colador fino para que no haya rastro de fibra, solo el sabor puro y brillante. Sírvela con la alegría de saber que estás compartiendo un pedacito de tu luz con los demás

When there is so much feeling, every detail must be perfect. To make this salad a caress for the palate, ensure the dressing is perfectly blended. Pass it through a fine strainer so there's no trace of fiber, only pure, brilliant flavor. Serve it with the joy of knowing you are sharing a little piece of your light with others

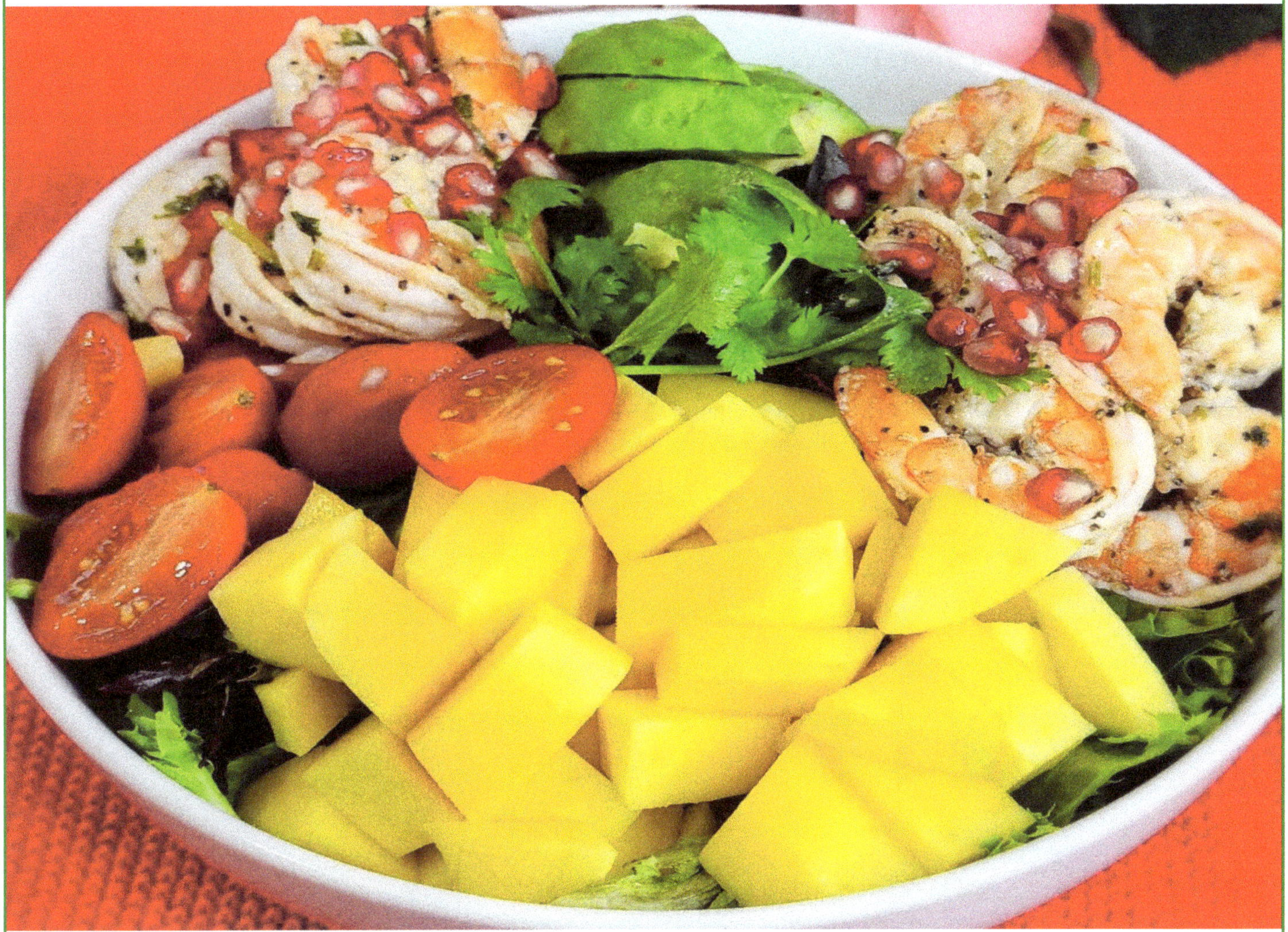

Ensalada de Quinoa y Kale

Del Mar y el Jardín

Español

Una ensalada ligera y nutritiva con una vinagreta picante.

Ingredientes	**Preparación**
Vinagreta de mostaza Dijon: Mezcle 1/4 taza de aceite de oliva, el jugo de 1 limón, 1 cucharadita de mostaza Dijon, 1 diente de ajo picado, sal y pimienta hasta obtener una consistencia cremosa/emulsionada. Base de la ensalada: Quinoa: 1 taza cocida (hierva 1 taza de quinoa en 2 tazas de agua durante 15 minutos, luego suelte los granos con un tenedor y deje enfriar). Col rizada: Escalde brevemente la col rizada en agua caliente (sin hervir) para eliminar el amargor y realzar su color verde. Ingredientes adicionales: 1/2 taza de arándanos secos, 1/2 taza de almendras tostadas (en láminas), cebolla roja picada y pimientos rojos picados para darle un toque crujiente.	1. En un tazón grande, combine la quinoa y la col rizada ya frías. 2. Agregue los arándanos, las almendras, la cebolla y los pimientos. 3. Mezcle con la vinagreta de mostaza Dijon justo antes de servir para que las almendras se mantengan crujientes.

Ensalada de Quinoa y Kale

From the Sea & Garden

English

A light, nutritious salad with a zesty Dijon vinaigrette.

Ingredients	**Preparation**
Dijon vinaigrette: Mix 1/4 cup olive oil, juice of 1 lemon, 1 tsp Dijon mustard, 1 clove garlic (minced), salt and pepper until emulsified. Salad base: Quinoa: 1 cup cooked (simmer 1 cup quinoa in 2 cups water for 15 minutes; fluff and cool) Kale: Briefly blanch in hot (not boiling) water to reduce bitterness and brighten color Add-ins: 1/2 cup dried cranberries, 1/2 cup toasted sliced almonds, chopped red onion, chopped red bell pepper	1. In a large bowl, combine cooled quinoa and kale. 2. Add cranberries, almonds, onion, and bell pepper. 3. Toss with the Dijon vinaigrette just before serving so the almonds stay crisp.

Me encanta ofrecer recetas que alimenten el cuerpo y el alma. ¿A quién no le gusta una buena ensalada? Para mí, esta combinación de quinoa y kale es salud pura. Lo mejor es que podemos enriquecerla con frutos secos, que no solo dan un toque crujiente delicioso, sino que nos aportan esos nutrientes que necesitamos para estar fuertes. Es mi forma de decirle a mi familia y a mi audiencia: 'Los quiero sanos y llenos de energía'. Es un plato sencillo, pero cargado de vida.

I love offering recipes that nourish both the body and the soul. Who doesn't love a good salad? For me, this combination of quinoa and kale is pure health. The best part is that we can enrich it with nuts, which not only add a delicious crunch but also provide the nutrients we need to stay strong. It's my way of telling my family and my audience: 'I want you healthy and full of energy.' It's a simple dish, but it's loaded with life.

El secreto para que el kale sea una delicia es darle un masaje. Antes de mezclarlo, ponle un poco de aceite de oliva y sal, y masajéalo con las manos por un par de minutos. Esto suaviza la hoja, le quita el amargor y hace que la ensalada sea mucho más tierna y fácil de disfrutar.

The secret to making kale a delight is giving it a massage. Before mixing it, add a bit of olive oil and salt, and massage it with your hands for a couple of minutes. This softens the leaf, removes the bitterness, and makes the salad much more tender and enjoyable.

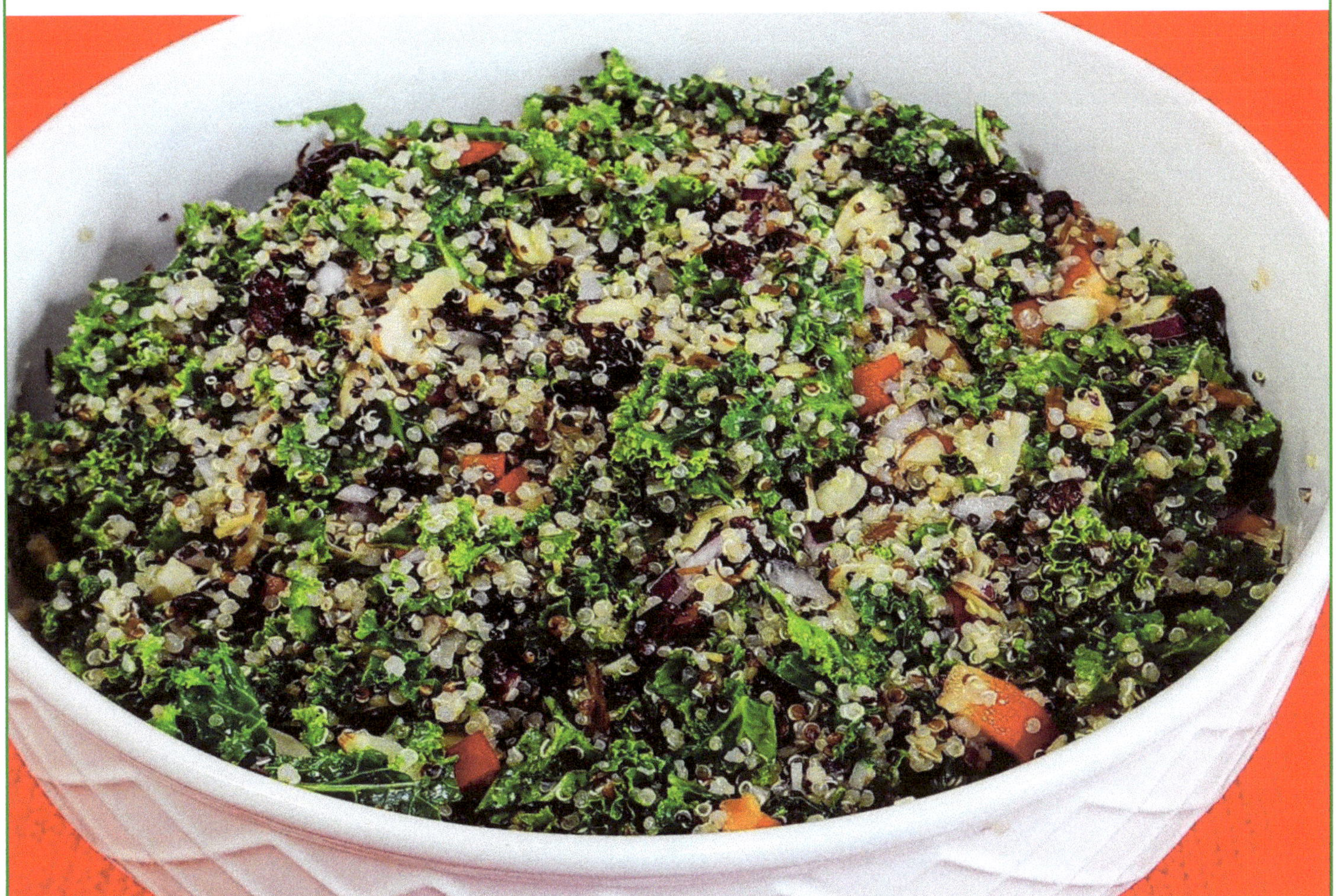

Salsa Mexicana de Habanero y Serrano

Español

Ingredientes

Base de Tomate: 6 jitomates (tomates rojos), lavados y sin el pedúnculo (la "colita").

- **Picante:** 4 chiles habaneros y aprox. 14 chiles serranos (lavados, dejar el tallo durante la cocción para conservar el picor).
- **Aromáticos:** 2 dientes de ajo (pelados).
- **Sazón:** 1 cda de sal.
- **Líquido:** 1 taza de agua para licuar.
- **Finalizado:** Cilantro fresco picado (al gusto).
- **Opcional:** Cebolla picada y aguacate (se recomienda agregar al momento de servir).

Preparación

Cocción: En una olla con agua, ponga a hervir los jitomates, los chiles habaneros y los chiles serranos (con todo y tallo). Cocine hasta que la piel de los jitomates empiece a desprenderse o romperse.

- **Reposo:** Apague el fuego y deje reposar unos minutos para que se enfríen ligeramente y los chiles terminen de hidratarse. Retire los tallos de los chiles antes de licuar.
- **Licuar:** Coloque los jitomates, los chiles cocidos y los ajos en la licuadora. Agregue la sal y una taza de agua. Licúe hasta obtener la consistencia deseada (se recomienda dejarla un poco martajada, no completamente líquida, para que se vean los trocitos de chile).
- **Finalizar:** Vierta la salsa en un recipiente. Espere a que enfríe un poco más antes de agregar el cilantro picado para que se mantenga fresco. Pruebe y ajuste de sal si es necesario.
- **Servir:** Ideal para acompañar carne asada. Si desea agregar cebolla o aguacate, hágalo directamente en el plato al servir para mantener la frescura.

Mexican Habanero & Serrano Salsa

English

Ingredients

Tomato Base: 6 Roma tomatoes (red tomatoes), washed and cored.

- **Heat:** 4 Habanero peppers and approx. 14 Serrano peppers (washed, keep stems on during boiling to retain heat).
- **Aromatics:** 2 garlic cloves (peeled).
- **Seasoning:** 1 tbsp salt.
- **Liquid:** 1 cup water for blending.
- **Finishing:** Fresh cilantro, chopped (to taste).
- **Optional:** Chopped onion and avocado (best added right before serving).

Preparation

Boil: In a pot with water, boil the tomatoes, Habanero peppers, and Serrano peppers (stems on). Cook until the skin of the tomatoes begins to peel or split.

- **Rest:** Turn off the heat and let sit for a few minutes to cool slightly and allow the peppers to hydrate fully. Remove the stems from the peppers before blending.
- **Blend:** Place the boiled tomatoes, peppers, and garlic in a blender. Add the salt and one cup of water. Pulse until you reach your desired consistency (a slightly chunky texture is recommended, rather than completely smooth).
- **Finish:** Pour the salsa into a bowl. Wait for it to cool a bit more before stirring in the chopped cilantro so it stays fresh. Taste and adjust salt if needed.
- **Serve:** Perfect with grilled meats. If you want to add onion or avocado, it is recommended to add them directly to the individual serving to maintain freshness.

En mi tierra estamos acostumbrados al buen picante, pero para mí no se trata solo de que pique, sino de que tenga alma. Esta combinación de chiles habaneros y serranos es una verdadera explosión de sabor que despierta cualquier platillo. Me encanta ver cómo los tomates Roma hervidos suavizan la mezcla, pero el toque final, el que nunca puede faltar en mis salsas, es el cilantro fresco. Es el aroma de mis raíces y el sabor que me hace sentir en casa.

El secreto es agregar el cilantro fresco al final, justo al licuar. Así mantienes ese color verde brillante y el sabor fresco que equilibra perfecto el picante de los chiles.

In my homeland, we are used to good heat, but for me, it's not just about the spice—it's about the soul. This combination of habanero and serrano peppers is a true flavor explosion that wakes up any dish. I love how the boiled Roma tomatoes soften the mix, but the final touch, the one that can never be missing in my salsas, is fresh cilantro. It's the aroma of my roots and the flavor that makes me feel at home.

The secret is adding the fresh cilantro at the end, right when blending. This keeps the vibrant green color and that fresh flavor that perfectly balances the heat of the peppers.

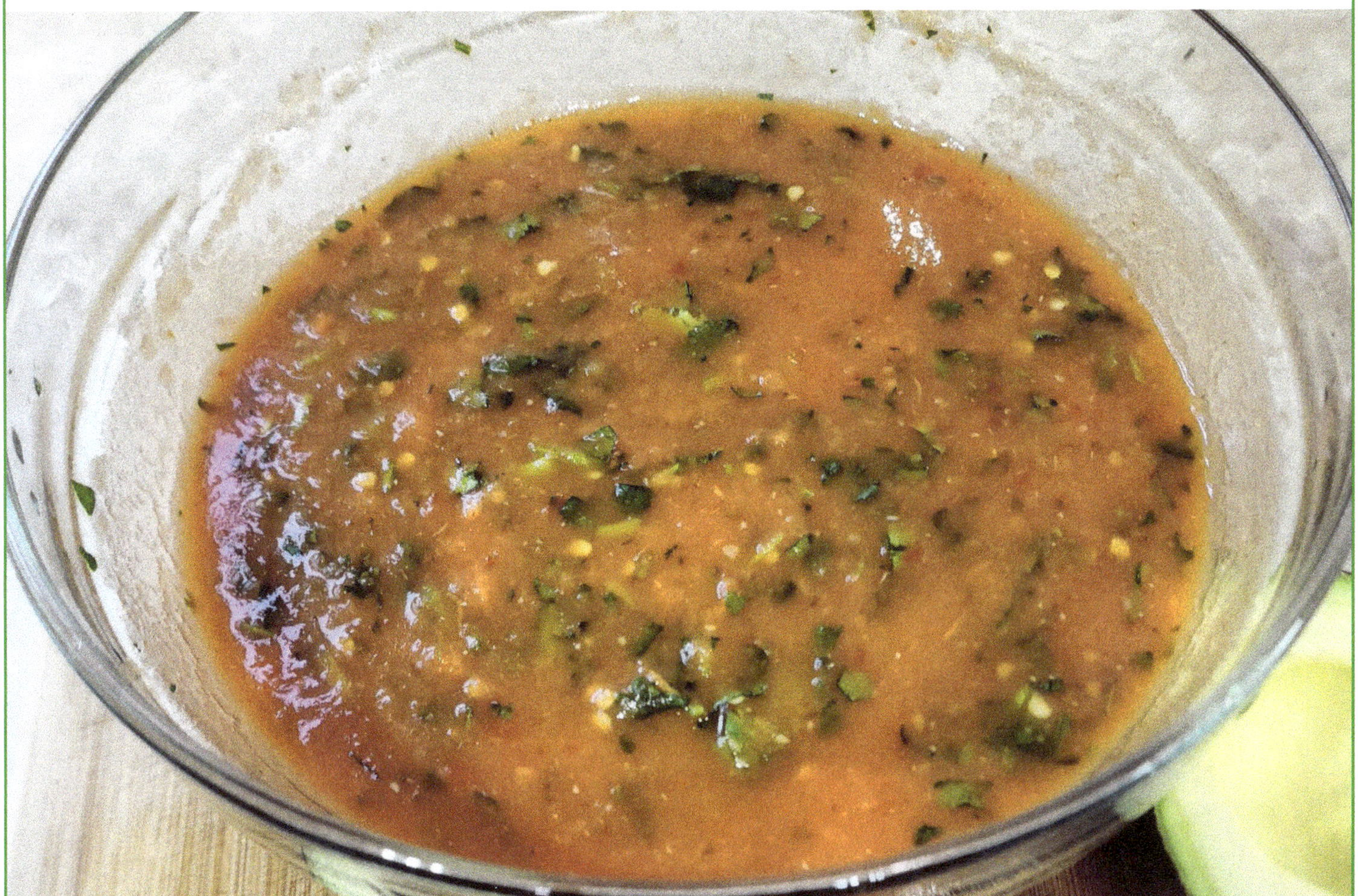

Salsa Verde

Español

Ingredientes

Base: 1 libra de tomatillos (tomatillo verde), pelados y lavados.

- **Picante:** 5 chiles serranos y 5 chiles de árbol secos (ajustar al gusto).
- **Aromáticos:** 3 dientes de ajo, ¼ de cebolla blanca picada finamente y un manojo de cilantro fresco picado.
- **Sazón:** 1 cda de sal.
- **Líquido:** 1 ½ tazas de agua para licuar (o menos si busca una consistencia más espesa).

Preparación

Asar: En un comal o sartén caliente, ase los tomatillos, los chiles serranos, los chiles de árbol y los dientes de ajo. Retire los chiles de árbol y el ajo antes que los demás para evitar que se quemen y amarguen la salsa. Continúe asando los tomatillos y serranos hasta que estén suaves y ligeramente tatemados.

- **Licuar:** Coloque los tomatillos, chiles asados y ajos en la licuadora. Agregue la sal y el agua. Licúe hasta obtener la consistencia deseada (se recomienda dejarla un poco espesa, no totalmente líquida).
- **Enfriar:** Vierta la salsa en un tazón y deje que se enfríe completamente.
- **Finalizar:** Una vez fría, agregue la cebolla picada y el cilantro fresco. Mezcle bien. Esto mantiene las verduras crujientes y frescas. Pruebe y ajuste de sal si es necesario.
- **Servir:** Perfecta para acompañar tacos de carne asada, huevos rancheros o cualquier antojito mexicano.

Salsa Verde

English

Ingredients

Base: 1 lb tomatillos (husk tomatoes), husked and rinsed.

- **Heat:** 5 Serrano peppers and 5 dried Arbol chilies (adjust to taste).
- **Aromatics:** 3 garlic cloves, ¼ white onion (finely chopped), and a bunch of fresh cilantro (chopped).
- **Seasoning:** 1 tbsp salt.
- **Liquid:** 1 ½ cups water for blending (use less for a thicker salsa).

Preparation

Roast: On a hot griddle or skillet, dry roast the tomatillos, Serrano peppers, Arbol chilies, and garlic cloves. Remove the Arbol chilies and garlic first to prevent burning and bitterness. Continue roasting tomatillos and Serranos until soft and slightly charred.

- **Blend:** Place the roasted tomatillos, peppers, and garlic in a blender. Add the salt and water. Blend until you reach your desired consistency (a slightly thick texture is recommended).
- **Cool:** Pour the salsa into a bowl and let it cool down completely.
- **Finish:** Once cool, stir in the chopped onion and fresh cilantro. This keeps the vegetables crisp and fresh. Taste and adjust salt if needed.
- **Serve:** Perfect for drizzling over carne asada tacos, ranchero eggs, or any Mexican dish.

Esta es la salsa que nunca puede faltar. Es la compañera fiel de unos buenos tacos de carnitas, al pastor o una rica birria. Me encanta porque es versátil y tiene ese sabor acidito que limpia el paladar y realza la carne. En mi cocina, esta salsa es el puente que une todos los sabores, y acompañada con su cebollita y cilantro picado, se convierte en la corona de cualquier banquete mexicano.

El secreto es no hervir demasiado los tomatillos. En cuanto cambien de color verde fuerte a uno más tierno, sácalos del agua. Si se revientan, la salsa te quedará amarga. ¡Ese es el truco para el toque acidito perfecto!

This is the salsa that can never be missing. It's the faithful companion for good carnitas, al pastor, or a delicious birria. I love it because it's versatile and has that tangy flavor that cleanses the palate and enhances the meat. In my kitchen, this salsa is the bridge that brings all the flavors together, and when paired with chopped onion and cilantro, it becomes the crown of any Mexican feast.

The secret is not to over-boil the tomatillos. As soon as they change from a bright green to a duller shade, take them out of the water. If they burst, the salsa will turn bitter. That's the trick for the perfect tangy touch!

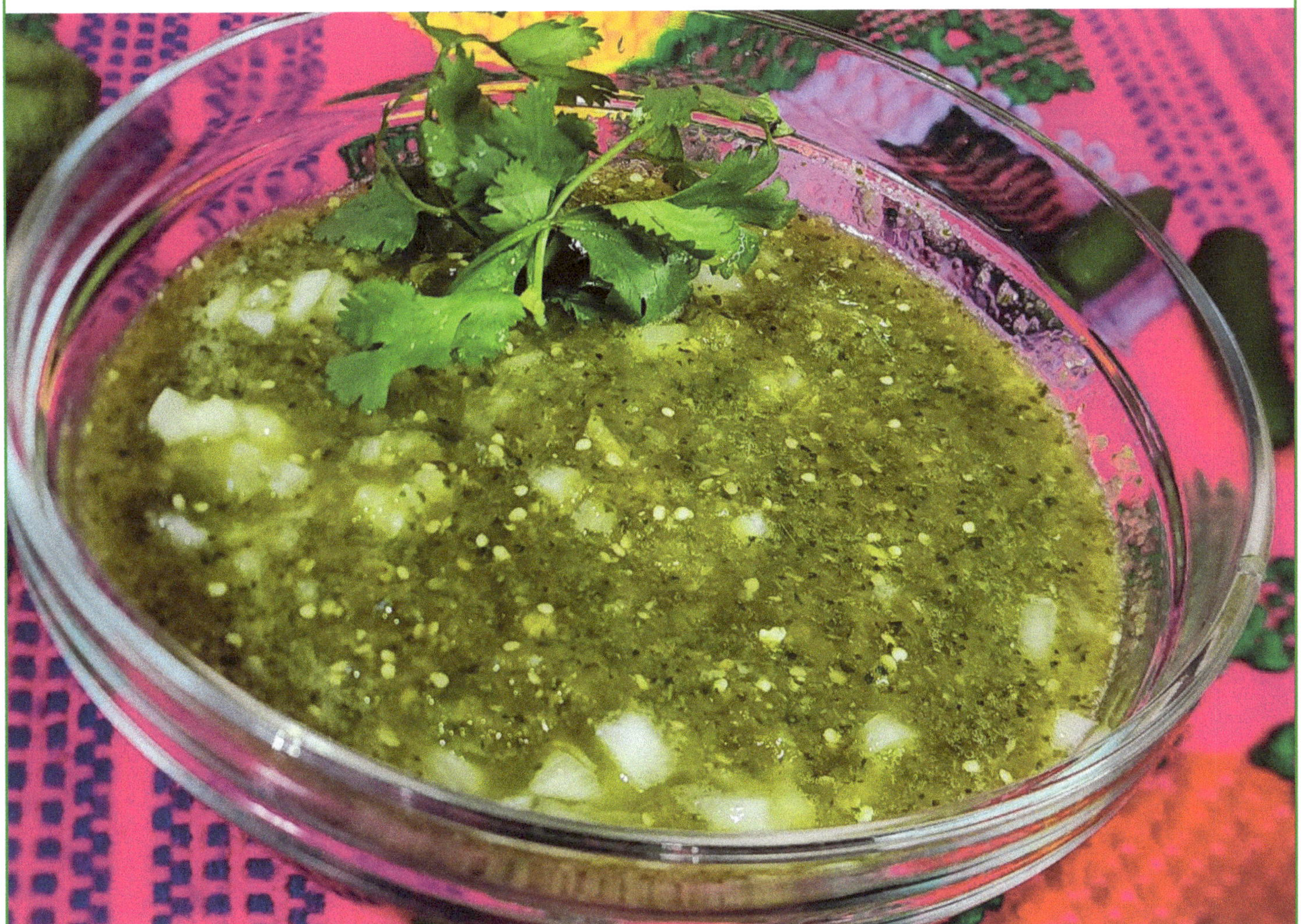

Camarones Coco-Panko

Español

Ingredientes

Camarones: 1 ½ libras de camarones jumbo (limpios y secos).

- **Empanizado:** 1 taza de harina de trigo, 4 huevos batidos, 1 taza de pan molido Panko (marca japonesa), 1 taza de coco rallado (sin azúcar).
- **Sazón:** Pimienta negra, ajo en polvo y sal (al gusto).
- **Salsa de Naranja:** ½ taza de mermelada de naranja, 2 cdtas de azúcar morena, 2 cdtas de vinagre de arroz (o de manzana), salsa de soya, chile quebrado (red pepper flakes) y cilantro fresco picado.
- **Para Freír:** Aceite.

Preparación

Sazonar: Seque muy bien los camarones con papel absorbente para que el empanizado se adhiera correctamente. Sazónelos con sal, pimienta negra y ajo en polvo.

- **Estación de Empanizado:** Prepare tres recipientes: uno con la harina, otro con los huevos batidos y el tercero con la mezcla de panko y coco rallado.
- **Empanizar:** Pase cada camarón primero por la harina, luego por el huevo y finalmente cúbralo bien con la mezcla de coco y panko.
- **Freír:** Caliente aceite en una sartén a fuego medio (no deje que humee). Fría los camarones en tandas pequeñas (aprox. 5 a la vez) para no bajar la temperatura del aceite. Cocine hasta que estén dorados y rosados por dentro. Escurra sobre papel absorbente.
- **La Salsa:** En una olla pequeña, caliente la mermelada de naranja con el azúcar morena, el vinagre, un chorrito de salsa de soya y chile quebrado al gusto. Deje que se integren los sabores y espese ligeramente. Al final, agregue el cilantro picado.
- **Servir:** Sirva los camarones calientes acompañados de la salsa de naranja para dipear.

Coco-Panko Shrimp

English

Ingredients

Shrimp: 1 ½ lbs jumbo shrimp (cleaned and dried).

- **Breading:** 1 cup wheat flour, 4 beaten eggs, 1 cup Panko breadcrumbs (Japanese style), 1 cup shredded coconut (unsweetened).
- **Seasoning:** Black pepper, garlic powder, and salt (to taste).
- **Orange Sauce:** ½ cup orange marmalade, 2 tsp brown sugar, 2 tsp rice vinegar (or apple cider vinegar), soy sauce, red pepper flakes, and chopped fresh cilantro.
- **Frying:** Oil.

Preparation

Season: Pat the shrimp very dry with paper towels to ensure the breading sticks. Season with salt, black pepper, and garlic powder.

- **Breading Station:** Set up three bowls: one with flour, one with beaten eggs, and one with the mixture of panko and shredded coconut.
- **Bread:** Dredge each shrimp first in flour, dip into the egg, and finally coat thoroughly with the coconut-panko mixture.
- **Fry:** Heat oil in a skillet over medium heat (do not let it smoke). Fry the shrimp in small batches (about 5 at a time) to maintain oil temperature. Cook until golden brown and pink inside. Drain on paper towels.
- **The Sauce:** In a small saucepan, heat the orange marmalade with brown sugar, vinegar, a splash of soy sauce, and red pepper flakes to taste. Let the flavors meld and thicken slightly. Stir in the chopped cilantro at the end.
- **Serve:** Serve the shrimp hot with the orange sauce for dipping.

Estos camarones son una verdadera delicia para quienes, como yo, amamos los mariscos. Son el aperitivo estrella porque ese toque crujiente del coco los hace irresistibles. Lo mejor es que son totalmente versátiles: van bien con una salsa dulce, con una bien picosa, o incluso dentro de unos tacos. En mi cocina no hay una ley que nos diga qué se puede o qué no se puede hacer; la cocina es para experimentar y disfrutar lo que nos gusta, ¡y estos camarones van con todo!

El secreto para que el empanizado no se caiga es enfriar los camarones unos 15 minutos en el refrigerador después de empanizarlos y antes de freírlos. Esto hace que el coco y el panko se peguen bien a la carne y queden súper crujientes.

These shrimp are a true delight for those who, like me, love seafood. They are the star appetizer because that crispy coconut touch makes them irresistible. The best part is how versatile they are: they go great with a sweet sauce, a spicy one, or even inside tacos. In my kitchen, there is no law telling us what can or cannot be done; cooking is about experimenting and enjoying what we like, and these shrimp go with everything!

The secret to keeping the breading intact is chilling the shrimp for about 15 minutes in the fridge after breading them and before frying. This helps the coconut and panko stick firmly to the meat, ensuring they turn out extra crispy.

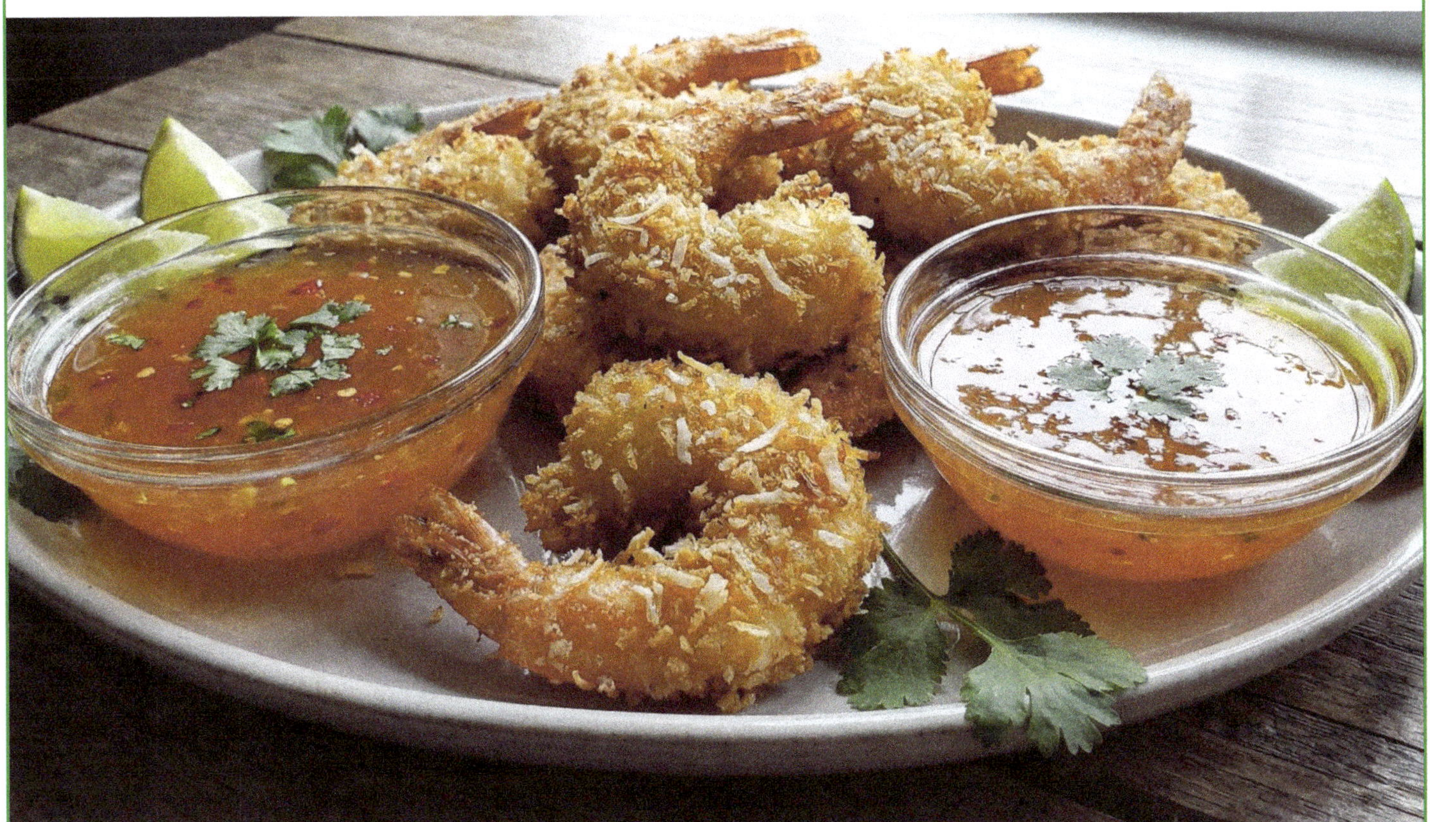

Pan de Ajo Crujiente

Español

Ingredientes

Pan: 1 barra de pan francés, baguette o bolillo (cortado a la mitad horizontalmente).

- **Mantequilla de Ajo:** 4 oz (aprox. 1 barra) de mantequilla a temperatura ambiente y 1 cabeza de ajo asada (ajo suave y cremoso).
- **Queso:** Queso parmesano rallado (al gusto).
- **Hierbas:** Perejil fresco picado o perejil seco.
- **Opcional:** Queso mozzarella para gratinar.

Preparación

Asar el Ajo: Envuelva una cabeza de ajo entera (con la parte superior cortada para exponer los dientes) en papel aluminio con un chorrito de aceite. Hornee a 375°F (190°C) durante unos 20 minutos hasta que esté suave y caramelizado. Deje enfriar y exprima los dientes de ajo.

- **Preparar la Mantequilla:** En un tazón, mezcle la mantequilla blanda con el puré de ajo asado. Agregue el perejil picado y mezcle bien.
- **Untar:** Corte el pan por la mitad a lo largo. Unte generosamente la mezcla de mantequilla de ajo sobre la miga del pan.
- **Añadir Queso:** Espolvoree queso parmesano rallado sobre la mantequilla. (Si desea, también puede agregar queso mozzarella).
- **Hornear:** Coloque el pan en una charola y hornee a 375°F (190°C) durante unos 10-15 minutos, o hasta que el pan esté dorado y crujiente y el queso se haya derretido.

Crispy Garlic Bread

English

Ingredients

Bread: 1 loaf of French bread, baguette, or bolillo rolls (halved lengthwise).

- **Garlic Butter:** 4 oz (approx. 1 stick) butter at room temperature and 1 head of roasted garlic (soft and creamy).
- **Cheese:** Grated Parmesan cheese (to taste).
- **Herbs:** Chopped fresh parsley or dried parsley.
- **Optional:** Mozzarella cheese for melting.

Preparation

Roast Garlic: Wrap a whole head of garlic (with the top cut off to expose cloves) in aluminum foil with a drizzle of oil. Bake at 375°F (190°C) for about 20 minutes until soft and caramelized. Let cool and squeeze out the garlic cloves.

- **Make Butter:** In a bowl, mix the softened butter with the roasted garlic puree. Add the chopped parsley and mix well.
- **Spread:** Slice the bread in half lengthwise. Generously spread the garlic butter mixture over the cut side of the bread.
- **Add Cheese:** Sprinkle grated Parmesan cheese over the butter. (You can also add mozzarella cheese if desired).
- **Bake:** Place the bread on a baking sheet and bake at 375°F (190°C) for about 10–15 minutes, or until the bread is golden and crispy and the cheese is melted.

El secreto es usar ajos rostizados en el horno. Al hornearlos antes, el ajo se vuelve dulce y cremoso como una pasta, haciendo que tu pan tenga un sabor mucho más elegante y profesional.

The secret is using oven-roasted garlic. By roasting them beforehand, the garlic becomes sweet and creamy like a spread, giving your bread a much more elegant and professional flavor.

No hay nada como el aroma del ajo fresco horneándose en casa. Siempre que preparo este pan, ¡vuela de la mesa! A mi audiencia le fascina porque es increíblemente fácil de hacer y el resultado es de restaurante. Es ese bocado 'delicrujiente' que no puede faltar si hay una pasta o una sopa en el menú. Es una receta sencilla que llena el hogar de un olor que invita a todos a sentarse a comer de inmediato.

There's nothing like the aroma of fresh garlic baking at home. Every time I make this bread, it disappears instantly! My audience loves it because it's incredibly easy to prepare and looks professional. It's that 'delicrispy' bite that is a must whenever there's pasta or soup on the menu. It's a simple recipe that fills the home with a scent that invites everyone to sit down and eat right away.

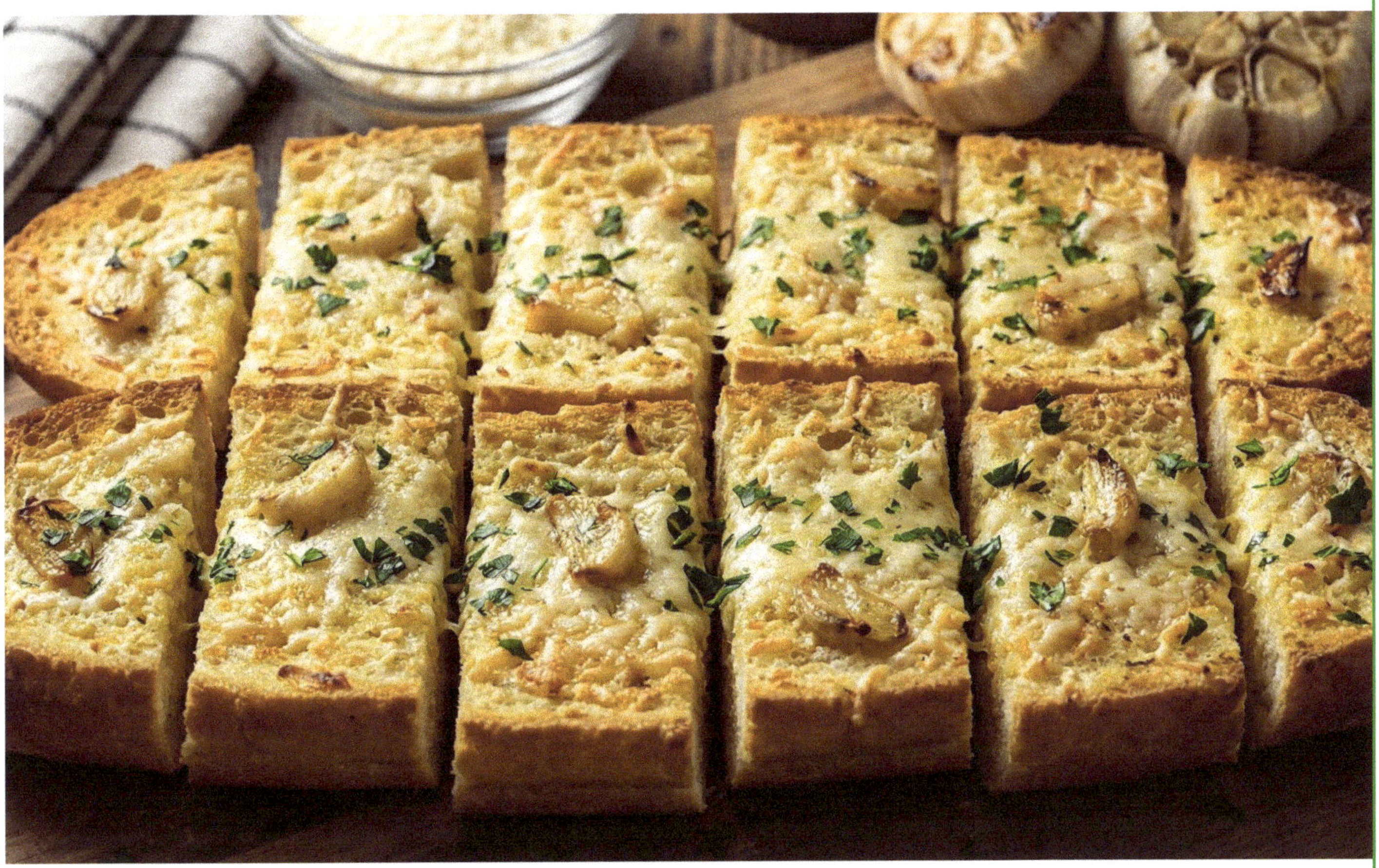

Pollo a la Naranja (Orange Chicken)

Español

Ingredientes

Pollo: 4 pechugas de pollo (cortadas en cubos), sal, pimienta negra y pimentón (paprika) para sazonar.

- **Rebozado:** ½ taza de harina integral (o blanca) y ½ taza de maicena.
- **Salsa de Naranja:** 2 tazas de jugo de naranja recién exprimido, ½ taza de azúcar morena, 3 cdas de vinagre de arroz, 2 cdas de salsa de soya, 2 cditas de jengibre fresco rallado, 1 cda de ralladura de naranja, 3 dientes de ajo picados.
- **Espesante:** 2 cdas de maicena disueltas en un poco de agua.
- **Decoración:** Semillas de sésamo y cebollín (opcional).

Preparación

Sazonar y Rebozar: Sazone los cubos de pollo con sal, pimienta y paprika. En un tazón, mezcle la harina y la maicena. Cubra bien el pollo con esta mezcla.

- **Freír:** Fría el pollo en aceite caliente hasta que esté dorado y crujiente. Retire y reserve.
- **Hacer la Salsa:** En una olla o sartén, mezcle el jugo de naranja, azúcar morena, vinagre de arroz, salsa de soya, jengibre, ralladura de naranja y ajo picado. Lleve a ebullición suave.
- **Espesar:** Agregue la mezcla de maicena disuelta poco a poco, revolviendo constantemente hasta que la salsa espese y tenga una consistencia de glaseado.
- **Combinar:** Añada el pollo frito a la salsa y revuelva para cubrir bien cada pieza. Sirva caliente.

Orange Chicken

English

Ingredients

Chicken: 4 chicken breasts (cubed), seasoned with salt, black pepper, and paprika.

- **Coating:** ½ cup whole wheat (or white) flour and ½ cup cornstarch.
- **Orange Sauce:** 2 cups fresh orange juice, ½ cup brown sugar, 3 tbsp rice vinegar, 2 tbsp soy sauce, 2 tsp grated fresh ginger, 1 tbsp orange zest, 3 minced garlic cloves.
- **Thickener:** 2 tbsp cornstarch dissolved in a little water.
- **Garnish:** Sesame seeds and green onions (optional).

Preparation

Season & Coat: Season chicken cubes with salt, pepper, and paprika. Mix flour and cornstarch in a bowl. Dredge chicken pieces until well coated.

- **Fry:** Fry chicken in hot oil until golden brown and crispy. Remove and set aside.
- **Make Sauce:** In a pot or pan, combine orange juice, brown sugar, rice vinegar, soy sauce, ginger, orange zest, and minced garlic. Bring to a gentle boil.
- **Thicken:** Stir in the cornstarch slurry gradually, whisking constantly until the sauce thickens into a glaze.
- **Combine:** Add the fried chicken to the sauce and toss to coat evenly. Serve hot.

Usa siempre jugo de naranja recién exprimido. Ese toque natural cambia totalmente el sabor y le da un brillo hermoso al pollo que no lograrás con jugos procesados.

Always use freshly squeezed orange juice. That natural touch completely changes the flavor and gives the chicken a beautiful glow that you just won't get with processed juices.

Esta receta me queda súper porque el secreto está en el jugo de naranjas frescas; nada que ver con lo que compras fuera. La preparo para consentir a mis hijos, que son mi todo. A veces siento que el tiempo vuela y que no los he disfrutado al máximo, pero quiero que sepan que todo lo que hago, cada esfuerzo y cada plato que cocino, es pensando siempre en ellos. Este pollo es un pedacito de mi corazón para mis pequeños.

This recipe turns out amazing because the secret is in the fresh orange juice; it's nothing like what you buy at a store. I prepare it to spoil my children, who are my everything. Sometimes I feel like time flies and I haven't enjoyed them to the fullest, but I want them to know that everything I do, every effort and every dish I cook, is always with them in mind. This chicken is a little piece of my heart for my little ones.

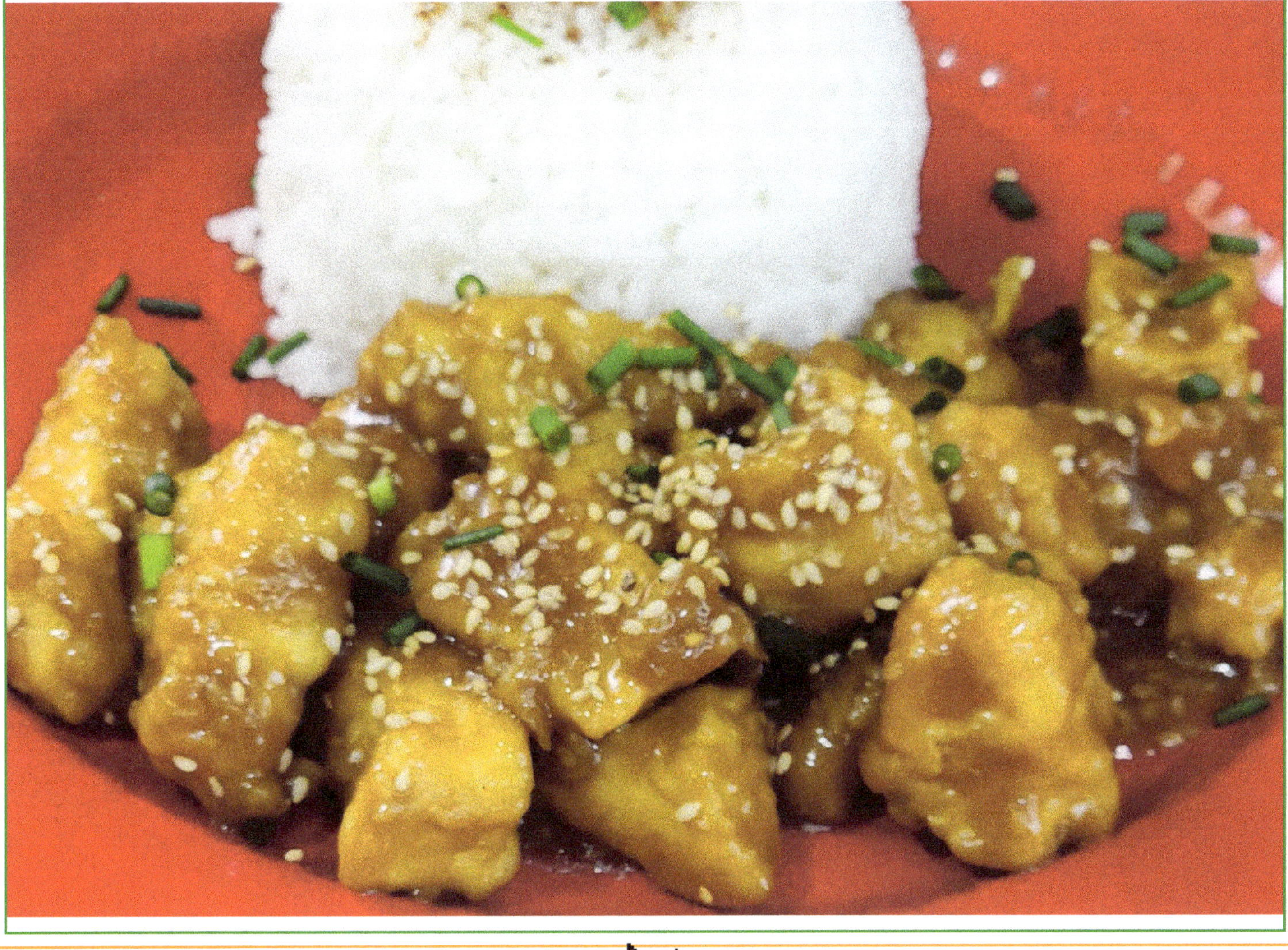

Arroz Frito con Camarones (Shrimp Fried Rice)

Español

Ingredientes

Arroz: 2 tazas de arroz blanco cocido (preferiblemente del día anterior o frío).

- **Proteína:** 2 libras de camarones (limpios), sazonados con sal y pimienta; 2 huevos batidos.
- **Verduras:** Chícharos (guisantes), zanahorias picadas, cebollines (cebolla verde), 2 dientes de ajo picados.
- **Salsas y Aceites:** 2 cdtas de salsa de soya (o al gusto), 1 cdita de aceite de sésamo (ajonjolí), aceite de oliva.
- **Opcional:** 1 cda de maicena (para los camarones).

Preparación

Cocinar Camarones: Sazone los camarones con sal y pimienta (opcionalmente espolvoree con maicena). Saltéelos en un poco de aceite hasta que estén rosados. Retire y reserve.

- **Huevo:** En la misma sartén, cocine los huevos batidos como huevo revuelto. Retire y reserve (o empuje a un lado).
- **Sofreír:** Agregue un poco más de aceite (y aceite de sésamo si desea) y sofría el ajo, los chícharos y las zanahorias hasta que estén tiernos.
- **Arroz:** Añada el arroz cocido al sartén. Vierta la salsa de soya y el aceite de sésamo. Mezcle bien y fría el arroz por unos minutos.
- **Combinar:** Incorpore los camarones cocidos, el huevo y los cebollines. Mezcle todo y sirva.

Shrimp Fried Rice

English

Ingredients

Rice: 2 cups cooked white rice (preferably day-old or chilled).

- **Protein:** 2 lbs shrimp (cleaned), seasoned with salt and pepper; 2 beaten eggs.
- **Vegetables:** Peas, chopped carrots, green onions, 2 minced garlic cloves.
- **Sauces & Oils:** 2 tsp soy sauce (or to taste), 1 tsp sesame oil, olive oil.
- **Optional:** 1 tbsp cornstarch (for shrimp).

Preparation

Cook Shrimp: Season shrimp with salt and pepper (optionally dust with cornstarch). Sauté in a little oil until pink. Remove and set aside.

- **Egg:** In the same pan, scramble the beaten eggs. Remove and set aside (or push to the side).
- **Sauté:** Add a bit more oil (and sesame oil if desired) and sauté garlic, peas, and carrots until tender.
- **Rice:** Add the cooked rice to the pan. Drizzle with soy sauce and sesame oil. Stir well and fry the rice for a few minutes.
- **Combine:** Stir in the cooked shrimp, egg, and green onions. Toss everything together and serve.

El secreto para un arroz frito perfecto es usar arroz frío del día anterior. Si está recién hecho, se bate; si está frío, los granos quedan sueltitos y absorben mejor el sabor de la soya y el aceite.

The secret to perfect fried rice is using cold rice from the day before. If it's freshly made, it gets mushy; if it's cold, the grains stay separate and better absorb the flavor of the soy sauce and oil.

Hay días en los que parece que no hay nada en la cocina. Abro el refrigerador, me quedo mirando y veo ese arroz del día anterior y unas verduras que están más tristes que yo. ¡Pero no se engañen! Con lo que haya a la mano y unos buenos camarones, se puede preparar un arroz frito increíble. Esta receta es la prueba de que no se necesita mucho para comer delicioso, solo un poquito de imaginación y ganas de aprovechar lo que la vida nos da.

There are days when it seems like there's nothing in the kitchen. I open the fridge, stand there staring, and see that rice from the day before and some vegetables that look sadder than I do. But don't be fooled! With whatever you have on hand and some good shrimp, you can whip up an amazing fried rice. This recipe is proof that you don't need much to eat delicious food—just a little imagination and a desire to make the most of what life gives us.

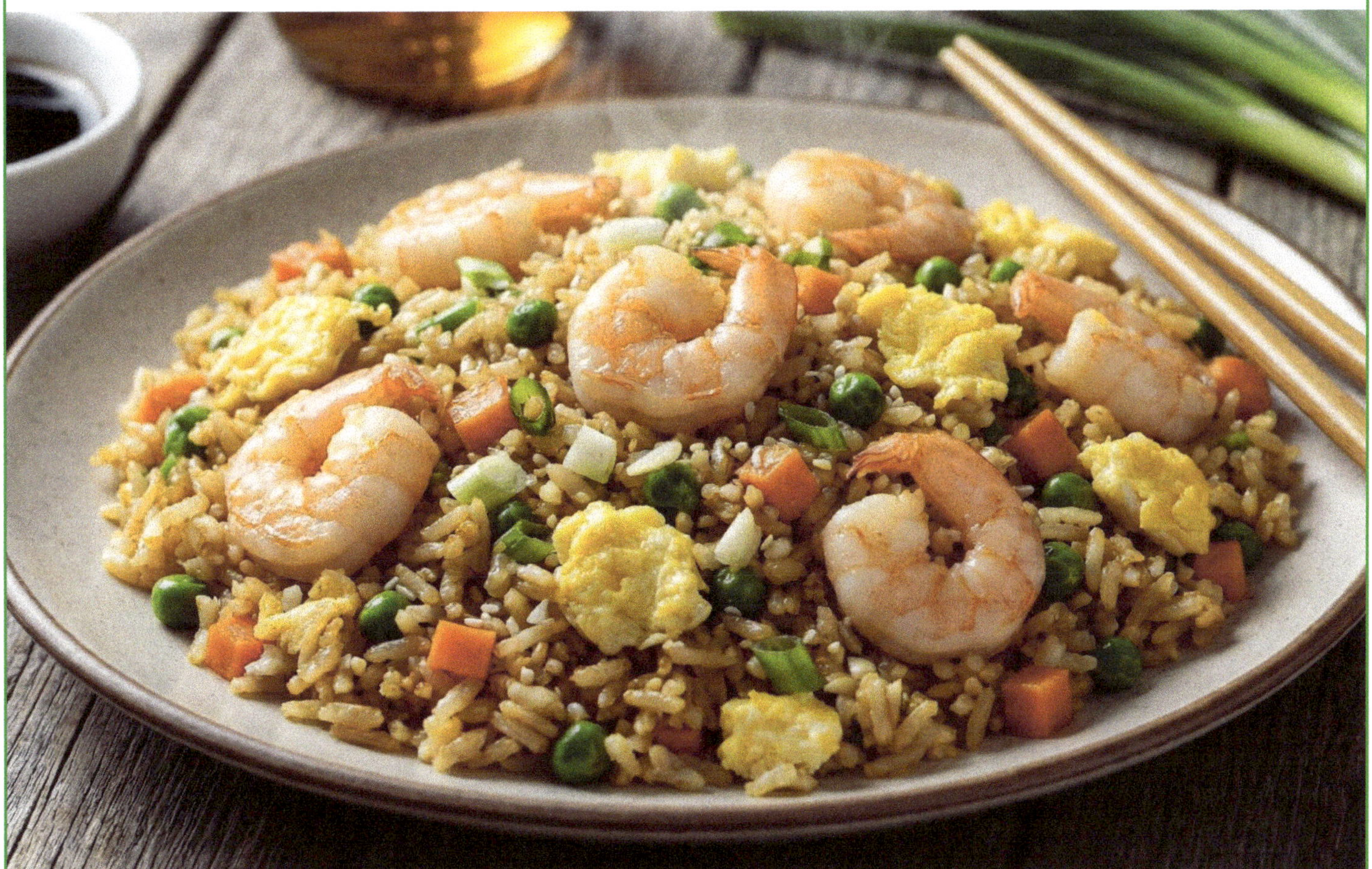

Wonton Soup (Sopa de Wonton)

Español

Ingredientes

Caldo: 7-8 tazas de caldo de pollo.

- **Aromáticos:** 4-6 rebanadas de jengibre fresco, 2 dientes de ajo (machacados o enteros para saborizar).
- **Wontons:** Mini wontons o dumplings congelados (de pollo y vegetales).
- **Verduras:** Bok choy (o espinacas), cebollines picados.
- **Opcional:** Chícharos chinos (snow peas), raíces chinas (bean sprouts), champiñones.

Preparación

Infusionar el Caldo: En una olla grande, coloque el caldo de pollo, las rebanadas de jengibre y el ajo. Lleve a ebullición y deje hervir a fuego lento unos minutos para infusionar los sabores.

- **Retirar Aromáticos:** Retire el jengibre y el ajo del caldo para dejarlo limpio.
- **Cocinar Wontons:** Agregue los wontons congelados al caldo hirviendo. Cocine según las instrucciones del paquete (generalmente hasta que floten y la masa esté cocida).
- **Agregar Verduras:** Añada el bok choy (u otras verduras verdes) y cocine brevemente hasta que se marchiten pero sigan crujientes.
- **Servir:** Sirva caliente y decore con cebollines picados (y raíces chinas si se usan).

Wonton Soup

English

Ingredients

Broth: 7–8 cups chicken broth.

- **Aromatics:** 4–6 slices fresh ginger, 2 garlic cloves (smashed or whole for flavoring).
- **Wontons:** Frozen mini wontons or dumplings (chicken & vegetable).
- **Vegetables:** Bok choy (or spinach), chopped green onions.
- **Optional:** Snow peas, bean sprouts, mushrooms.

Preparation

Infuse Broth: In a large pot, combine chicken broth, ginger slices, and garlic. Bring to a boil and simmer for a few minutes to infuse flavors.

- **Remove Aromatics:** Remove the ginger and garlic from the broth to leave it clear.
- **Cook Wontons:** Add the frozen wontons to the simmering broth. Cook according to package instructions (usually until they float and the wrapper is cooked).
- **Add Veggies:** Stir in the bok choy (or other greens) and cook briefly until wilted but still crisp.
- **Serve:** Serve hot, garnished with chopped green onions (and bean sprouts if using).

El secreto está en el caldo: sazónalo con un toque de jengibre fresco y aceite de sésamo. Eso le da ese aroma auténtico y especial, ¡aunque los wonton sean comprados!

The secret is in the broth: season it with a touch of fresh ginger and sesame oil. That gives it that authentic and special aroma, even if the wontons are store-bought!

Cuando me siento baja de energía o simplemente quiero algo diferente que me reconforte, preparo esta sopita. Es ideal para esos días fríos donde el cuerpo te pide calorcito. Me encanta cargarla de vegetales frescos para que sea nutritiva y deliciosa. Aunque los wonton se pueden hacer a mano, yo los compro ya listos para que sea una receta práctica y rápida. Al final del día, a nadie le cae mal una sopa que te acaricie el alma y te devuelva la fuerza.

When I feel low on energy or just want something different and comforting, I make this little soup. It's ideal for those cold days when your body asks for warmth. I love loading it with fresh vegetables to make it nutritious and delicious. Although wontons can be made by hand, I buy them ready-made to keep it a practical and quick recipe. At the end of the day, no one turns down a soup that strokes the soul and brings back your strength.

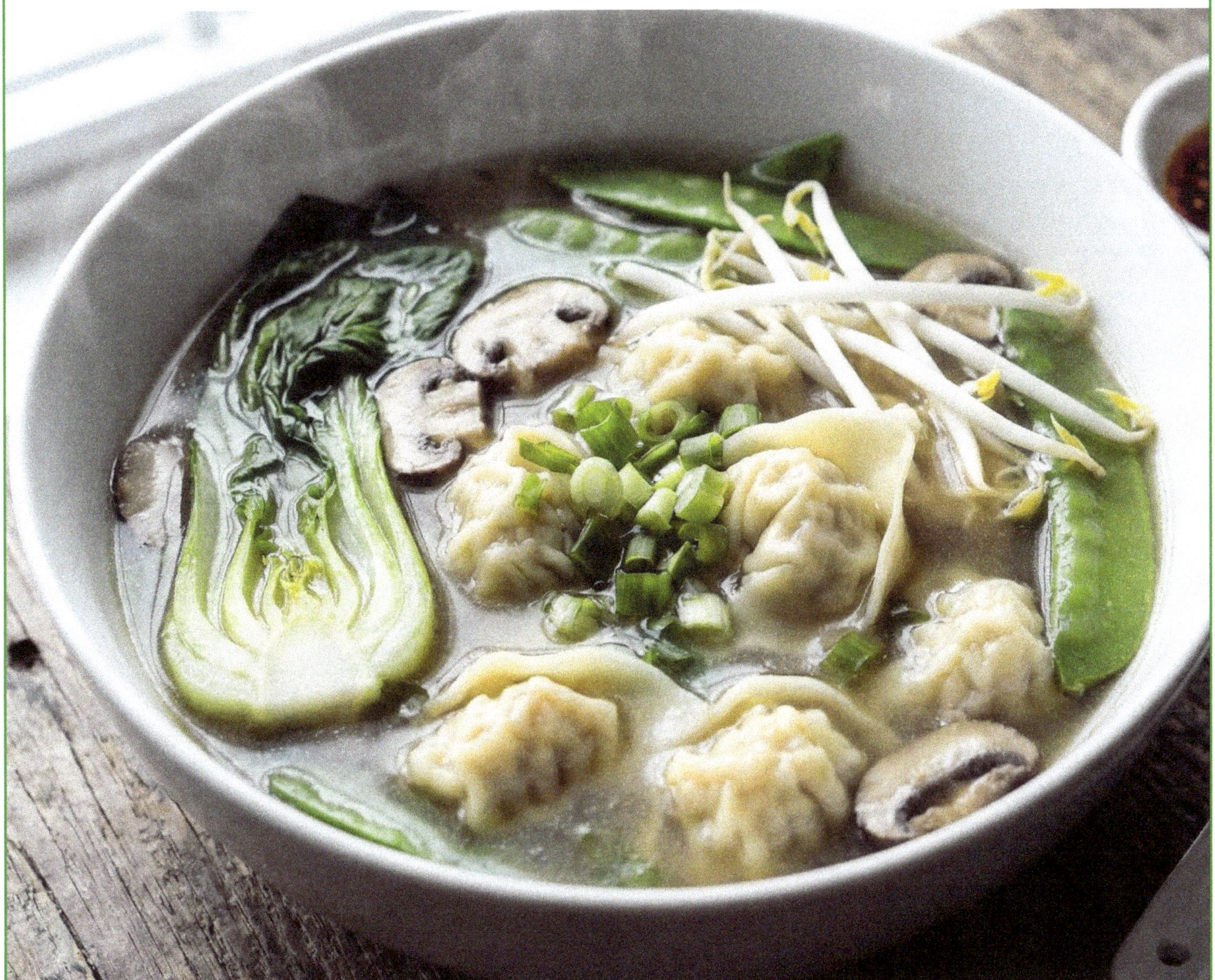

Chocoflan (El Pastel Imposible)

Finales Dulces

Español

Ingredientes

Para el caramelo:
½ taza de azúcar
2 cucharadas de agua
Para el flan:
1 lata (12 oz) de leche evaporada
1 lata (14 oz) de leche condensada azucarada
5 huevos
4 oz de queso crema
1 cucharadita de extracto de vainilla
Una pizca de sal
Para el pastel de chocolate:
1 caja de mezcla para pastel de chocolate
Ingredientes según las instrucciones de la caja
(normalmente 3 huevos, ½ taza de aceite, 1 taza de agua)

Preparación

1. Preparar el molde: Use un molde Bundt. Envuelva la parte inferior exterior con papel de aluminio para protegerlo de fugas durante el baño maría.
2. Preparar el caramelo: Caliente el azúcar y el agua a fuego medio, revolviendo constantemente hasta que se dore (10-12 minutos). Vierta en el molde y gire para cubrirlo. Deje que se endurezca.
3. Licuar el flan: Licúe el queso crema, la leche evaporada, la leche condensada, los huevos, la vainilla y la sal hasta obtener una mezcla homogénea. Reserve.
4. Mezclar la masa del pastel: Prepare la masa del pastel según las instrucciones de la caja.
Consejo: Si su molde es pequeño, deje un poco de masa para evitar que se desborde.
5. Armar el Chocoflan: Vierta la masa del pastel en el molde cubierto con caramelo.
Vierta con cuidado la mezcla de flan sobre la masa. (Se separarán naturalmente durante la cocción).
6. Hornear a baño maría: Coloque el molde dentro de un recipiente más grande con agua caliente (hasta la mitad).
Hornee a 350 °F (175 °C) durante 1 hora y 45 minutos.
Compruebe la cocción insertando un palillo de dientes; debe salir limpio.
7. Enfriar y servir: Deje enfriar a temperatura ambiente, luego refrigere durante al menos 4 horas (o toda la noche).
Invierta para desmoldar y sirva frío.

Chocoflan (El Pastel Imposible)

Sweet Endings

English

Ingredients

For the caramel:
1/2 cup sugar
2 tbsp water
For the flan:
1 can (12 oz) evaporated milk
1 can (14 oz) sweetened condensed milk
5 eggs
4 oz cream cheese
1 tsp vanilla extract
Pinch of salt
For the chocolate cake:
1 box chocolate cake mix + ingredients listed on the box
(usually 3 eggs, 1/2 cup oil, 1 cup water)

Preparation

1. Prep pan: Use a Bundt pan. Wrap the outside bottom with foil to protect from leaks in the water bath.
2. Make caramel: Cook sugar and water over medium heat, stirring, until golden (10–12 minutes). Pour into pan and swirl to coat. Let harden.
3. Blend flan: Blend cream cheese, evaporated milk, condensed milk, eggs, vanilla, and salt until smooth.
4. Mix cake batter: Prepare cake batter according to the box. (If the pan is small, hold back a little batter to prevent overflow.)
5. Assemble: Pour cake batter into the caramel-coated pan. Carefully pour flan mixture on top (layers swap naturally while baking).
6. Water bath: Place Bundt pan in a larger roasting pan. Add hot water to reach about halfway up the Bundt pan.
7. Bake: Bake at 175°C (350°F) for 1 hour 45 minutes. Toothpick should come out clean.
8. Chill: Cool to room temp, then refrigerate at least 4 hours (or overnight). Invert and serve cold.

El secreto para un Chocoflan perfecto es el baño María en el horno y tener paciencia. No intentes desmoldarlo mientras esté caliente; déjalo enfriar por completo para que las capas se asienten bien y luzcan impecables al darle la vuelta.

The secret to a perfect Chocoflan is the water bath (baño María) in the oven and patience. Don't try to unmold it while it's hot; let it cool completely so the layers settle well and look flawless when you flip it over.

¿Quién puede elegir entre pastel y flan? ¡El Chocoflan es el pretexto perfecto para tener los dos! Este postre es muy especial en mi casa. Tengo una hija que es diabética, y aunque cuido mucho su salud, cuando se le baja el azúcar aprovecho para consentirla con algo delicioso. A ella la trato exactamente igual que a mis otros hijos; no quiero que su condición la haga sentir diferente. Dios me la mandó para cuidarla, y cada rebanada de este pastel lleva ese compromiso de amor y protección.

Who can choose between cake and flan? Chocoflan is the perfect excuse to have both! This dessert is very special in my home. I have a daughter who is diabetic, and while I carefully watch her health, when her blood sugar drops, I take the opportunity to spoil her with something delicious. I treat her exactly the same as my other children; I don't want her condition to make her feel different. God sent her to me for me to look after her, and every slice of this cake carries that commitment of love and protection.

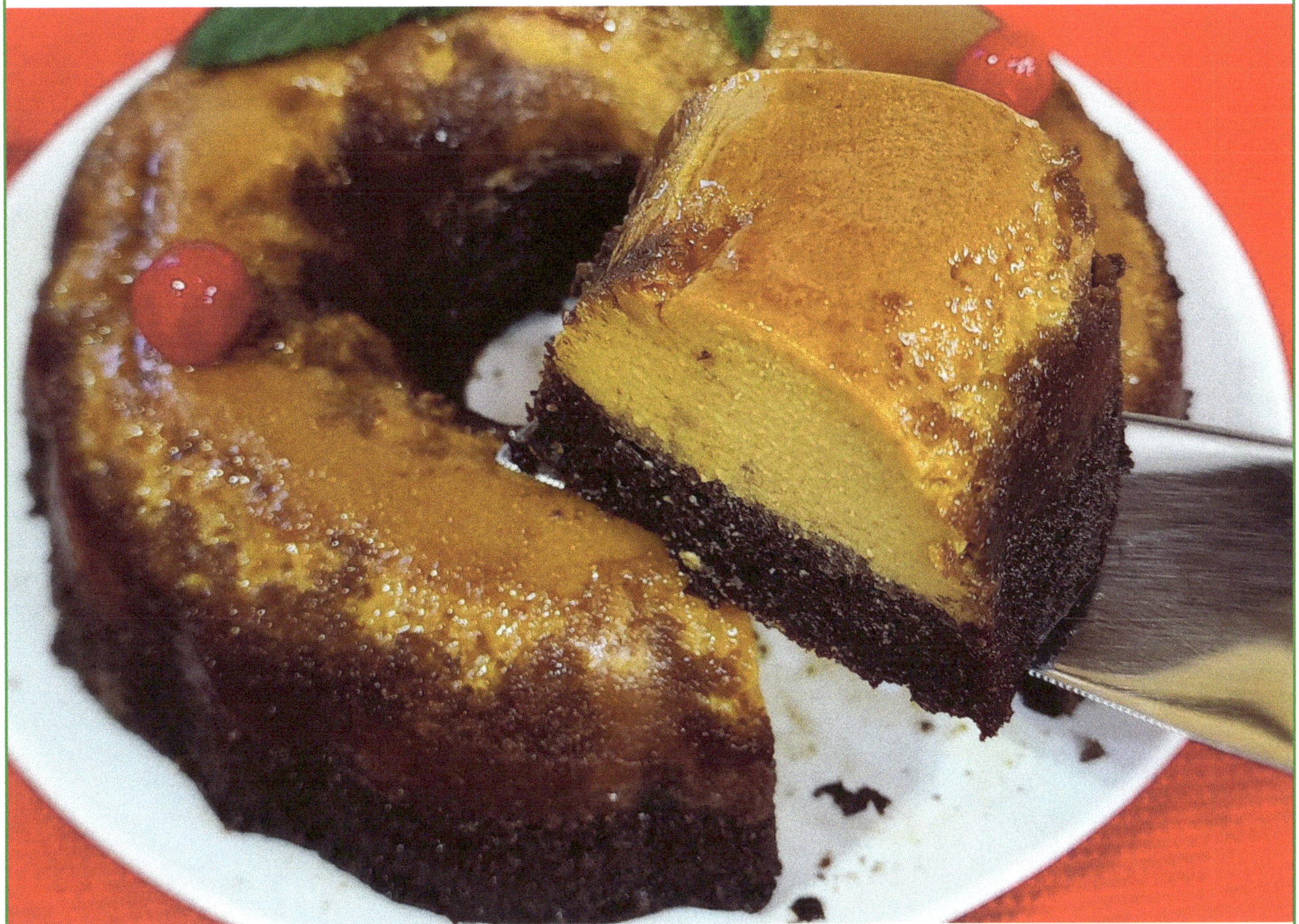

Cheesecake Casero Cremoso

Finales Dulces

Español

Ingredientes	**Preparación**
Para la base: 1 paquete de galletas tipo bizcocho 1 paquete de galletas de canela 5 cucharadas de mantequilla derretida Para el relleno de la tarta de queso: 2 bloques (227 g cada uno) de queso crema, ablandado 1,5 tazas de azúcar 1/2 taza de yogur griego 6 huevos 3 cucharadas de harina Ralladura de 1 limón y 1/2 cucharadita de jugo de limón Extracto de vainilla (al gusto) Una pizca de sal Para el glaseado de frutos rojos: 2 tazas de fresas (cortadas en cuartos), 1 taza de frambuesas y 1/2 taza de moras 1/2 taza de azúcar 1 cucharadita de ralladura de limón y 1/2 cucharadita de jugo de limón	1. Preparar la base Triturar ambos tipos de galletas hasta obtener una consistencia fina. Mezclarlas con la mantequilla derretida hasta que la mezcla tenga la consistencia de arena húmeda. Cubrir el fondo de un molde desmontable con papel de horno y envolver el exterior del molde con papel de aluminio (para evitar que entre agua durante el baño maría). Presionar la mezcla firmemente en el fondo del molde con la base de un vaso. Hornear la base a 190 °C (375 °F) durante 10 a 15 minutos. Dejar enfriar ligeramente. 2. Preparar el relleno Batir el queso crema y el azúcar hasta obtener una consistencia cremosa. Mezclar la sal, el jugo de limón y la ralladura de limón. Añadir el yogur griego, la harina y la vainilla. Añadir los huevos uno a uno, mezclando suavemente después de cada adición hasta que se incorporen por completo. 3. Horneado (Baño maría) Verter el relleno sobre la base horneada. Colocar el molde de la tarta de queso dentro de una bandeja para hornear más grande y añadir aproximadamente 1,5 tazas de agua caliente a la bandeja. Reducir la temperatura del horno a 160 °C (325 °F). Hornear durante 1 hora y 45 minutos. Importante: No abra la puerta del horno durante este tiempo. Una vez listo, déjelo enfriar y refrigérelo durante toda la noche para que cuaje correctamente. 4. Prepare el glaseado de frutos rojos En una sartén a fuego medio, combine los frutos rojos, el azúcar, la ralladura de limón y el jugo de limón. Cocine a fuego lento, revolviendo ocasionalmente, hasta que la fruta se deshaga y la salsa espese (aproximadamente de 5 a 10 minutos). Deje enfriar el glaseado antes de verterlo sobre el pastel de queso frío.

Cheesecake Casero Cremoso

Sweet Endings

English

Ingredients	**Preparation**
For the crust: 1 package cake-style cookies (bizcocho-type) 1 package cinnamon cookies 5 tbsp melted butter For the cheesecake filling: 2 blocks cream cheese (227 g each), softened 1.5 cups sugar 1/2 cup Greek yogurt 6 eggs 3 tbsp flour Zest of 1 lemon + 1/2 tsp lemon juice Vanilla extract (to taste) Pinch of salt For the berry topping: 2 cups strawberries (quartered), 1 cup raspberries, 1/2 cup blackberries 1/2 cup sugar 1 tsp lemon zest + 1/2 tsp lemon juice	1. Crust: Crush both cookies to fine crumbs. Mix with melted butter until it looks like damp sand. Line the base of a springform pan with parchment; wrap outside with foil (to keep water out in the water bath). Press crumbs firmly into the bottom using the base of a glass. Bake at 190°C (375°F) for 10–15 minutes; cool slightly. 2. Filling: Beat cream cheese and sugar until creamy. Mix in salt, lemon juice, and zest. Add Greek yogurt, flour, and vanilla. Add eggs one at a time, mixing gently after each until fully incorporated. 3. Water bath bake: Pour filling over crust. Place pan in a larger roasting tray and add ~1.5 cups hot water. Reduce oven to 160°C (325°F). Bake about 1 hour (until set with a slight jiggle). 4. Cool: Cool gradually, then chill well before slicing. 5. Berry topping: Simmer berries with sugar, lemon zest and juice until glossy. Cool and spoon over cheesecake.

A veces siento que la repostería no es mi fuerte, pero cuando me esfuerzo y me inspiro, logro crear algo tan hermoso como este cheesecake. Al verlo, pienso en lo blanco del queso crema como la pureza del alma, y en la base que lo sostiene como algo mágico, como los ángeles que siempre me cuidan. Cocinarlo a baño María es un acto de paciencia y fe, un regalo dulce que nos recuerda que estamos protegidos.

Para que quede perfecto, asegúrate de que todos los ingredientes estén a temperatura ambiente antes de mezclarlos. Esto evita los grumos y garantiza que esa 'pureza' blanca quede suave y tersa como la seda.

Sometimes I feel that baking isn't my strongest suit, but when I put in the effort and inspiration, I manage to create something as beautiful as this cheesecake. Looking at it, I think of the whiteness of the cream cheese as the purity of the soul, and the crust that supports it as something magical, like the angels who always watch over me. Baking it in a water bath is an act of patience and faith, a sweet gift that reminds us we are protected.

For a perfect result, make sure all ingredients are at room temperature before mixing. This prevents lumps and ensures that white 'purity' stays smooth and silky.

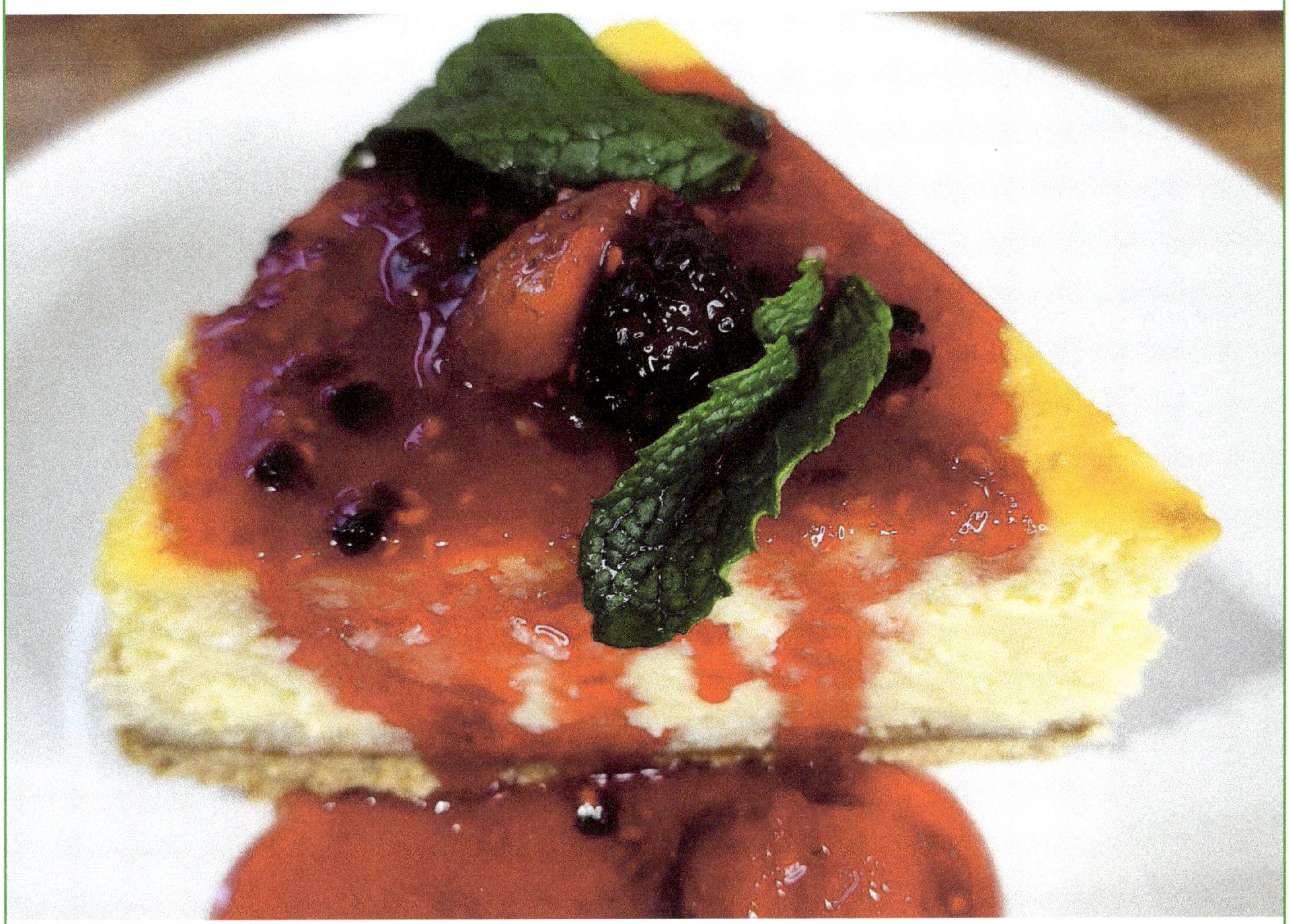

Cheesecake de Limón y Salsa de Naranja

Finales Dulces

Español

Ingredientes

Base: 1 ½ tazas de galletas Marías (o similar) molidas, 4 oz (aprox. 1 barra) de mantequilla derretida.

- **Relleno de Queso:**
- 16 oz de queso crema (tipo Philadelphia), a temperatura ambiente.
- 1 lata (14 oz) de leche condensada.
- ½ taza de jugo de limón fresco (colado).
- 1 cda de ralladura de limón.
- ½ taza de crema para batir (heavy cream).
- 16 g de grenetina (gelatina sin sabor) hidratada en ½ taza de agua y luego derretida.
- **Salsa de Limón (Lemon Curd):**
- ½ taza de jugo de limón.
- ½ taza de azúcar.
- 2 huevos + 2 yemas.
- 1 cda de ralladura de limón.
- ¼ taza de mantequilla (aunque en el video se menciona que no se le puso, la receta tradicional la lleva para dar brillo y textura; opcional según gusto).

Preparación

La Base: Mezcle las galletas molidas con la mantequilla derretida hasta obtener una textura de arena húmeda. Presione la mezcla en el fondo de un molde (forrado con papel pergamino o plástico). Refrigere por 15-30 minutos.

- **El Relleno:** En un tazón o licuadora, bata el queso crema hasta que esté suave. Agregue la leche condensada, el jugo de limón, la ralladura y la crema para batir. Mezcle bien. Incorpore la grenetina derretida y bata hasta integrar.
- **Cuajar:** Vierta la mezcla sobre la base de galleta. Cubra con plástico (tocando la superficie para evitar costra si desea) y refrigere por al menos 6 horas o toda la noche hasta que esté firme.
- **La Salsa:** En una olla a fuego medio, mezcle los huevos, yemas, azúcar, jugo de limón y ralladura. Cocine revolviendo constantemente hasta que espese (sin dejar hervir para no cocinar los huevos). Retire del fuego y mezcle la mantequilla (si la usa). Deje enfriar completamente.
- **Servir:** Desmolde el cheesecake y cubra con la salsa de limón fría. Decore con más ralladura de limón o crema batida si desea.

Lemon Cheesecake with Citrus Sauce

Sweet Endings

English

Ingredients

Crust: 1 ½ cups crushed Maria cookies (or graham crackers), 4 oz (approx. 1 stick) melted butter.

- **Cheesecake Filling:**
- 16 oz cream cheese, room temperature.
- 1 can (14 oz) sweetened condensed milk.
- ½ cup fresh lemon juice (strained).
- 1 tbsp lemon zest.
- ½ cup heavy whipping cream.
- 16 g unflavored gelatin (bloomed in ½ cup water and then melted).
- **Lemon Sauce (Lemon Curd):**
- ½ cup lemon juice.
- ½ cup sugar.
- 2 eggs + 2 egg yolks.
- 1 tbsp lemon zest.
- ¼ cup butter (optional, adds shine and richness; mentioned in video but omitted in preparation).

Preparation

The Crust: Mix crushed cookies with melted butter until it resembles wet sand. Press into the bottom of a mold (lined with parchment paper or plastic wrap). Refrigerate for 15–30 minutes.

- **The Filling:** Beat cream cheese until smooth. Add condensed milk, lemon juice, zest, and heavy cream. Mix well. Stir in the melted gelatin and blend until fully incorporated.
- **Set:** Pour the mixture over the crust. Cover with plastic wrap and refrigerate for at least 6 hours or overnight until firm.
- **The Sauce:** In a saucepan over medium heat, whisk together eggs, yolks, sugar, lemon juice, and zest. Cook, stirring constantly, until thickened (do not boil to avoid scrambling eggs). Remove from heat and stir in butter (if using). Let cool completely.
- **Serve:** Unmold the cheesecake and top with the cooled lemon sauce. Garnish with extra zest or whipped cream if desired.

Hay días en el Rancho donde el sol brilla con fuerza y lo único que deseas es un postre que te refresque el alma. Este Cheesecake de Limón es mi respuesta a esos momentos: es elegante, ligero y tiene ese toque cítrico que despierta el paladar. Me encanta porque demuestra que no siempre necesitamos el calor del horno para crear una obra de arte; a veces, solo hace falta paciencia, frío y el aroma vibrante de los limones frescos.

Mi secreto para una textura de seda: Asegúrate de que el queso crema esté a temperatura ambiente antes de batirlo para que no queden grumos. Y para un toque extra de elegancia, ralla la cáscara de limón solo en la parte amarilla; evita lo blanco para que el sabor sea puro perfume y nada de amargura.

There are days at the Ranch when the sun shines bright and all you crave is a dessert that refreshes your soul. This No-Bake Lemon Cheesecake is my answer to those moments: it's elegant, light, and has that citrus spark that awakens the palate. I love it because it proves that we don't always need the heat of the oven to create a masterpiece; sometimes, all it takes is patience, a cold chill, and the vibrant aroma of fresh lemons.
My secret for a silky texture: Make sure the cream cheese is at room temperature before beating it so there are no lumps. And for an extra touch of elegance, zest the lemon only on the yellow part; avoid the white pith so the flavor is pure perfume and not bitter at all.

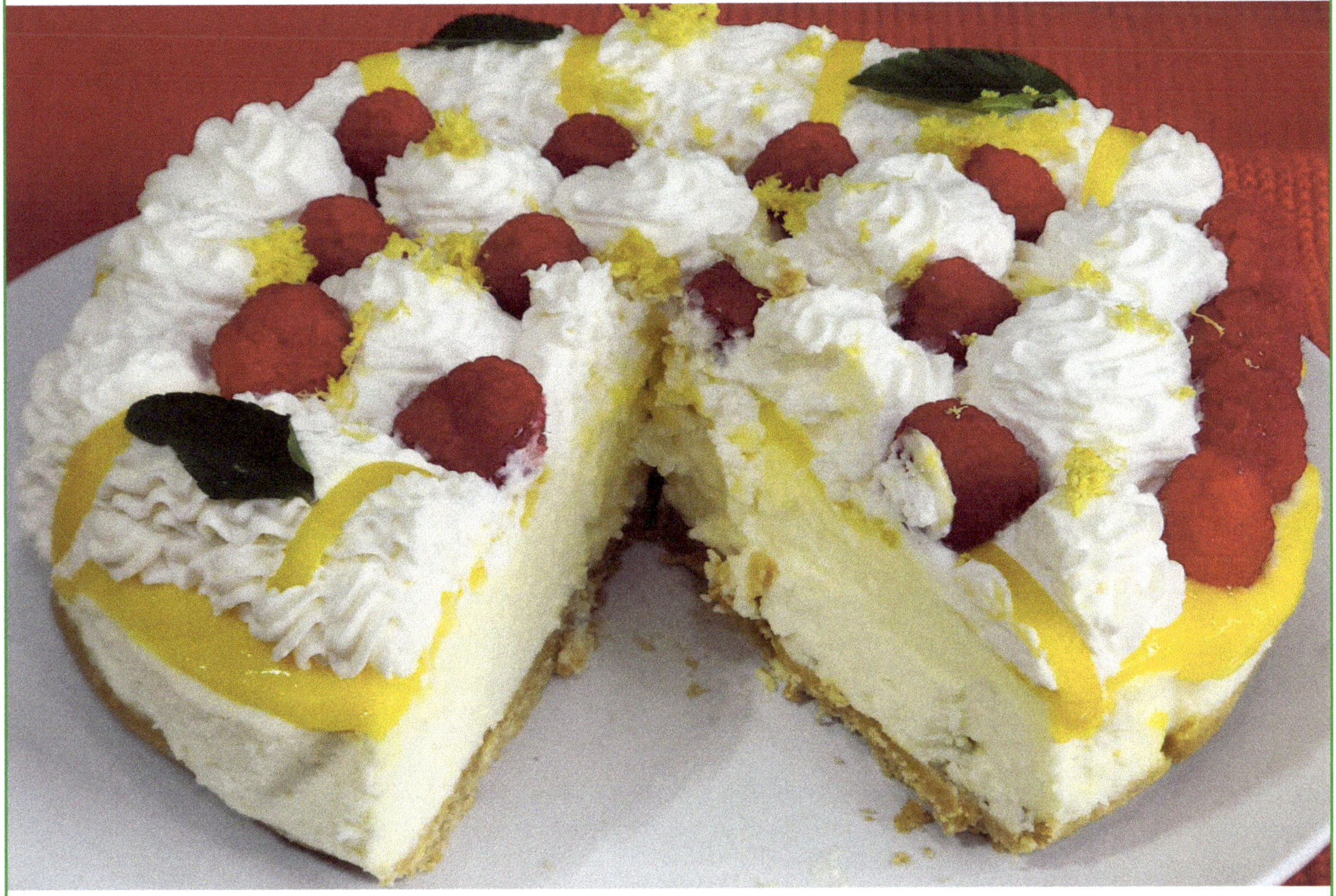

Tarta de Manzana Rústica

Finales Dulces *Español*

Ingredientes

Es un pastel suave y esponjoso cubierto con manzanas caramelizadas y un toque de mermelada de ciruela. Aquí tienes las instrucciones detalladas en español, basadas en el video:

Para la cobertura de manzana:

3 manzanas verdes (tipo Granny Smith, peladas y cortadas en cubos)

Jugo de 1/2 limón

2 cucharadas de azúcar

Para la masa del pastel:

2 huevos

1/2 taza de azúcar

1/4 taza de leche

1/2 taza de aceite de aguacate

1 taza de harina integral de trigo para todo uso

2 cucharaditas de levadura en polvo

Una pizca de sal

Extras opcionales:

Mermelada de ciruela (o cualquier mermelada de tu elección)

Azúcar glas para espolvorear

Preparación

1. Preparar las manzanas: Pelar y cortar las manzanas en cubos pequeños.

Colocar las manzanas en una sartén caliente y exprimir el jugo de limón sobre ellas.

Cocinar durante unos 5 minutos hasta que comiencen a ablandarse, luego agregar las 2 cucharadas de azúcar.

Continuar cocinando durante otros 10 minutos hasta que las manzanas estén blandas y el azúcar se haya caramelizado ligeramente. Reservar para que se enfríen.

2. Preparar la masa: En un bol, batir los 2 huevos.

Agregar la 1/2 taza de azúcar, la pizca de sal y la leche. Mezclar bien.

Verter el aceite de aguacate y seguir batiendo.

Tamizar la harina y la levadura en polvo sobre los ingredientes líquidos.

Batir hasta obtener una consistencia suave y espesa.

3. Montar y hornear: Engrasar bien un molde para hornear con aceite de aguacate.

Verter la masa del pastel en el molde.

(Opcional) Añadir cucharadas de mermelada de ciruela sobre la masa para darle un toque diferente.

Extender uniformemente las manzanas cocidas sobre la masa.

Hornear durante 40 a 45 minutos (subirá y olerá delicioso).

4. Terminar y servir: Una vez horneado y ligeramente enfriado, espolvorear la parte superior con azúcar glas para un acabado profesional.

Esperar unos 30 minutos antes de cortar para que se asiente.

Tarta de Manzana Rústica

Sweet Endings *English*

Ingredients

Apples: 3 green apples (Granny Smith), peeled and diced

Juice of 1/2 lemon

Sugar: 2 tbsp (for the apples)

For the cake batter:

2 eggs

1/2 cup sugar

1/4 cup milk

1/2 cup avocado oil

1 cup flour

1 tsp baking powder

Pinch of salt

Optional extras:

Plum jam (or any jam you like)

Powdered sugar, for dusting

Preparation

1. **Cook apples**: In a pan, combine apples and lemon juice. Cook ~5 minutes until they start to soften, then add 2 tbsp sugar.

Cook ~10 minutes more until tender and lightly caramelized. Let cool.

2. **Batter:** In a bowl, beat eggs. Add sugar, pinch of salt, and milk; mix well.

Add avocado oil and whisk. Sift flour and baking powder into the wet ingredients; mix until smooth.

3. **Bake**: Grease a baking pan with avocado oil. Pour in batter.

(Optional) Dollop plum jam over the batter for a twist.

Spread cooled apples evenly over the top.

Bake 40–45 minutes, until risen and set. Cool, dust with powdered sugar, and serve.

4. **Finish:** Cool, dust with powdered sugar, and serve.

El secreto de lo rústico es no buscar la perfección estética. Deja que la masa se doble de forma natural sobre las manzanas y espolvorea un poco de azúcar mascabado en las orillas antes de hornear. Eso le da ese toque crujiente y casero que ninguna tarta de fábrica puede copiar.

The secret to a rustic tart is not seeking aesthetic perfection. Let the dough fold naturally over the apples and sprinkle some brown sugar on the edges before baking. This gives it that crunchy, homemade touch that no factory-made tart can replicate.

Esta tarta es uno de mis postres favoritos. En la ciudad donde vivíamos antes, había un lugar que hacía una tarta de manzana para chuparse los dedos. Sigo buscando ese secreto para igualarla... ¡y ya casi lo tengo! Siento que en la cocina, como en la vida, necesitamos inspiración. Tal vez si pongo un bolero y me dejo llevar por la música, esa pieza que falta llegue a mi mente. Porque cocinar con música es cocinar con el corazón.

This tart is one of my favorite desserts. In the city where we used to live, there was a place that sold an apple tart that was finger-licking good. I'm still searching for that secret to match it... and I'm almost there! I feel that in the kitchen, just like in life, we need inspiration. Maybe if I play a bolero and let the music take over, that missing piece will come to me. Because cooking with music is cooking with the heart.

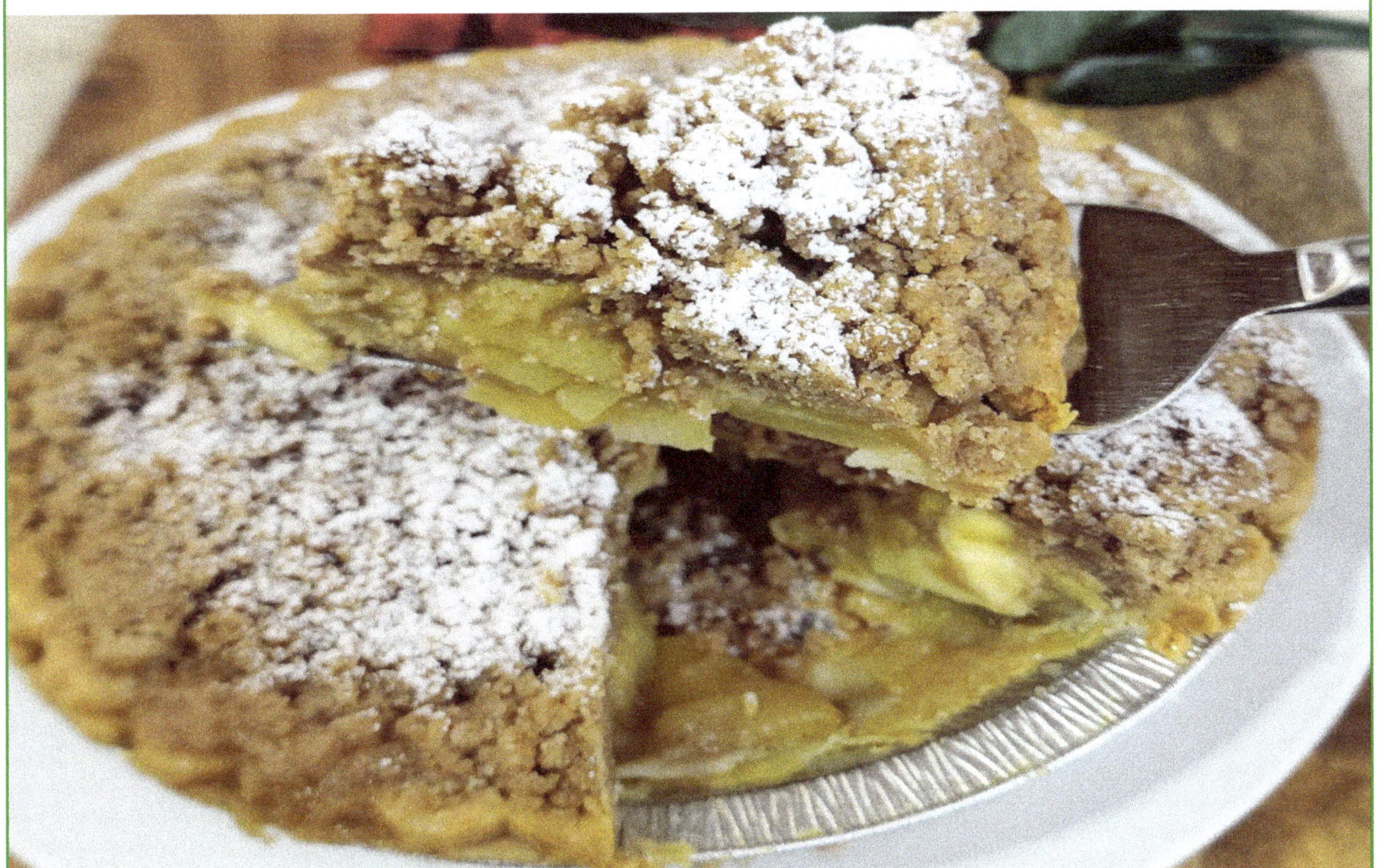

Tarta de Camote Morado

Finales Dulces *Español*

Ingredientes	Preparación
Camote: 2 tazas de camote morado asado (cocido a 175 °C durante 45 minutos y luego hecho puré). Lácteos: ½ taza de leche evaporada o mezcla de leche y crema, y 115 g de mantequilla sin sal (a temperatura ambiente). Huevos: 2 huevos grandes. Endulzante y especias: ½ taza de azúcar morena (ajustar al gusto), 1 cucharadita de extracto de vainilla, ¼ cucharadita de nuez moscada y una pizca de canela. Masa: 1 base de tarta congelada prefabricada.	Preparar la base: Pinchar el fondo de la base de tarta con un tenedor y hornearla a 175 °C durante unos 7 minutos. Preparar el relleno: Batir los huevos y mezclarlos con el puré de camote, la leche evaporada o la mezcla de leche y crema, la mantequilla derretida, el azúcar, la vainilla y las especias. Mezclar hasta obtener una consistencia homogénea. Hornear: Verter la mezcla en la base de tarta prehorneada. Hornear a 175 °C durante aproximadamente 45-60 minutos. Comprobar la cocción: Insertar un palillo o un cuchillo; si sale limpio, la tarta está lista.

Tarta de Camote Morado

Sweet Endings *English*

Ingredients	Preparation
Purple sweet potato: 2 cups roasted purple sweet potato mash (roast at 175°C for ~45 minutes, then purée) Dairy: 1/2 cup evaporated milk (or half milk/half cream), 115 g unsalted butter (room temp) Eggs: 2 large eggs Sweetener & spice: 1/2 cup brown sugar (adjust to taste), 1 tsp vanilla, 1/4 tsp nutmeg, pinch of cinnamon Crust: 1 pre-made frozen pie crust	Prep crust: Dock the crust with a fork and pre-bake at 175°C for ~7 minutes. Make filling: Beat eggs, then mix with sweet potato mash, evaporated milk (or milk/cream), melted butter, brown sugar, vanilla, and spices until smooth. Bake: Pour into pre-baked crust. Bake at 175°C for 45–60 minutes. Check: A toothpick or knife should come out clean when done.

Esta tarta es simplemente impresionante. El color morado natural de estos camotes es tan vibrante que cuando la preparé en vivo, ¡en cámara parecía de mentiras! Es uno de mis colores favoritos. Ahora entiendo por qué me atraen tanto los tonos vivos: porque soy como un colibrí. Los colibríes son un arcoíris con alas, una paleta de colores en movimiento, y así es mi cocina: alegre, brillante y llena de vida.

This tart is simply stunning. The natural purple color of these sweet potatoes is so vibrant that when I prepared it live, it looked fake on camera! It's one of my favorite colors. Now I understand why I'm so drawn to bright tones: because I'm like a hummingbird. Hummingbirds are a winged rainbow, a palette of colors in motion, and that's how my kitchen is: joyful, bright, and full of life.

El secreto para que el color se mantenga radiante es añadir un toque de jugo de limón a la mezcla del camote. La acidez ayuda a que el pigmento morado no se oxide y brille intensamente al salir del horno.

The secret to keeping the color radiant is adding a splash of lemon juice to the sweet potato mix. The acidity helps prevent the purple pigment from oxidizing, making it shine intensely when it comes out of the oven.

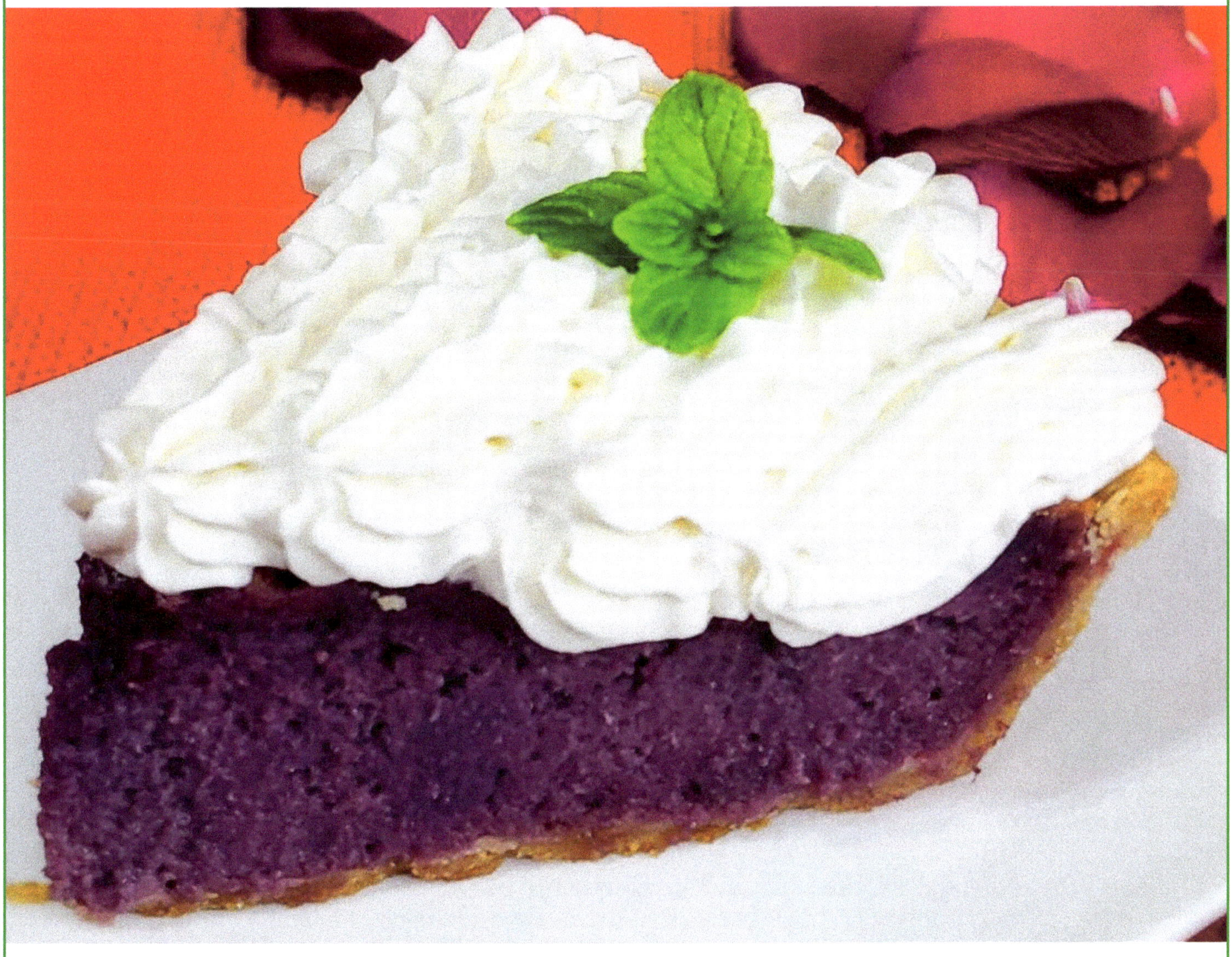

Tiramisú Clásico (Sin Alcohol)

Finales Dulces

Español

Ingredientes

Base: 1 paquete de bizcochos de soletilla (ladyfingers/dedos de dama).

- **Jarabe de Café:** 2 tazas de café fuerte (puede ser espresso o café regular bien cargado), enfriado. *Opcional: esencia de almendra o vainilla.*
- **Relleno Cremoso:**
- 16 oz (aprox. 450g) de queso Mascarpone (o queso crema tipo Philadelphia suavizado).
- 1 taza de crema para batir (heavy cream).
- ½ taza de azúcar (o al gusto).
- 1 cdta de vainilla.
- **Decoración:** Cocoa en polvo sin azúcar (para espolvorear).

Preparación

Preparar la Crema: En un tazón grande, bata el queso mascarpone (o queso crema) con el azúcar y la vainilla hasta que esté suave. En otro tazón, bata la crema para batir hasta formar picos suaves. Incorpore la crema batida a la mezcla de queso con movimientos envolventes para mantener la textura aireada.

- **Remojar:** Vierta el café frío en un plato hondo. Sumerja rápidamente cada bizcocho de soletilla en el café (solo un segundo por lado para que no se deshagan).
- **Armar:** Coloque una capa de bizcochos remojados en el fondo de un molde cuadrado o rectangular. Cubra con una capa de la mezcla de crema. Repita con otra capa de bizcochos y termine con una capa de crema.
- **Refrigerar:** Cubra el molde con plástico y refrigere por al menos 6 horas, preferiblemente toda la noche, para que los sabores se integren y el postre tome firmeza.
- **Servir:** Justo antes de servir, espolvoree generosamente la superficie con cocoa en polvo usando un colador fino.

Classic Tiramisu (Alcohol-Free)

Sweet Endings

English

Ingredients

Base: 1 package ladyfingers (bizcochos de soletilla).

- **Coffee Syrup:** 2 cups strong coffee (espresso or strong regular coffee), cooled. *Optional: almond or vanilla extract.*
- **Creamy Filling:**
- 16 oz Mascarpone cheese (or softened cream cheese).
- 1 cup heavy whipping cream.
- ½ cup sugar (or to taste).
- 1 tsp vanilla extract.
- **Garnish:** Unsweetened cocoa powder (for dusting).

Preparation

Make the Cream: In a large bowl, beat the Mascarpone (or cream cheese) with the sugar and vanilla until smooth. In a separate bowl, whip the heavy cream until soft peaks form. Gently fold the whipped cream into the cheese mixture to keep it airy.

- **Dip:** Pour the cooled coffee into a shallow dish. Quickly dip each ladyfinger into the coffee (just a second per side so they don't get soggy).
- **Assemble:** Arrange a layer of dipped ladyfingers in the bottom of a square or rectangular baking dish. Spread a layer of the cream mixture over them. Repeat with another layer of ladyfingers and finish with a layer of cream.
- **Chill:** Cover the dish with plastic wrap and refrigerate for at least 6 hours, preferably overnight, to allow flavors to meld and the dessert to set.
- **Serve:** Just before serving, dust the top generously with cocoa powder using a fine sieve.

El secreto para que no sea un postre 'triste' es no sobre-remojar las soletas (ladyfingers). Un toque rápido en el café frío es suficiente; si se mojan de más, el postre pierde su forma. ¡Queremos que la dulzura se mantenga firme!

The secret to keeping it from being a 'sad' dessert is not over-soaking the ladyfingers. A quick dip in cold coffee is enough; if they get too wet, the dessert loses its shape. We want that sweetness to stand firm!

Este postre es muy especial. Lo preparo sin alcohol para que todos, desde los más chicos hasta los grandes, puedan disfrutarlo. A veces, al verlo, me refleja cierta tristeza por sus colores oscuros, pero es un engaño; debajo de ese cacao se guarda una dulzura inmensa esperando a ser descubierta. Es como un juego de 'Peek-a-boo': hay que atravesar esa primera capa para encontrar la alegría y la luz que están escondidas debajo.

This dessert is very special. I prepare it without alcohol so that everyone, from the youngest to the oldest, can enjoy it. Sometimes, looking at it, it reflects a bit of sadness because of its dark colors, but it's a trick; beneath that cocoa lies an immense sweetness waiting to be discovered. It’s like a game of 'Peek-a-boo': you have to go through that first layer to find the joy and light hidden underneath.

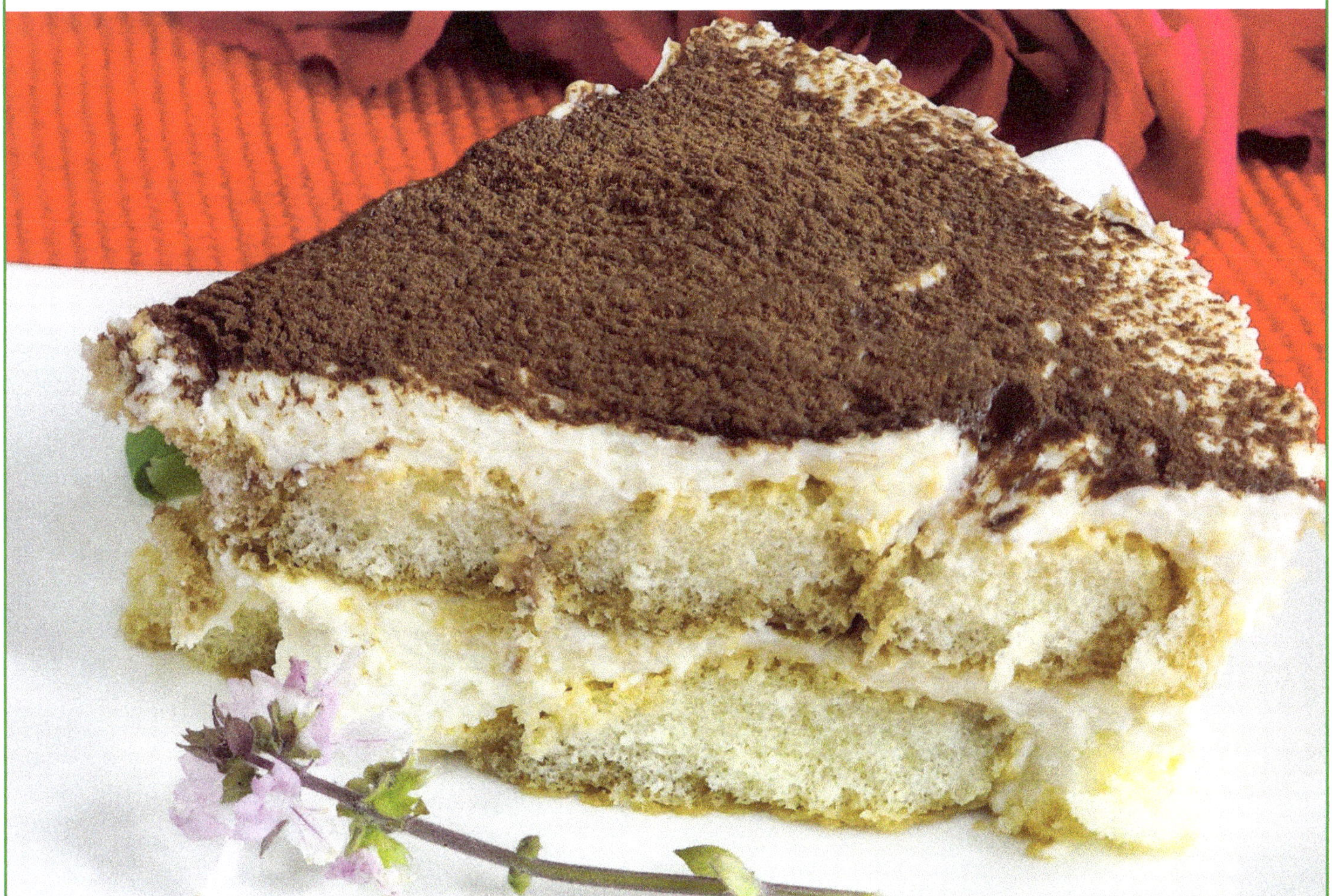

Pan de Calabaza de Otoño

Finales Dulces

Español

Ingredientes

Base Húmeda: 2 tazas de puré de calabaza (fresco o de lata), 4 huevos, ¾ taza de leche, ¾ taza de aceite de aguacate (u otro aceite vegetal).

- **Base Seca:** 3 ½ tazas de harina integral de todo uso, 2 cdas de bicarbonato de sodio, 1 cda de polvos de hornear (royal), 1 ½ cdta de sal.
- **Endulzante:** 2 tazas de azúcar.
- **Especias:** 1 cdta de nuez moscada, ½ cdta de jengibre en polvo, 1 cdta de canela.
- **Adiciones Opcionales:** ½ taza de chispas de chocolate, ¾ taza de nueces (pecanas) picadas.

Preparación

Mezclar líquidos y azúcar: En un tazón grande, bata los huevos con el azúcar hasta que la mezcla se vea cremosa. Incorpore la leche y el aceite.

- **Especias y leudantes:** Agregue la canela, nuez moscada, jengibre, sal, polvos de hornear y bicarbonato de sodio. Mezcle bien.
- **Harina:** Tamice la harina integral sobre la mezcla (agregue también la fibra que queda en el tamiz si lo desea) y revuelva hasta integrar.
- **Calabaza:** Incorpore el puré de calabaza a la mezcla hasta que esté uniforme.
- **Personalizar:** Si va a usar nueces o chocolate, puede añadirlos a la masa ahora o dividirlos en moldes separados. (En el video se divide la masa: una parte con chispas de chocolate y otra con nueces).
- **Hornear:** Vierta la mezcla en moldes previamente engrasados y enharinados. Hornee a 350°F (175°C) por aproximadamente 40 minutos (los moldes pequeños pueden estar listos en 30 minutos). Inserte un palillo para verificar que salga limpio.

Autumn Pumpkin Bread

Sweet Endings

English

Ingredients

Wet Base: 2 cups pumpkin purée (fresh or canned), 4 eggs, ¾ cup milk, ¾ cup avocado oil (or other vegetable oil).

- **Dry Base:** 3 ½ cups whole wheat all-purpose flour, 2 tbsp baking soda, 1 tbsp baking powder, 1 ½ tsp salt.
- **Sweetener:** 2 cups sugar.
- **Spices:** 1 tsp nutmeg, ½ tsp ground ginger, 1 tsp cinnamon.
- **Optional Add-ins:** ½ cup chocolate chips, ¾ cup chopped pecans.

Preparation

Mix liquids & sugar: In a large bowl, beat the eggs and sugar until the mixture looks creamy. Stir in the milk and oil.

- **Spices & Leavening:** Add the cinnamon, nutmeg, ginger, salt, baking powder, and baking soda. Mix well.
- **Flour:** Sift the whole wheat flour into the mixture (add the fiber left in the sifter if desired) and stir until combined.
- **Pumpkin:** Fold in the pumpkin purée until the batter is smooth and uniform.
- **Customize:** If using nuts or chocolate, you can fold them into the batter now or divide the batter into separate loaves. (In the video, the batter is split: one loaf with chocolate chips and another with pecans).
- **Bake:** Pour the batter into greased and floured loaf pans. Bake at 350°F (175°C) for approximately 40 minutes (smaller pans may be ready in 30 minutes). Insert a toothpick to check for doneness.

Este año la tierra fue generosa y tuvimos más calabaza que nunca. Mi cocina se llenó de olores deliciosos y mis niños no paraban de preguntar: '¿Qué estás haciendo? ¿Ya está el postre?'. Es el compañero perfecto para un café caliente. Preparar este pan me recuerda a mi persona especial, porque a él le encantan las galletas de azúcar y ese aroma dulce los une en mi mente. Si estás leyendo esto, quiero decirte que te quiero mucho.

El secreto para que el pan quede bien húmedo y esponjoso es usar puré de calabaza natural y no escatimar en las especias como la canela y la nuez moscada. ¡Ese aroma es el que atrae a todos a la cocina!

This year the earth was generous, and we had more pumpkin than ever. My kitchen was filled with delicious smells, and my children kept asking: 'What are you making? Is dessert ready?'. It's the perfect companion for a hot coffee. Making this bread reminds me of my special someone because he loves sugar cookies, and that sweet aroma connects them in my mind. If you are reading this, I want to tell you that I love you very much.

The secret to a moist and fluffy bread is using natural pumpkin puree and being generous with spices like cinnamon and nutmeg. That aroma is what draws everyone into the kitchen!

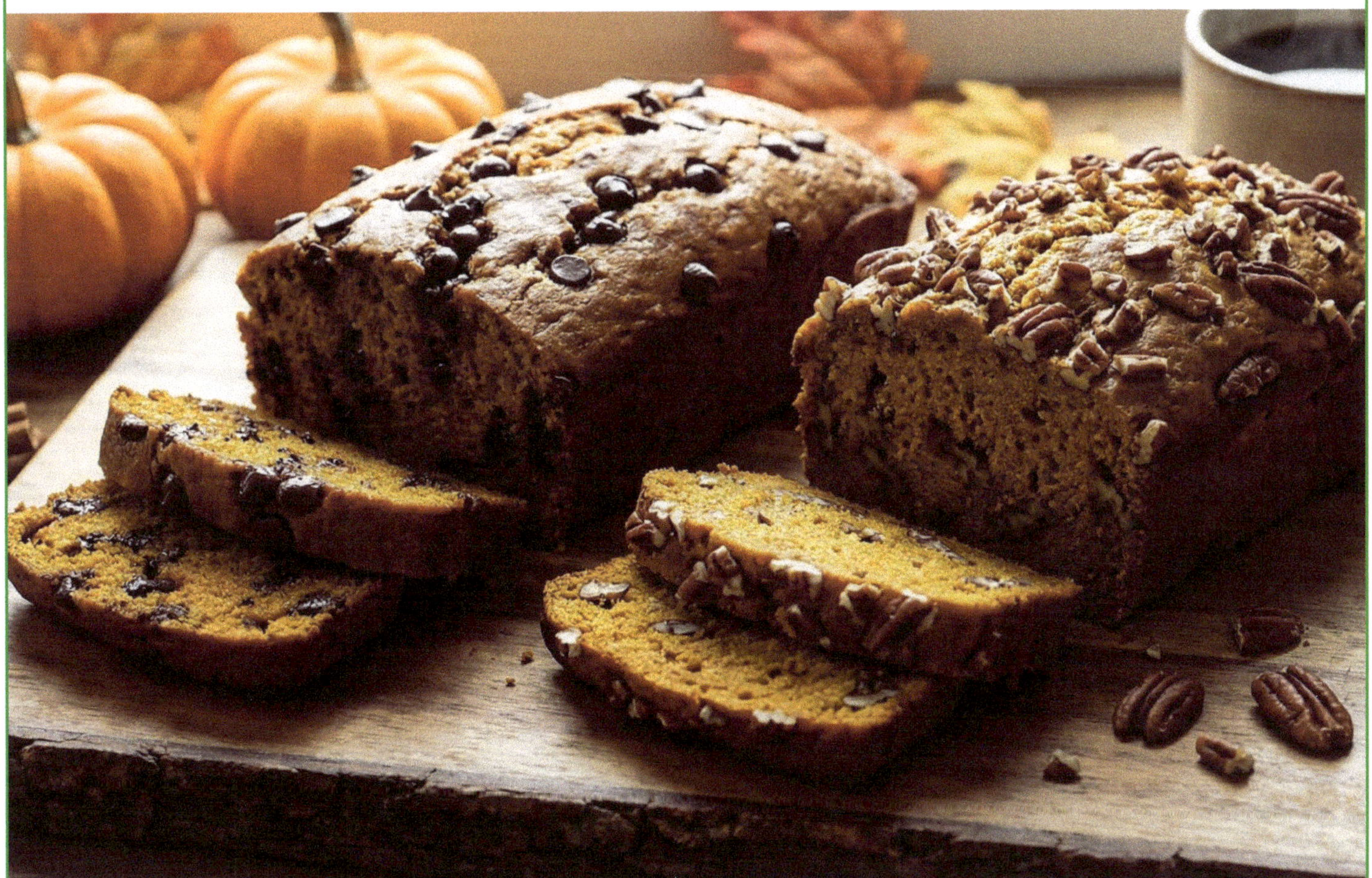

Tarta de Calabaza (Pumpkin Pie)

Finales Dulces

Español

Ingredientes

Relleno: 4 tazas de puré de calabaza (puede ser casero o de lata), 2 latas de leche evaporada (tipo Clavel), ¾ taza de azúcar morena (ajustable al gusto), 4 huevos, 1 cdta de vainilla, ½ cdta de sal.

- **Especias:** 2 cditas de especias para pastel de calabaza (pumpkin pie spice), ½ cdta de nuez moscada adicional.
- **Base:** 2 bases para tarta (pie crust) compradas congeladas o hechas en casa.

Preparación

Precalentar: Precaliente el horno a 400°F (200°C). Si usa bases congeladas, puede hornearlas solas por unos 7-10 minutos antes de rellenar para que queden más firmes.

- **Mezclar:** En un procesador de alimentos o licuadora, coloque el puré de calabaza, la leche evaporada, el azúcar morena, los huevos, la vainilla, la sal y las especias.
- **Procesar:** Mezcle hasta obtener una consistencia suave y homogénea.
- **Rellenar:** Vierta la mezcla sobre las bases de tarta preparadas.
- **Hornear:** Hornee a 400°F (200°C) durante 15 minutos. Luego, baje la temperatura a 350°F (175°C) y hornee por 45-50 minutos más, o hasta que al insertar un palillo en el centro salga limpio.
- **Enfriar:** Deje enfriar completamente antes de servir. Se puede acompañar con crema batida.

Pumpkin Pie

Sweet Endings

English

Ingredients

Filling: 4 cups pumpkin puree (homemade or canned), 2 cans evaporated milk, ¾ cup brown sugar (adjust to taste), 4 eggs, 1 tsp vanilla extract, ½ tsp salt.

- **Spices:** 2 tsp pumpkin pie spice, ½ tsp extra nutmeg.
- **Crust:** 2 pie crusts (store-bought frozen or homemade).

Preparation

Preheat: Preheat oven to 400°F (200°C). If using frozen crusts, you can blind bake them for 7-10 minutes before filling to firm them up.

- **Mix:** In a food processor or blender, combine the pumpkin puree, evaporated milk, brown sugar, eggs, vanilla, salt, and spices.
- **Process:** Blend until the mixture is smooth and consistent.
- **Fill:** Pour the mixture into the prepared pie crusts.
- **Bake:** Bake at 400°F (200°C) for 15 minutes. Then, reduce the temperature to 350°F (175°C) and bake for another 45-50 minutes, or until a toothpick inserted in the center comes out clean.
- **Cool:** Let cool completely before serving. Can be served with whipped cream.

Mi secreto para que el pay sea inolvidable: No uses solo canela. Mezcla un poquito de jengibre fresco y una pizca de clavo para que el aroma llene toda tu casa. Y el truco de profesional: deja que el relleno repose un poco antes de hornear para que los sabores de las especias se despierten bien

My secret to an unforgettable pie: Don't just use cinnamon. Mix in a little fresh ginger and a pinch of cloves so the aroma fills your entire home. And a professional tip: let the filling rest a bit before baking so the flavors of the spices fully awaken

Esta receta me trae recuerdos de mucho trabajo y mucha gratitud. En mis tiempos en la cocina profesional, preparábamos muchísimos de estos para el Día de Acción de Gracias. Pero lo que más me llena el corazón es ver la cara de mis hermanas cuando lo prueban, porque es su favorito. Me encanta hornear de más para cruzar el jardín y compartir una rebanada con mis vecinos; para mí, el pay de calabaza no sabe igual si no se comparte con la comunidad

This recipe brings back memories of hard work and much gratitude. During my time in the professional kitchen, we prepared so many of these for Thanksgiving. But what fills my heart the most is seeing my sisters' faces when they taste it, because it's their favorite. I love to bake extra so I can walk across the garden and share a slice with my neighbors; to me, pumpkin pie doesn't taste the same if it's not shared with the community

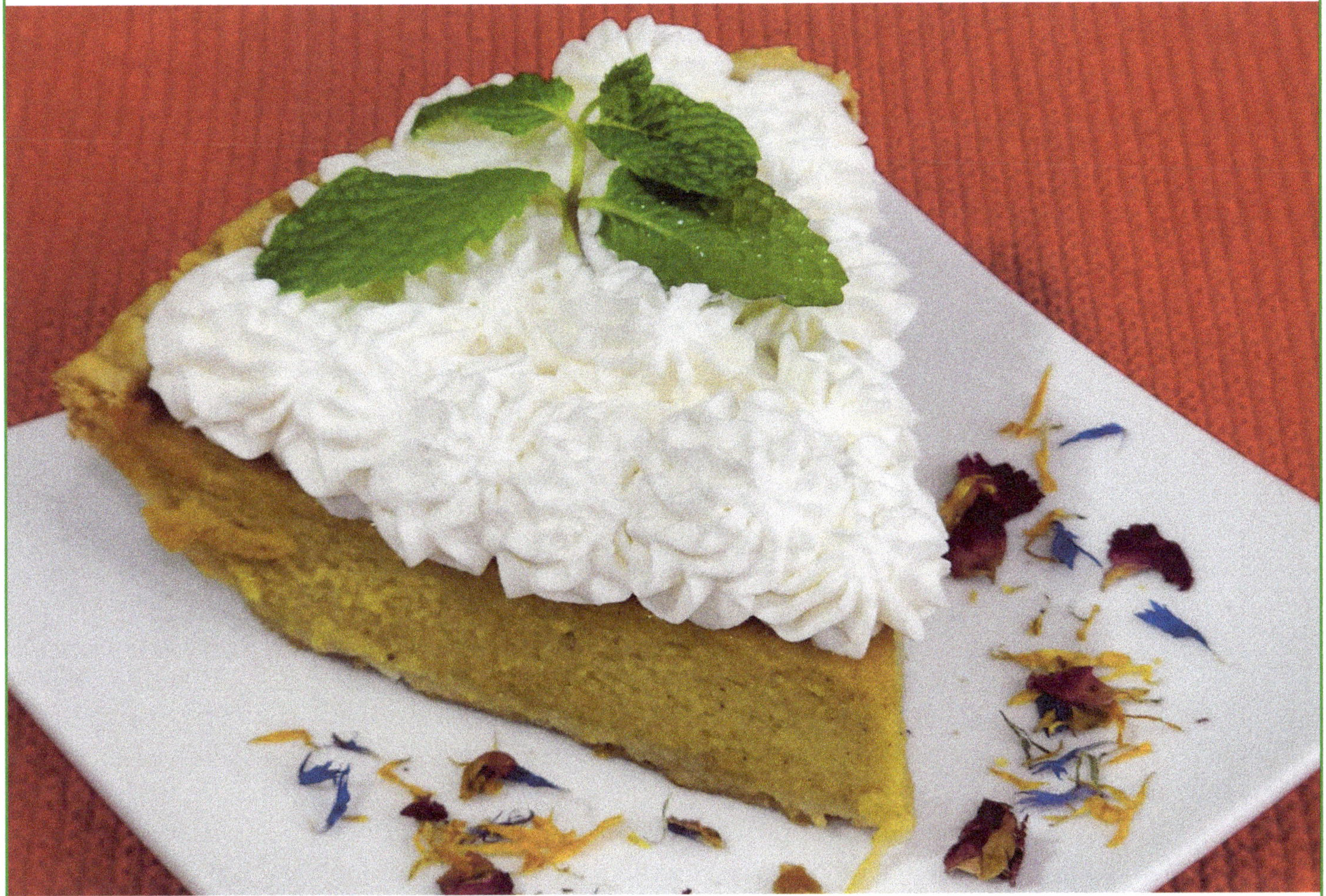

Pastel de Cumpleaños "Jardín de Bayas" (Sin Azúcar)

Finales Dulces

Español

Ingredientes

Secos: 3 tazas de harina de trigo de repostería (o mezcla de 1 ½ tazas de harina de trigo y 1 ½ tazas de harina de almendras para menos carbohidratos), 2 tazas de edulcorante granulado 1:1 (eritritol puro o mezcla monk fruit/eritritol), 3 cditas de polvo para hornear, 1 pizca de sal.

- **Húmedos:** 1 taza de mantequilla sin sal (a temperatura ambiente), 4 huevos grandes, 1 cdita de extracto de vainilla, 1 taza de leche entera (o bebida de almendra sin azúcar).
- **Cobertura (Buttercream):** 1 taza de mantequilla sin sal (a temperatura ambiente), 2 tazas de edulcorante en polvo (eritritol o monk fruit pulverizado), 1 cdita de extracto de vainilla, 3-4 cdas de leche o bebida de almendra.

Preparación

Precalentar: Precaliente el horno a 350°F (175°C). Engrase y enharine dos moldes redondos de 20 cm.

1. **Cremar:** En un tazón grande, bata la mantequilla con el edulcorante granulado hasta obtener una mezcla pálida y esponjosa. Añada la vainilla.
2. **Huevos:** Agregue los huevos uno a uno, batiendo bien después de cada adición.
3. **Mezclar:** En un bol aparte, combine la harina, el polvo de hornear y la sal. Incorpore estos ingredientes secos a la mezcla de mantequilla, alternando con la leche (comience y termine con los secos). Mezcle solo hasta integrar.
4. **Hornear:** Divida la masa en los moldes y hornee por 25 a 35 minutos (o hasta que al insertar un palillo salga limpio). Deje enfriar completamente.
5. **La Cobertura:** Bata la mantequilla de la cobertura hasta que esté muy suave y pálida. Añada el edulcorante en polvo poco a poco a velocidad media-baja. Incorpore la vainilla y la leche cucharada a cucharada hasta obtener la consistencia deseada. Decore con bayas frescas.

"Berry Garden" Birthday Cake (Sugar-Free)

Sweet Endings

English

Ingredients

Dry: 3 cups cake flour (or swap for 1 ½ cups wheat flour + 1 ½ cups almond flour for lower carbs), 2 cups 1:1 granulated sweetener (pure erythritol or monk fruit/erythritol blend), 3 tsp baking powder, 1 pinch salt.

- **Wet:** 1 cup unsalted butter (room temp), 4 large eggs, 1 tsp vanilla extract, 1 cup whole milk (or unsweetened almond milk).
- **Frosting (Buttercream):** 1 cup unsalted butter (room temp), 2 cups powdered sweetener (must be powdered erythritol or monk fruit), 1 tsp vanilla extract, 3–4 tbsp milk or almond milk.

Preparation

Preheat: Preheat oven to 350°F (175°C). Grease and flour two 8-inch (20 cm) round cake pans.

- **Cream:** In a large bowl, beat the butter with the granulated sweetener until the mixture is pale and fluffy. Add the vanilla.
- **Eggs:** Add the eggs one by one, beating well after each addition.
- **Mix:** In a separate bowl, whisk together the flour, baking powder, and salt. Add these dry ingredients to the butter mixture, alternating with the milk (start and end with dry ingredients). Mix just until combined.
- **Bake:** Divide batter between the pans and bake for 25–35 minutes (or until a toothpick comes out clean). Let cool completely.
- **The Frosting:** Beat the frosting butter until very soft and pale. Gradually add the powdered sweetener on medium-low speed. Stir in the vanilla and milk, one tablespoon at a time, until you reach the desired spreading consistency. Decorate with fresh berries.

El secreto es usar la dulzura natural de los frutos rojos bien maduros. Decora con flores comestibles o menta fresca para que parezca un jardín real; la vista también alimenta el alma y hace que la celebración sea mágica.

The secret is using the natural sweetness of very ripe berries. Decorate with edible flowers or fresh mint to make it look like a real garden; the sight also feeds the soul and makes the celebration truly magical.

Este pastel es el más especial de todo mi libro. Lo diseñé con todo mi amor para el cumpleaños de mi hija, quien vive con diabetes. Quería que ella tuviera un jardín de sabores en su plato, sin preocupaciones y con toda la alegría que merece. Ver su carita de felicidad al probarlo fue mi mejor regalo. Es la prueba de que cocinamos para que nadie se quede fuera de la fiesta, transformando el cuidado de la salud en un postre delicioso y lleno de vida.

This cake is the most special one in my entire book. I designed it with all my love for my daughter's birthday, who lives with diabetes. I wanted her to have a garden of flavors on her plate, without worries and with all the joy she deserves. Seeing her happy face when she tasted it was my greatest gift. It’s proof that we cook so that no one is left out of the party, transforming health care into a delicious dessert full of life.

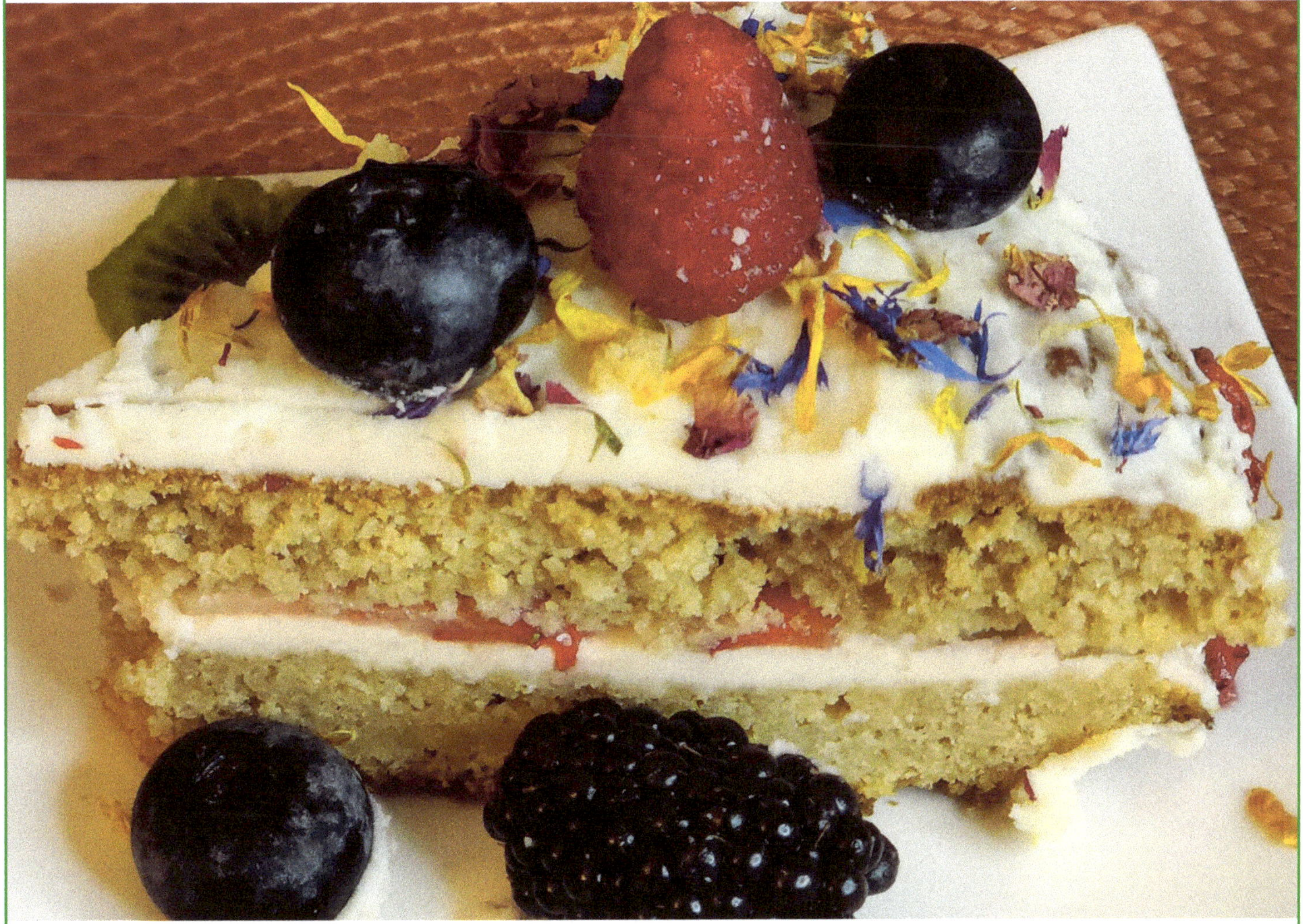

Galletas de Avena con Chocolate

Sweet Endings

Español

Ingredientes	Preparación
Secos: 2 tazas de harina integral, 2 tazas de avena (triturada o entera), ½ cdta de polvos de hornear, ¼ cdta de bicarbonato de sodio, pizca de sal. • **Húmedos:** 6 onzas (aprox. 1 ½ barras) de mantequilla derretida, ¼ taza de azúcar blanca, ½ taza de azúcar morena, 2 huevos (1 entero + 1 yema). • **Extras:** Trozos de chocolate (al gusto) y nueces picadas (opcional).	**Mezclar Mantequilla:** En un tazón, mezcle la mantequilla derretida con ambos azúcares hasta integrar bien. • **Huevos:** Agregue el huevo entero y la yema a la mezcla de mantequilla. Bata hasta combinar. • **Secos:** Incorpore la harina, la avena, el polvo de hornear, el bicarbonato y la sal. Mezcle hasta formar una masa (será pegajosa). • **Extras:** Añada los trozos de chocolate y las nueces. Mezcle. • **Refrigerar:** Refrigere la masa por unos 20 minutos para que sea manejable. • **Hornear:** Forme bolitas y colóquelas en una charola. Hornee a 375°F (190°C) por 10-12 minutos. Deje enfriar antes de servir.

Oatmeal Chocolate Chip Cookies

Sweet Endings

English

Ingredients	Preparation
Dry: 2 cups whole wheat flour, 2 cups oats (crushed or whole), ½ tsp baking powder, ¼ tsp baking soda, pinch of salt. • **Wet:** 6 oz (approx. 1 ½ sticks) melted butter, ¼ cup white sugar, ½ cup brown sugar, 2 eggs (1 whole + 1 yolk). • **Add-ins:** Chocolate chunks (to taste) and chopped nuts (optional).	**Mix Butter:** In a bowl, mix melted butter with both sugars until well combined. • **Eggs:** Add the whole egg and the yolk to the butter mixture. Beat until incorporated. • **Dry Ingredients:** Stir in the flour, oats, baking powder, baking soda, and salt. Mix until a dough forms (it will be sticky). • **Add-ins:** Fold in the chocolate chunks and nuts. • **Chill:** Refrigerate the dough for about 20 minutes to make it easier to handle. • **Bake:** Form small balls and place them on a baking sheet. Bake at 375°F (190°C) for 10–12 minutes. Let cool before serving.

El secreto de la textura es triturar un poco la avena antes de mezclarla; así no quedan trozos grandes y la galleta se vuelve más fina y delicada. No olvides poner suficientes chispas de chocolate para que en cada mordida haya una sorpresa dulce.

The secret to the texture is grinding the oats a bit before mixing; this way there aren't large chunks, and the cookie becomes finer and more delicate. Don't forget to add plenty of chocolate chips so there's a sweet surprise in every bite.

Estas galletas quedan sabrosas, ¡sabrosísimas! Me encanta triturar la avena para que, al morderlas, tengan esa textura suave de un polvorón. En casa vuelan, pero lo que más me llena el corazón es cuando preparo los almuerzos de mis hijos para la escuela. Siempre les pongo una galletita diferente, y una de mis hijas me pide que le ponga extra porque a su compañerita también le encantan. Ver sus caritas de felicidad es mi mayor recompensa. Además, a mi persona especial también le fascinan las galletas, aunque creo que sus favoritas siguen siendo las de azúcar.

These cookies turn out tasty, simply delicious! I love to grind the oats so that when you take a bite, they have that soft, crumbly texture of a 'polvorón'. They fly off the plate at home, but what fills my heart most is when I pack my children's school lunches. I always include a different cookie, and one of my daughters asks me for extra because her classmate loves them too. Seeing their happy faces is my greatest reward. Also, my special someone loves cookies too, although I think his favorites are still the sugar ones.

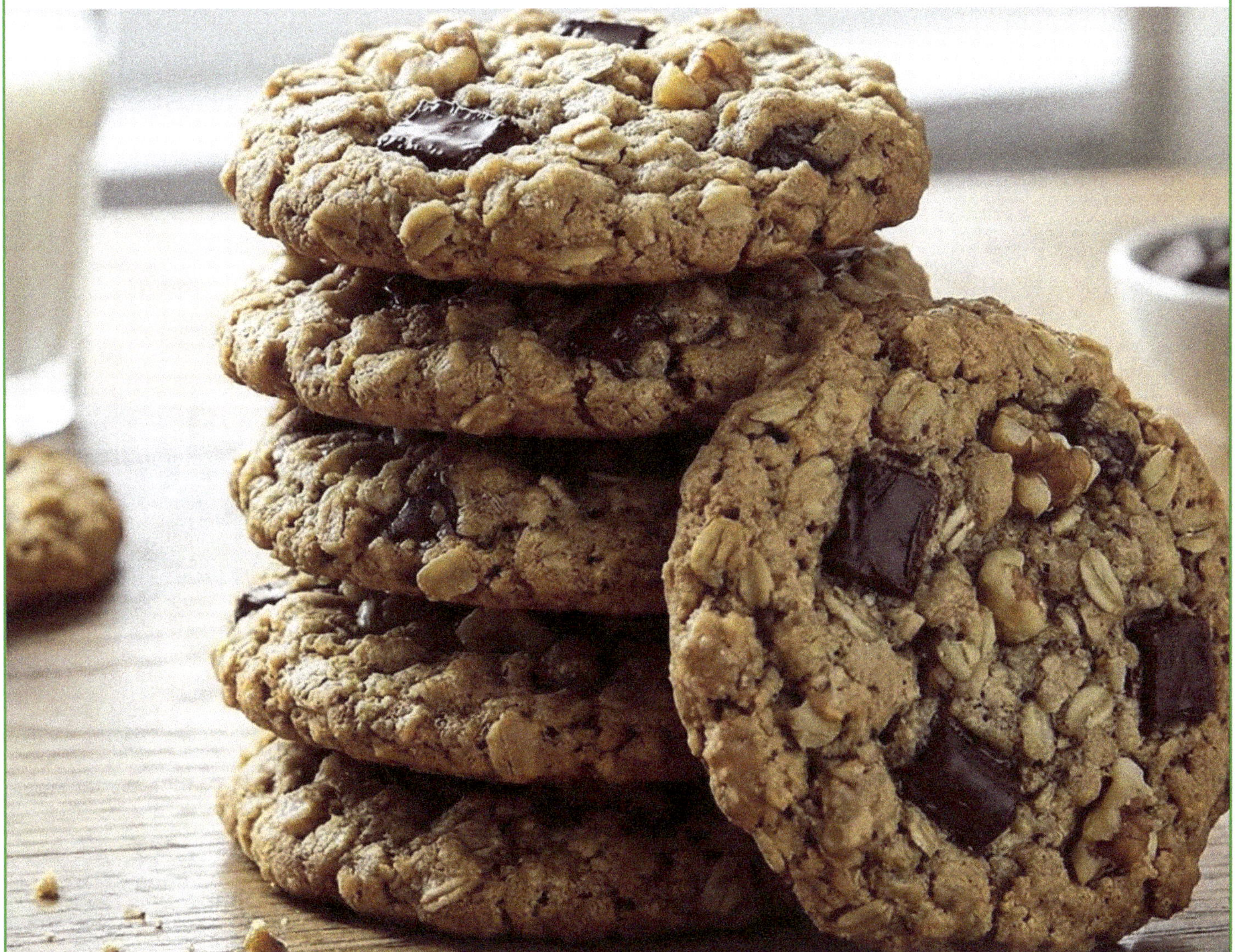

Ensaladas de la Huerta con Pollo, Camarones y Carne

Ensaladas Verdes con Alma

Español

Ingredientes

Base: Lechuga (mezcla de lechugas, romana, orejona) lavada y troceada.

- **Proteínas (Opciones):**
- *Pollo:* 2 pechugas de pollo (cortadas a la mitad), sazonadas con sal, pimienta negra y pimentón (paprika), cocinadas en sartén y terminadas al horno (375°F/190°C) por 10-15 min.
- *Camarones:* 1 lb de camarones limpios, sazonados con sal, pimienta negra y pimentón, salteados brevemente en aceite de oliva.
- *Carne Molida:* Carne molida cocida y sazonada (estilo taco).
- **Vegetales y Frutas:** Pepinos (con cáscara, en rodajas o cubos), tomates cherry, pimientos dulces pequeños (cortados en rodajas o cubos), cebolla morada (picada y reposada en jugo de limón), granos de elote (maíz), garbanzos, frijoles negros (cocidos), fresas (cortadas), arándanos azules (blueberries), aguacate y granada (para decorar).
- **Tazones:** Tostadas en forma de tazón (Tostada Bowls, marca Rio Rancho o similar).
- **Aderezo Casero:** 6 cdas de aceite de oliva, 1 cdta de mostaza, 1/4 taza de vinagre de vino (o vinagre de manzana), jugo de 1 limón entero, pimienta negra, sal y opcionalmente un poco de miel o azúcar.

Preparación

Cocinar las Proteínas:

- *Pollo:* Sazone las pechugas con sal, pimienta y paprika. Fríalas en una sartén con aceite caliente para sellarlas y termine su cocción en el horno a 375°F por unos 15 minutos. Deje enfriar y corte en cubos o tiras.
- *Camarones:* Sazone los camarones con sal, pimienta y paprika. Saltéelos en una sartén con un poco de aceite de oliva hasta que estén rosados y cocidos. Deje enfriar.
- *Carne:* Tenga lista la carne molida cocida.
- **Preparar los Vegetales:** Lave y corte todos los vegetales y frutas. Pique la cebolla morada y déjela reposar en un poco de jugo de limón o sal para suavizar su sabor fuerte.
- **Hacer el Aderezo:** En un frasco o tazón, mezcle el aceite de oliva, la mostaza, el vinagre, el jugo de limón, sal y pimienta negra. Agite o bata bien hasta emulsionar. Pruebe y ajuste (puede añadir miel si desea).
- **Armar las Ensaladas:** Coloque una base generosa de lechuga dentro de cada tazón de tostada.
- **Personalizar:** Añada los ingredientes al gusto sobre la lechuga: pepinos, tomates, pimientos, elote, garbanzos, frijoles, fresas y arándanos. Coloque la proteína elegida (pollo, camarones o carne) encima.
- **Decorar y Servir:** Termine con aguacate, cebolla morada (escurrida) y granada para dar color. Bañe con el aderezo casero justo antes de servir.

Garden Salads with Chicken, Shrimp, & Beef

Soulful Green Salads

English

Ingredients

Base: Lettuce (mixed greens, romaine) washed and chopped.

- **Proteins (Options):**
- *Chicken:* 2 chicken breasts (halved), seasoned with salt, black pepper, and paprika, pan-seared and finished in the oven (375°F/190°C) for 10–15 min.
- *Shrimp:* 1 lb shrimp cleaned, seasoned with salt, black pepper, and paprika, briefly sautéed in olive oil.
- *Ground Beef:* Cooked and seasoned ground beef (taco style).
- **Vegetables & Fruits:** Cucumbers (unpeeled, sliced or cubed), cherry tomatoes, small sweet peppers (sliced or cubed), red onion (chopped and soaked in lemon juice), corn kernels, chickpeas (garbanzo beans), black beans (cooked), strawberries (sliced), blueberries, avocado, and pomegranate seeds (for garnish).
- **Bowls:** Tostada Bowls (Rio Rancho brand or similar).
- **Homemade Dressing:** 6 tbsp olive oil, 1 tsp mustard, 1/4 cup wine vinegar (or apple cider vinegar), juice of 1 whole lemon, black pepper, salt, and optionally a little honey or sugar.

Preparation

Cook Proteins:

- *Chicken:* Season chicken breasts with salt, pepper, and paprika. Sear in a hot skillet with oil, then transfer to the oven at 375°F to finish cooking for about 15 minutes. Let cool and slice or cube.
- *Shrimp:* Season shrimp with salt, pepper, and paprika. Sauté in a skillet with olive oil until pink and cooked through. Let cool.
- *Beef:* Have your cooked ground beef ready.
- **Prep Vegetables:** Wash and chop all vegetables and fruits. Chop the red onion and let it sit in a little lemon juice or salt to mellow its harsh flavor.
- **Make Dressing:** In a jar or bowl, combine olive oil, mustard, vinegar, lemon juice, salt, and black pepper. Shake or whisk well until emulsified. Taste and adjust (add honey if desired).
- **Assemble Salads:** Place a generous bed of lettuce inside each tostada bowl.
- **Customize:** Add toppings to taste over the lettuce: cucumbers, tomatoes, peppers, corn, chickpeas, beans, strawberries, and blueberries. Top with your chosen protein (chicken, shrimp, or beef).
- **Garnish & Serve:** Finish with avocado, red onion (drained), and pomegranate seeds for color. Drizzle with the homemade dressing right before serving.

Lo maravilloso de las ensaladas es que podemos adaptarlas a lo que el corazón nos pida. Esta vez preparé tres versiones en bol de tostada: una con camarones, otra con pollo y la última con carne. Me encanta mostrarle variedad a mi audiencia virtual porque pienso en el bienestar de todos. Yo misma estoy en mi propia batalla con el sobrepeso... quizás sea la edad, ¡aunque no lo creo porque apenas tengo 15 años! Lo importante es comer rico, colorido y saludable.

Para que la tostada bol se mantenga crujiente y no se aguade con los vegetales, asegúrate de escurrir muy bien la lechuga y colocar la proteína caliente justo al momento de servir. ¡Ese contraste de texturas es lo que hace que la ensalada sea emocionante!

The wonderful thing about salads is that we can adapt them to whatever our heart desires. This time I prepared three versions in toast bowls: one with shrimp, one with chicken, and the last one with beef. I love showing variety to my virtual audience because I think about everyone's well-being. I'm in my own battle with weight... maybe it's age, though I don't think so because I'm only 15! The important thing is to eat delicious, colorful, and healthy food.

To keep the toast bowl crispy and prevent it from getting soggy, make sure to drain the lettuce very well and place the warm protein right at the moment of serving. That contrast in textures is what makes the salad exciting.

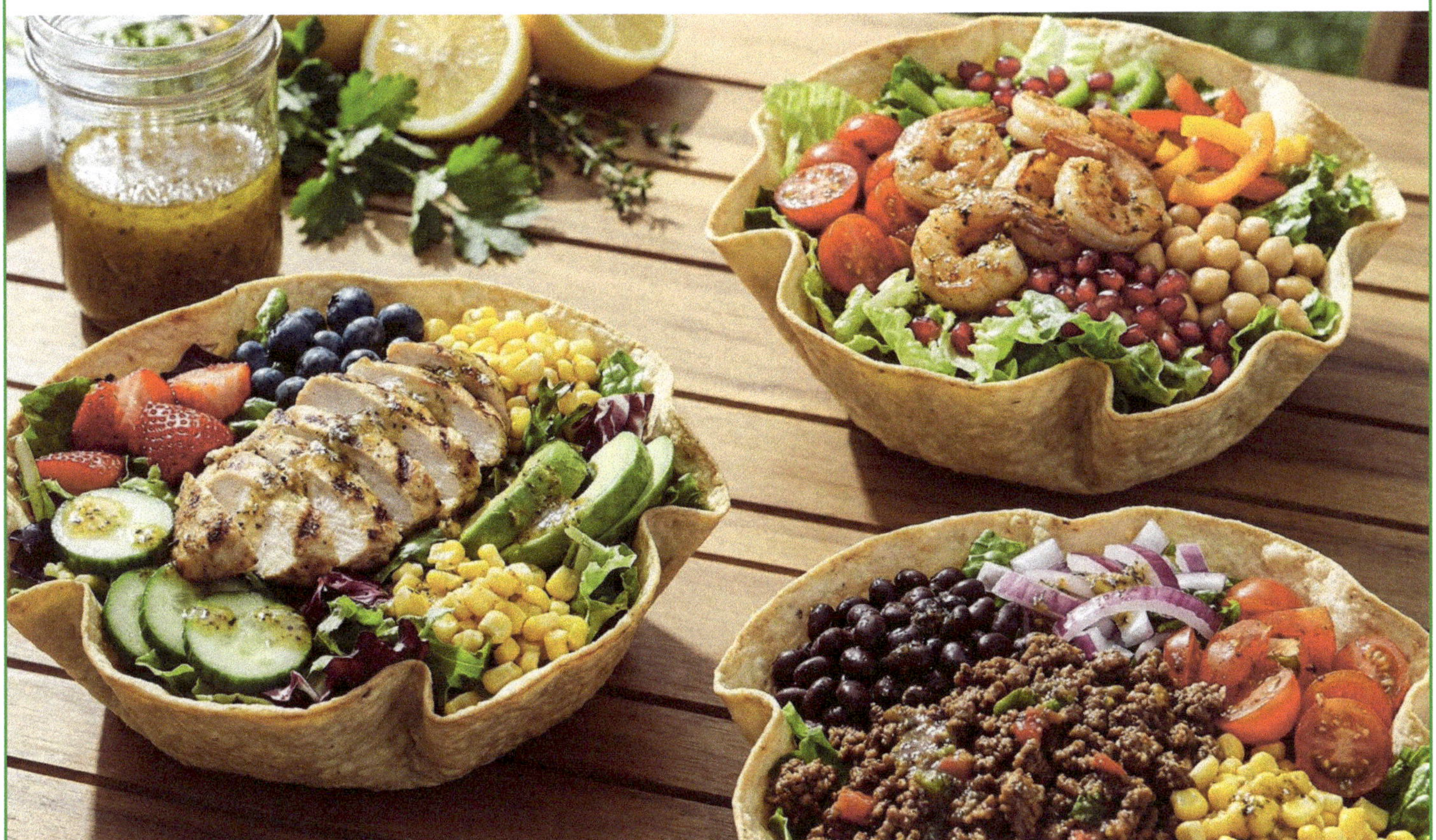

Jugo Verde Desinflamante

Vitalidad Natural

Español

Ingredientes	Preparación
Base: 4 tazas de espinacas frescas. • **Frutas y Verduras:** 1 taza de piña (en trozos), 1 pepino (con cáscara, en trozos), 2 varitas de apio, 1-2 manzanas verdes (con cáscara). • **Cítricos:** Jugo de 1 limón entero y jugo de 1 naranja. • **Potenciadores:** Jengibre fresco (al gusto, un trozo pequeño), 2 cdas de semillas de chía (remojadas previamente), un manojo pequeño de perejil. • **Líquido:** 1 ½ - 2 tazas de agua (o agua de coco/jugo de piña si prefiere más dulce).	**Preparar:** Lave y corte todos los ingredientes. Remoje las semillas de chía en un poco de agua hasta que se hinchen. • **Licuar:** Coloque en la licuadora las espinacas, piña, pepino, apio, manzana, jengibre, perejil, el jugo de limón y el jugo de naranja. Agregue el agua y las semillas de chía hidratadas. • **Procesar:** Licúe a alta velocidad hasta obtener una mezcla homogénea. No cuele la bebida para aprovechar toda la fibra y los nutrientes. • **Servir:** Sirva inmediatamente o guarde en el refrigerador por máximo 2 días.

Detox Green Juice

Natural Vitality

English

Ingredients	Preparation
Base: 4 cups fresh spinach. • **Fruits & Veggies:** 1 cup pineapple (chunks), 1 cucumber (unpeeled, chunks), 2 celery stalks, 1-2 green apples (unpeeled). • **Citrus:** Juice of 1 whole lemon and juice of 1 orange. • **Boosters:** Fresh ginger (to taste, a small piece), 2 tbsp chia seeds (soaked beforehand), a small bunch of fresh parsley. • **Liquid:** 1 ½ - 2 cups water (or coconut water/pineapple juice for sweetness).	**Prep:** Wash and chop all ingredients. Soak the chia seeds in a little water until they gel. • **Blend:** Add spinach, pineapple, cucumber, celery, apple, ginger, parsley, lemon juice, and orange juice to a blender. Pour in the water and the soaked chia seeds. • **Process:** Blend on high until smooth. Do not strain the juice to retain all the fiber and nutrients. • **Serve:** Serve immediately or store in the refrigerator for up to 2 days.

El secreto para que el jugo sea realmente efectivo y delicioso es beberlo de inmediato después de licuarlo para aprovechar todas las vitaminas. Si quieres un toque extra de frescura y potenciar el efecto desinflamante, agrega un trocito de jengibre fresco; el picor suave te despertará el alma.

The secret to making the juice truly effective and delicious is to drink it immediately after blending to get all the vitamins. For extra freshness and to boost the anti-inflammatory effect, add a small piece of fresh ginger; that mild kick will wake up your soul.

De vez en cuando, me gusta preparar estas bebidas verdes para desintoxicar nuestro organismo. Con espinacas, apio, jengibre y otros ingredientes naturales, le damos un respiro al cuerpo. Tenemos que cuidarnos y querernos para durar muchos años. Cuidar nuestra alimentación es como decirle a nuestro cuerpo: 'Te quiero'. Es darle gracias a Dios por un día más de vida y apreciar el regalo de la salud. Nuestro cuerpo es nuestro templo y hay que tratarlo con amor.

Every now and then, I like to prepare these green drinks to detoxify our bodies. With spinach, celery, ginger, and other natural ingredients, we give our bodies a break. We must care for and love ourselves so we can last many years. Taking care of our diet is like telling our body: 'I love you.' It's thanking God for another day of life and appreciating the gift of health. Our body is our temple, and we must treat it with love.

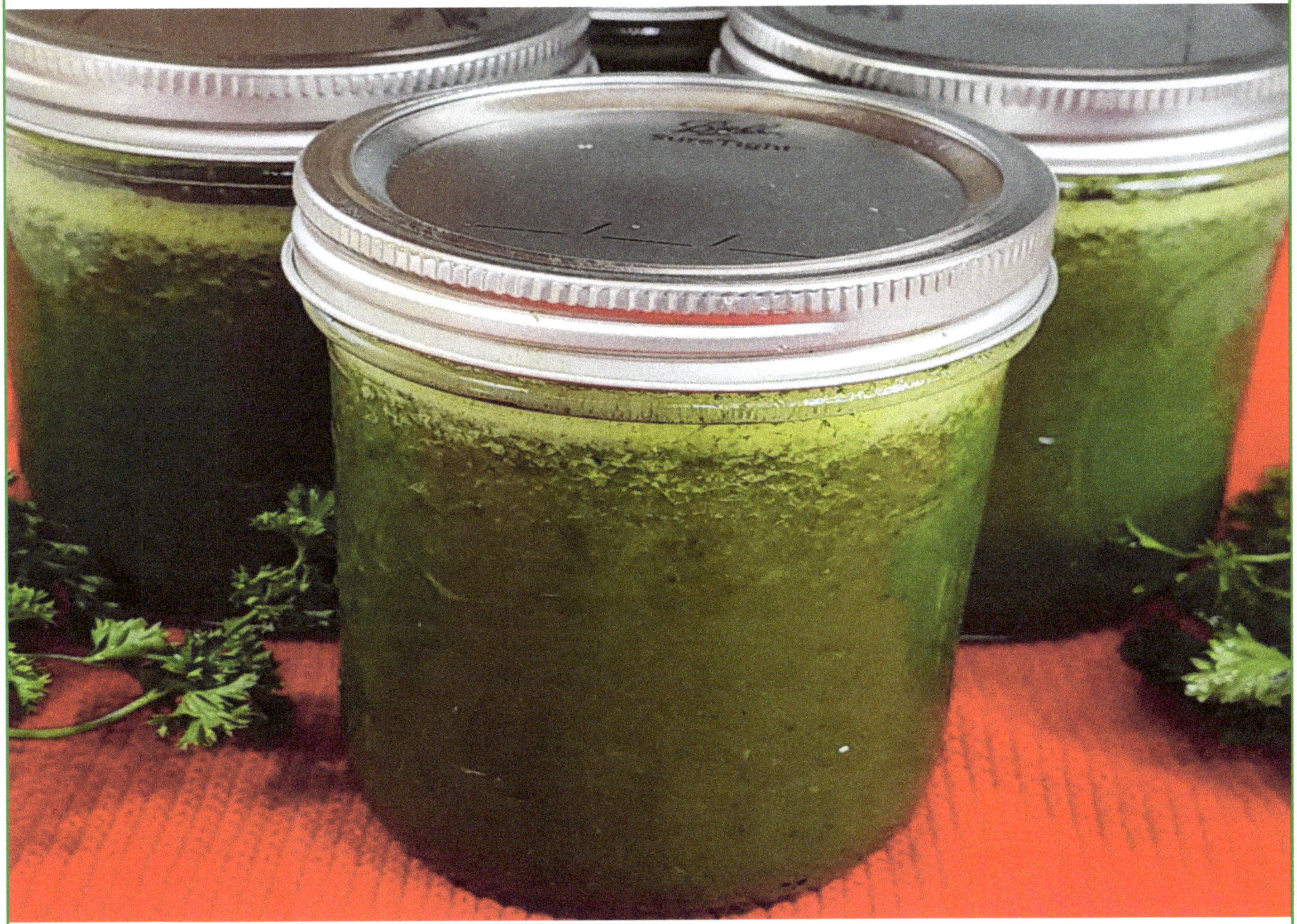

Ensalada de Quinoa con Aderezo Cítrico

Ensaladas Verdes con Alma

Español

Ingredientes

- **Base:** 1 taza de quinoa cocida (siga las instrucciones del paquete).
- **Vegetales:** 1 pimiento rojo (picado), cebolla morada (picada y reposada en limón/sal para suavizar), 1 aguacate en cubos.
- **Hierbas:** Cilantro fresco picado (al gusto), pizca de orégano seco.
- **Extras:** Garbanzos (opcional, para proteína extra), nueces picadas (opcional, para textura).
- **Aderezo:** 6 cdas de aceite de oliva, 1 cdta de mostaza, 1/4 taza de vinagre de manzana (o vino), jugo de 1 ½ limones, sal, pimienta negra y una pizca de miel (opcional).

Preparación

- **Aderezo:** En un frasco, mezcle el aceite de oliva, la mostaza, el vinagre, el jugo de limón, sal, pimienta y miel. Agite hasta emulsionar.
- **Mezclar:** En un tazón grande, combine la quinoa cocida, el pimiento, la cebolla morada (escurrida), el cilantro y el orégano. Si usa garbanzos o nueces, agréguelos ahora.
- **Integrar:** Vierta el aderezo sobre la ensalada y mezcle suavemente. (Se recomienda dejar reposar en el refrigerador un rato para que los sabores se integren).
- **Servir:** Justo antes de servir, agregue el aguacate en cubos para que se mantenga fresco.

Quinoa Salad with Citrus Dressing

Soulful Green Salads

English

Ingredients

- **Base:** 1 cup cooked quinoa (follow package instructions).
- **Vegetables:** 1 red bell pepper (chopped), red onion (chopped and soaked in lemon juice/salt to mellow), 1 avocado (cubed).
- **Herbs:** Fresh cilantro chopped (to taste), pinch of dried oregano.
- **Extras:** Chickpeas (optional, for protein), chopped nuts (optional, for crunch).
- **Dressing:** 6 tbsp olive oil, 1 tsp mustard, 1/4 cup apple cider vinegar (or wine vinegar), juice of 1 ½ lemons, salt, black pepper, and a drizzle of honey (optional).

Preparation

- **Dressing:** In a jar, combine olive oil, mustard, vinegar, lemon juice, salt, pepper, and honey. Shake well to emulsify.
- **Mix:** In a large bowl, combine the cooked quinoa, bell pepper, red onion (drained), cilantro, and oregano. Add chickpeas or nuts if using.
- **Combine:** Pour the dressing over the salad and toss gently. (It is recommended to let it chill in the fridge for a while to let flavors meld).
- **Serve:** Just before serving, fold in the cubed avocado to keep it fresh.

Para que la quinoa quede perfecta y no amargue, el secreto es lavarla muy bien con agua fría antes de cocerla. Y para la ensalada, agrega el aguacate justo al final para que mantenga su color verde brillante y su textura cremosa sin deshacerse.

For the quinoa to be perfect and not bitter, the secret is to rinse it very well with cold water before cooking. And for the salad, add the avocado at the very end so it keeps its bright green color and creamy texture without breaking apart.

Esta ensalada es súper llenadora y nutritiva; tiene vegetales y proteínas que le hacen bien al cuerpo, como los garbanzos y el aguacate. Lo bonito es que puedes agregarle cualquier vegetal que tengas al gusto. Pero lo más importante de esta receta no es el grano, sino el sentimiento: hay que hacerlo todo con mucho amor. Y no solo en la cocina, sino en las amistades, el trabajo, con los hijos, los vecinos y la pareja. En general, en la vida, el ingrediente secreto siempre es el amor.

This salad is super filling and nutritious; it has vegetables and proteins that are great for the body, like chickpeas and avocado. The beauty of it is that you can add any vegetables you like. But the most important thing about this recipe isn't the grain, it's the feeling: you have to do everything with lots of love. And not just in the kitchen, but in friendships, work, with children, neighbors, and partners. In general, in life, the secret ingredient is always love.

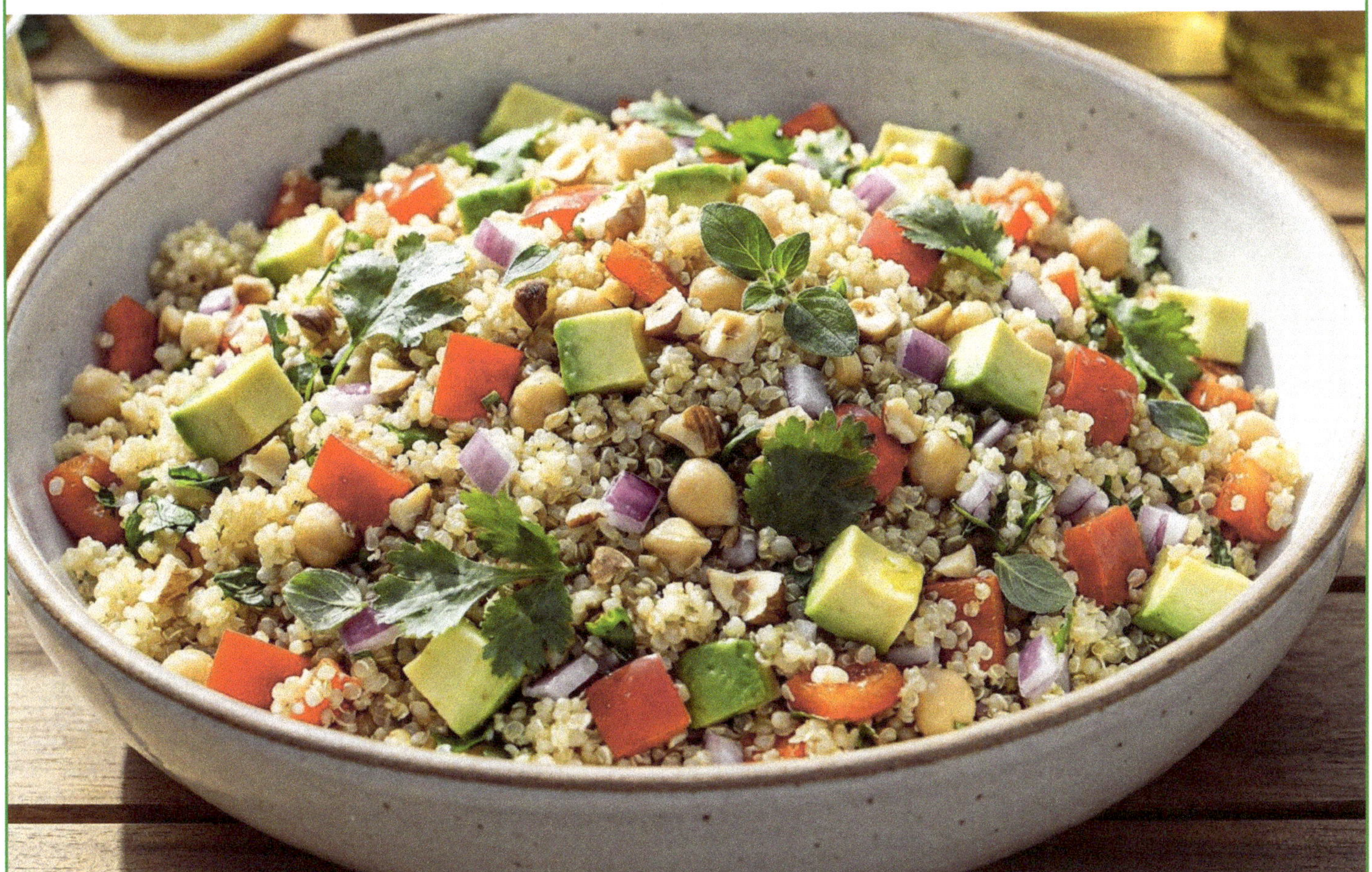

Pollo Enchilado Estilo Mamá

Celebraciones Especiales

Español

Ingredients

Pollo: 1 pollo entero (o piezas de pollo al gusto), limpio.

- **Adobo:** 12-13 chiles guajillos (desvenados y sin semillas), 2 chiles pasilla (desvenados), 3 dientes de ajo, ¼ de cebolla, 1 cdta de comino, 1 cdta de pimienta negra, 1 cdta de orégano, 2 cdas de vinagre de manzana, 2 hojas de laurel, sal al gusto.
- **Líquido:** Caldo de pollo (para licuar los chiles).
- **Para Hornear:** Mantequilla (para untar o colocar sobre el pollo).

Preparation

- **Preparar los Chiles:** Tateme (tueste ligeramente) los chiles, la cebolla y el ajo en un comal o sartén con un poco de aceite. Luego, hiérvalos en agua (o caldo) hasta que estén suaves.
- **Hacer el Adobo:** Licúe los chiles hidratados con el ajo, cebolla, comino, pimienta, orégano, vinagre, hojas de laurel y suficiente caldo de pollo para que la salsa quede espesa. Cuele la salsa para obtener una textura fina.
- **Marinar:** Unte el pollo generosamente con el adobo. Lo ideal es dejarlo marinar toda la noche en el refrigerador para que absorba mejor los sabores.
- **Hornear:** Precaliente el horno a 375°F (190°C) inicialmente, luego baje a 350°F (175°C) o incluso más bajo (alrededor de 300°F/150°C) para una cocción lenta. Coloque trozos de mantequilla sobre el pollo. Cubra y hornee durante los primeros 20-30 minutos, luego destape para que se dore. Bañe el pollo ocasionalmente con sus jugos y más adobo. El tiempo total dependerá del tamaño del pollo (aprox. 1.5 - 2 horas) hasta que la temperatura interna alcance 165°F (74°C).

Mom's Style Chicken Enchilado

Special Celebrations

English

Ingredients

- **Chicken:** 1 whole chicken (or chicken pieces), cleaned.
- **Adobo Sauce:** 12–13 Guajillo chilies (seeded and deveined), 2 Pasilla chilies (seeded), 3 garlic cloves, ¼ onion, 1 tsp cumin, 1 tsp black pepper, 1 tsp oregano, 2 tbsp apple cider vinegar, 2 bay leaves, salt to taste.
- **Liquid:** Chicken broth (for blending the chilies).
- **Baking:** Butter (to rub on or place over the chicken).

Preparation

1. **Prep Chilies:** Lightly toast the chilies, onion, and garlic in a pan with a little oil. Then, boil them in water (or broth) until soft.
2. **Make Adobo:** Blend the softened chilies with the garlic, onion, cumin, pepper, oregano, vinegar, bay leaves, and enough chicken broth to make a thick sauce. Strain the sauce for a smooth texture.
3. **Marinate:** Generously coat the chicken with the adobo sauce. Ideally, let it marinate overnight in the refrigerator for the best flavor absorption.
4. **Bake:** Preheat oven to 375°F (190°C) initially, then lower to 350°F (175°C) or lower (around 300°F/150°C) for slow roasting. Place butter pats on the chicken. Cover and bake for the first 20–30 minutes, then uncover to brown. Baste occasionally with pan juices and extra adobo. Total time depends on size (approx. 1.5–2 hrs) until internal temp reaches 165°F (74°C).

¡El secreto está en la paciencia! Para que el adobo quede perfecto, asegúrense de limpiar muy bien los chiles y tostarlos ligeramente sin que se quemen. Mi toque personal es dejar que el pollo se marine un buen rato en la salsa antes de cocinarlo; así, cada hebra de carne absorbe ese sabor que me transporta de vuelta a mi querido Guerrero

The secret is in the patience! For the adobo to be perfect, make sure to clean the chilies very well and toast them lightly without burning them. My personal touch is to let the chicken marinate for a good while in the sauce before cooking it; that way, every strand of meat absorbs that flavor that transports me back to my beloved Guerrero".

Esta receta es inolvidable y ocupa el lugar más sagrado de mi corazón. Yo soy orgullosamente de un pueblo llamado Concordia, en el municipio de Ayutla, Guerrero, aunque viví mucho tiempo en Acapulco y ahí también dejé parte de mi vida. Pero mis recuerdos más bellos son de aquellas Navidades con mi mamá: éramos cuatro mujeres en la cocina y aquello era una verdadera fiesta. Mientras una picaba las papas, la otra preparaba las zanahorias y todas compartíamos la alegría de estar juntas. Este adobo no solo sabe a especias, sabe a mi origen en Concordia y a la unión de mi familia que me enseñó que cocinar es el lenguaje más bello para decir 'te quiero'

This recipe is unforgettable and occupies the most sacred place in my heart. I am proudly from a town called Concordia, in the municipality of Ayutla, Guerrero, although I lived in Acapulco for a long time and left part of my life there too. But my most beautiful memories are of those Christmases with my mother: we were four women in the kitchen, and it was a true party. While one chopped the potatoes, the other prepared the carrots, and we all shared the joy of being together. This adobo doesn't just taste of spices; it tastes of my roots in Concordia and the union of my family, who taught me that cooking is the most beautiful language to say 'I love you'".

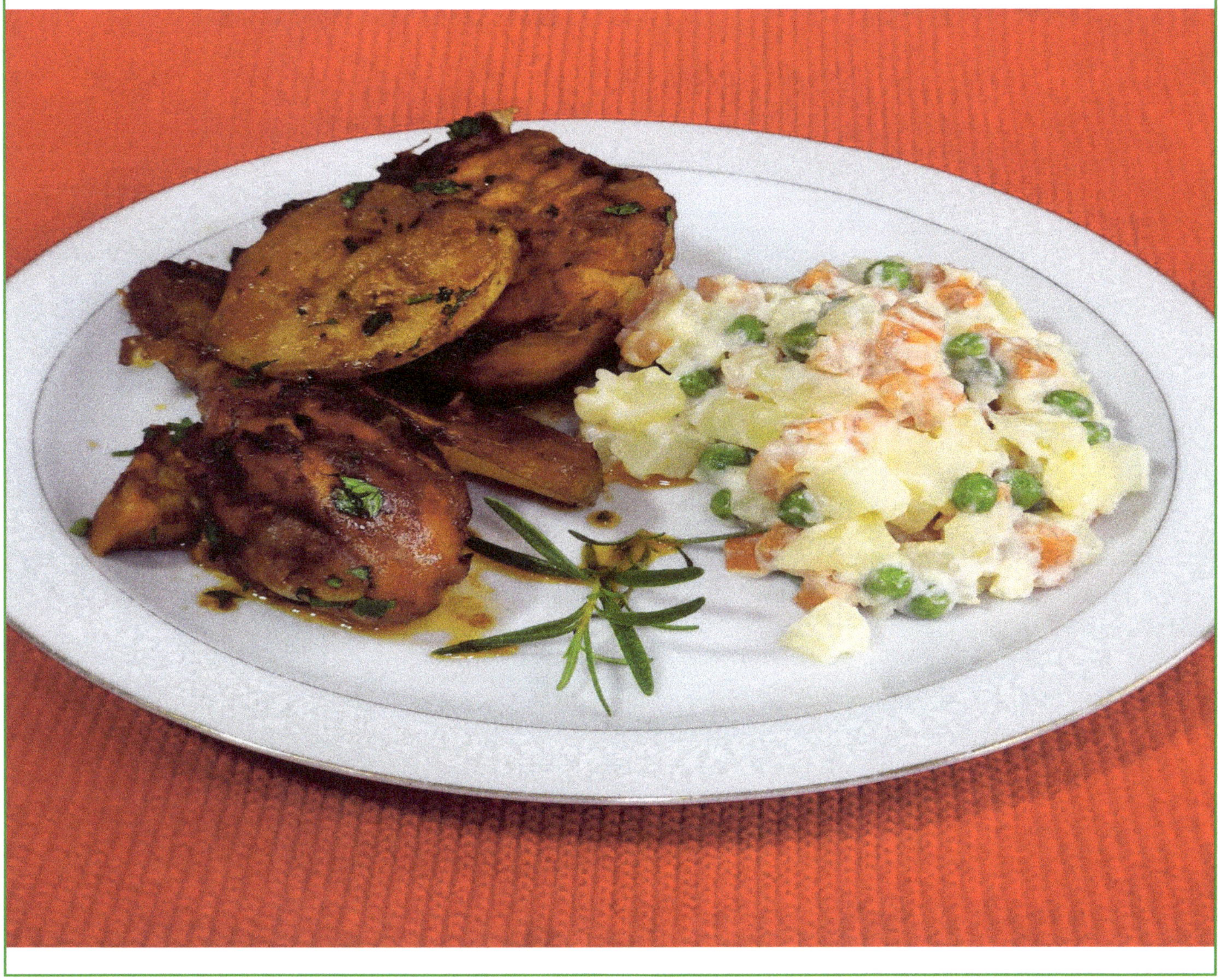

Ensalada de Papa Navideña

Acompañamientos Clásicos

Español

Ingredientes	Preparación
Ingredientes • **Base:** 4-5 papas grandes (peladas y cortadas en cubos), 4 zanahorias (peladas y cortadas en cubos), 1 taza de chícharos (guisantes). • **Aderezo:** Mayonesa (al gusto, aprox. ½ taza), mostaza (1 cda), pimienta blanca (o negra) y sal al gusto. • **Opcional:** Huevo duro picado (mencionado como opción en el video, aunque la receta base no lo lleva).	**Preparación** 1. **Cocinar Vegetales:** Hierva las papas y zanahorias en agua con sal hasta que estén tiernas pero firmes. Agregue los chícharos al final (si son frescos o congelados) para que se cocinen brevemente (unos 3 minutos). 2. **Enfriar:** Escurra los vegetales y páselos por agua fría o déjelos enfriar completamente para detener la cocción. 3. **Aderezar:** En un tazón grande, mezcle los vegetales fríos con la mayonesa y la mostaza. Sazone con pimienta blanca y sal. 4. **Servir:** Mezcle con movimientos envolventes para no batir la papa. Sirva fría o a temperatura ambiente.

Holiday Potato Salad

Classic Sides

English

Ingredients	Preparation
Ingredients • **Base:** 4–5 large potatoes (peeled and cubed), 4 carrots (peeled and cubed), 1 cup peas. • **Dressing:** Mayonnaise (to taste, approx. ½ cup), mustard (1 tbsp), white pepper (or black), and salt to taste. • **Optional:** Chopped hard-boiled egg.	**Preparation** 1. **Cook Veggies:** Boil potatoes and carrots in salted water until tender but firm. Add peas at the end (if fresh or frozen) to cook briefly (about 3 minutes). 2. **Cool:** Drain the vegetables and rinse with cold water or let them cool completely to stop the cooking process. 3. **Dress:** In a large bowl, mix the cooled vegetables with mayonnaise and mustard. Season with white pepper and salt. 4. **Serve:** Mix gently to avoid mashing the potatoes. Serve cold or at room temperature.

El secreto para la cremosidad perfecta es hacer un mix de mayonesa y crema; así no queda pesada y resalta el sabor de la papa. Recuerda integrarlo todo con cuidado para que los cubitos de papa se mantengan enteros.

The secret to the perfect creaminess is to use a mix of mayonnaise and sour cream; this way it doesn't feel heavy and it highlights the potato's flavor. Also, cook the potatoes with their skins on and dice them while they are still firm so they don't get mushy when you mix everything together.

En casa le llamamos así porque mi mamá solo la preparaba en Navidad, aunque en realidad se puede disfrutar cualquier día. Para mí es sagrada porque es la guarnición inseparable del pollo enchilado estilo mamá. Recuerdo las Navidades en mi pueblo, con las danzas tradicionales llenando las calles de significados que entonces no entendía. Mirando atrás, me doy cuenta de que éramos felices y no lo sabíamos. Por eso ahora, con mis hijos, trato de que cada instante sea un tesoro que voy coleccionando; porque a pesar de las tormentas que a veces llegan a casa, el amor en la mesa nos mantiene unidos.

We call it that at home because my mom only prepared it at Christmas, though it can actually be enjoyed any day. For me, it's sacred because it's the inseparable side dish for my mom's style 'enchilado' chicken. I remember Christmases in my town, with traditional dances filling the streets with meanings I didn't understand back then. Looking back, I realize we were happy and we didn't know it. That's why now, with my children, I try to make every moment a treasure that I collect; because despite the storms that sometimes visit our home, the love at the table keeps us together.

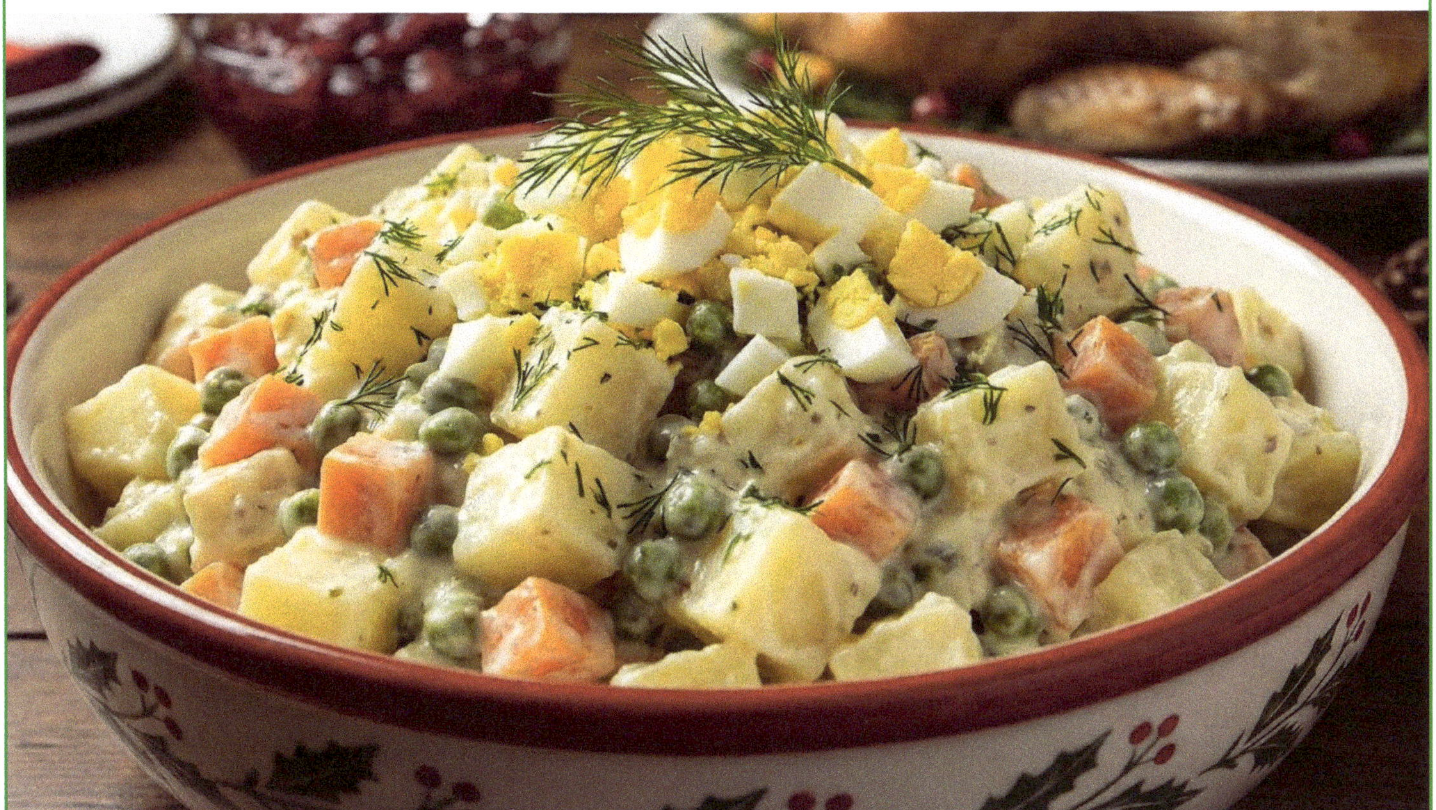

Atole de Nuez (Pecanas)

Bebidas Reconfortantes

Español

Ingredientes

- **Nuez:** 1 taza de nueces pecanas (ligeramente tostadas).
- **Líquido:** 2 litros de leche (o mezcla de leche y agua), 1 lata de leche evaporada.
- **Aromáticos:** 1 varita de canela.
- **Espesante:** 3-4 cdas de maicena (fécula de maíz) disueltas en un poco de agua.
- **Endulzante:** ½ taza de azúcar (o al gusto) y un chorrito de vainilla (opcional).
- **Toque Especial:** Una pizca de sal (para realzar el sabor) y esencia de almendra o nuez (opcional).

Preparación

1. **Infusionar:** En una olla, caliente un poco de agua con la varita de canela para que suelte el sabor. Agregue la leche.
2. **Licuar:** Licúe las nueces tostadas con un poco de la leche hasta obtener una mezcla suave.
3. **Cocinar:** Vierta la mezcla de nuez en la olla con la leche caliente. Agregue la lata de leche evaporada, el azúcar, la pizca de sal y la vainilla (o esencia).
4. **Espesar:** Cuando empiece a hervir, agregue la maicena disuelta poco a poco, removiendo constantemente para evitar grumos.
5. **Servir:** Cocine a fuego lento, moviendo seguido para que no se pegue, hasta que espese al gusto. Sirva caliente, decorado con trocitos de nuez.

Pecan Atole

Comforting Drinks

English

Ingredients

- **Nut:** 1 cup pecans (lightly toasted).
- **Liquid:** 2 liters milk (or milk/water mix), 1 can evaporated milk.
- **Aromatics:** 1 cinnamon stick.
- **Thickener:** 3–4 tbsp cornstarch dissolved in a little water.
- **Sweetener:** ½ cup sugar (or to taste) and a splash of vanilla (optional).
- **Special Touch:** A pinch of salt (to enhance flavor) and almond or nut extract (optional).

Preparation

1. **Infuse:** In a pot, heat a small amount of water with the cinnamon stick to release flavor. Add the milk.
2. **Blend:** Blend the toasted pecans with a little of the milk until smooth.
3. **Cook:** Pour the pecan mixture into the pot with the warm milk. Add the evaporated milk, sugar, pinch of salt, and vanilla (or extract).
4. **Thicken:** When it starts to boil, gradually stir in the dissolved cornstarch, whisking constantly to prevent lumps.
5. **Serve:** Simmer, stirring frequently to prevent scorching, until thickened to your liking. Serve hot, garnished with chopped pecans.

Mi secreto para un atole de campeonato: Tuesta ligeramente las nueces pecanas antes de licuarlas con la leche; ese paso despierta los aceites naturales de la nuez y hace que el sabor sea mucho más profundo y elegante. Y recuerda, muévelo con una cuchara de madera haciendo círculos con paciencia, ¡el amor se cocina despacio!.

My secret for a championship atole: Lightly toast the pecans before blending them with the milk; this step awakens the nut's natural oils and makes the flavor much deeper and more elegant. And remember, stir it with a wooden spoon in patient circles—love is cooked slowly!

Este atole de nuez pecana es mi refugio favorito para los días lluviosos. Al prepararlo, cierro los ojos y me veo de niña, llegando de la escuela toda mojada por la lluvia, y ahí estaba mi mamá, esperándome siempre con un atole calientito para devolverme el alma al cuerpo. Ahora, cuando lo preparo en mis videos, me gusta jugar con todos ustedes y les digo: '¡andén, abran la boca para que lo prueben!', porque el cariño que mi mamá me daba en una taza, hoy se los quiero compartir a través de mi cocina.

This pecan atole is my favorite refuge for rainy days. When I prepare it, I close my eyes and see myself as a little girl, coming home from school soaking wet from the rain, and there was my mother, always waiting for me with a warm atole to bring my soul back to my body. Now, when I make it in my videos, I love to play with all of you and say: 'come on, open your mouth so you can taste it!', because the love my mother gave me in a cup, I want to share with you today through my cooking.

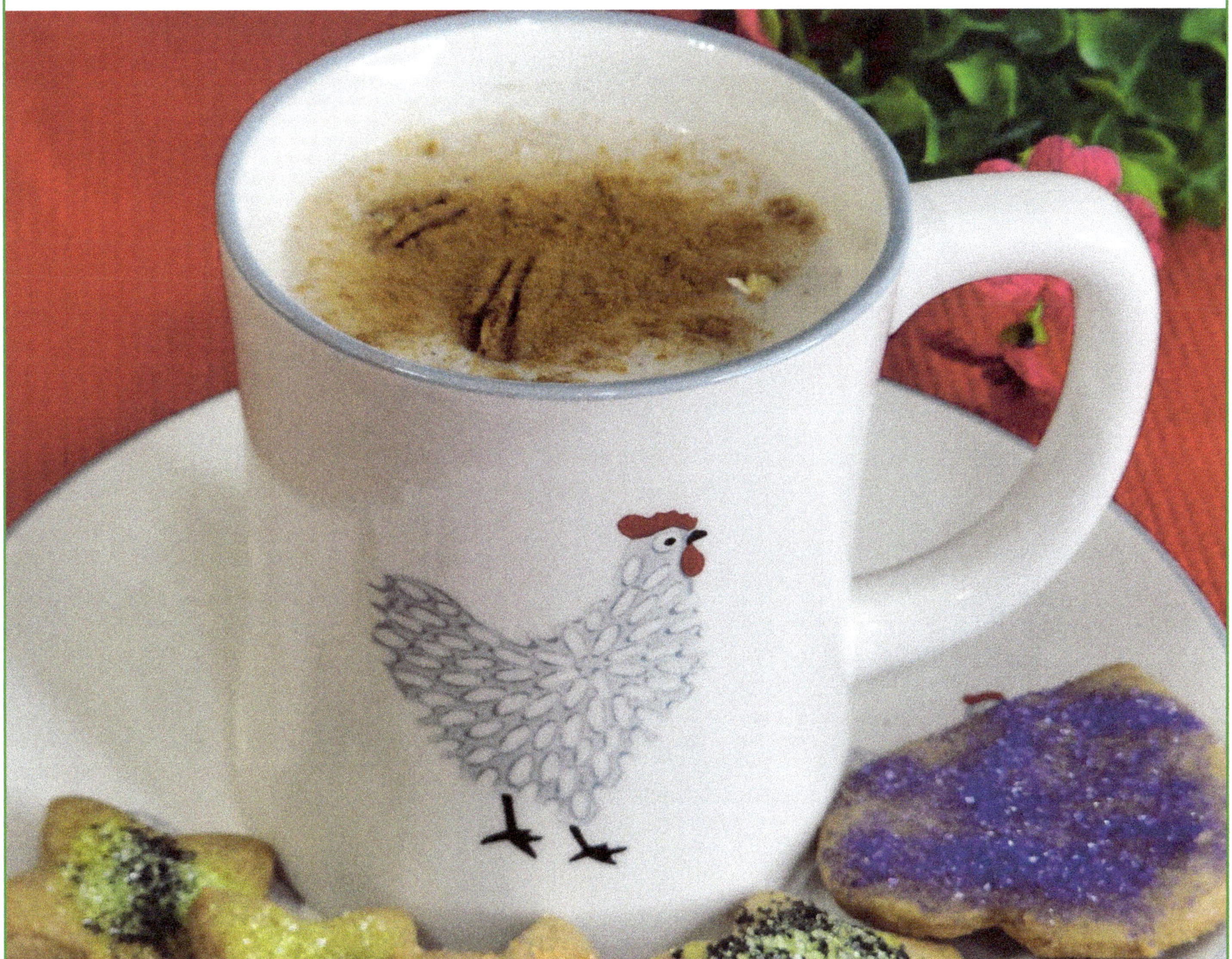

Consomé de Pollo para Tacos Dorados

Sopas y Caldos

Spanish

Ingredientes	Preparación
• **Base:** Caldo de pollo (donde se cocinó el pollo para los tacos). • **Sofrito:** Aceite, cebolla picada y ajo picado. • **Verduras:** Zanahoria picada, apio picado, calabacita picada y papa picada (opcional, en el video se usa papa sobrante). • **Aromáticos:** Orégano seco, cilantro fresco (para decorar y saborizar). • **Sazón:** Sal al gusto.	1. **Sofrito:** En una olla, caliente un poco de aceite. Sofría la cebolla y el ajo hasta que estén fragantes. 2. **Verduras:** Agregue el apio y la zanahoria (y la papa si la usa cruda) y sofría brevemente. 3. **El Caldo:** Vierta el caldo de pollo sobre las verduras. Sazone con una pizca de orégano. 4. **Cocinar:** Deje hervir hasta que las verduras estén tiernas. Agregue la calabacita y la papa cocida (si usa sobrante) hacia el final para que no se deshagan. 5. **Finalizar:** Añada cilantro fresco justo antes de servir o apagar el fuego. Sirva caliente en una taza para acompañar los tacos.

Chicken Consommé for Tacos Dorados

Soups & Broths

English

Ingredients	Preparation
• **Base:** Chicken broth (reserved from cooking the chicken for the tacos). • **Sauté:** Oil, chopped onion, and chopped garlic. • **Vegetables:** Chopped carrots, chopped celery, chopped zucchini, and chopped potato (optional, leftover cooked potato used in video). • **Aromatics:** Dried oregano, fresh cilantro (for garnish and flavor). • **Seasoning:** Salt to taste.	1. **Sauté:** Heat a little oil in a pot. Sauté the onion and garlic until fragrant. 2. **Vegetables:** Add the celery and carrots (and raw potato if using) and sauté briefly. 3. **The Broth:** Pour the chicken broth over the vegetables. Season with a pinch of dried oregano. 4. **Simmer:** Simmer until the vegetables are tender. Add the zucchini and cooked potato (if using leftovers) towards the end so they don't become mushy. 5. **Finish:** Add fresh cilantro just before serving or turning off the heat. Serve hot in a cup alongside the tacos.

Un caldo reconfortante y lleno de sabor, ideal para acompañar los tacos dorados.
A comforting and flavorful broth, the perfect accompaniment for dipping or sipping with golden tacos.

No hay nada como un rico y delicioso caldo de pollo con sabor a hogar. Como siempre les digo, el ingrediente secreto es el amor que le pongamos a todo lo que hagamos. Este caldo es perfecto para alimentar nuestro estómago y nuestra alma; en días de resfriado, tomarlo es como recibir un abrazo. Me gusta servirlo solo con verduras frescas o acompañarlo con unos buenos tacos dorados. Es la base de nuestra cocina y el remedio para cualquier mal.

There is nothing like a rich and delicious chicken broth with the taste of home. As I always say, the secret ingredient is the love we put into everything we do. This broth is perfect for nourishing our stomach and our soul; on cold or sick days, drinking it is like receiving a hug. I like to serve it alone with fresh vegetables or accompany it with some good crispy 'tacos dorados'. It is the foundation of our kitchen and the remedy for any ailment.

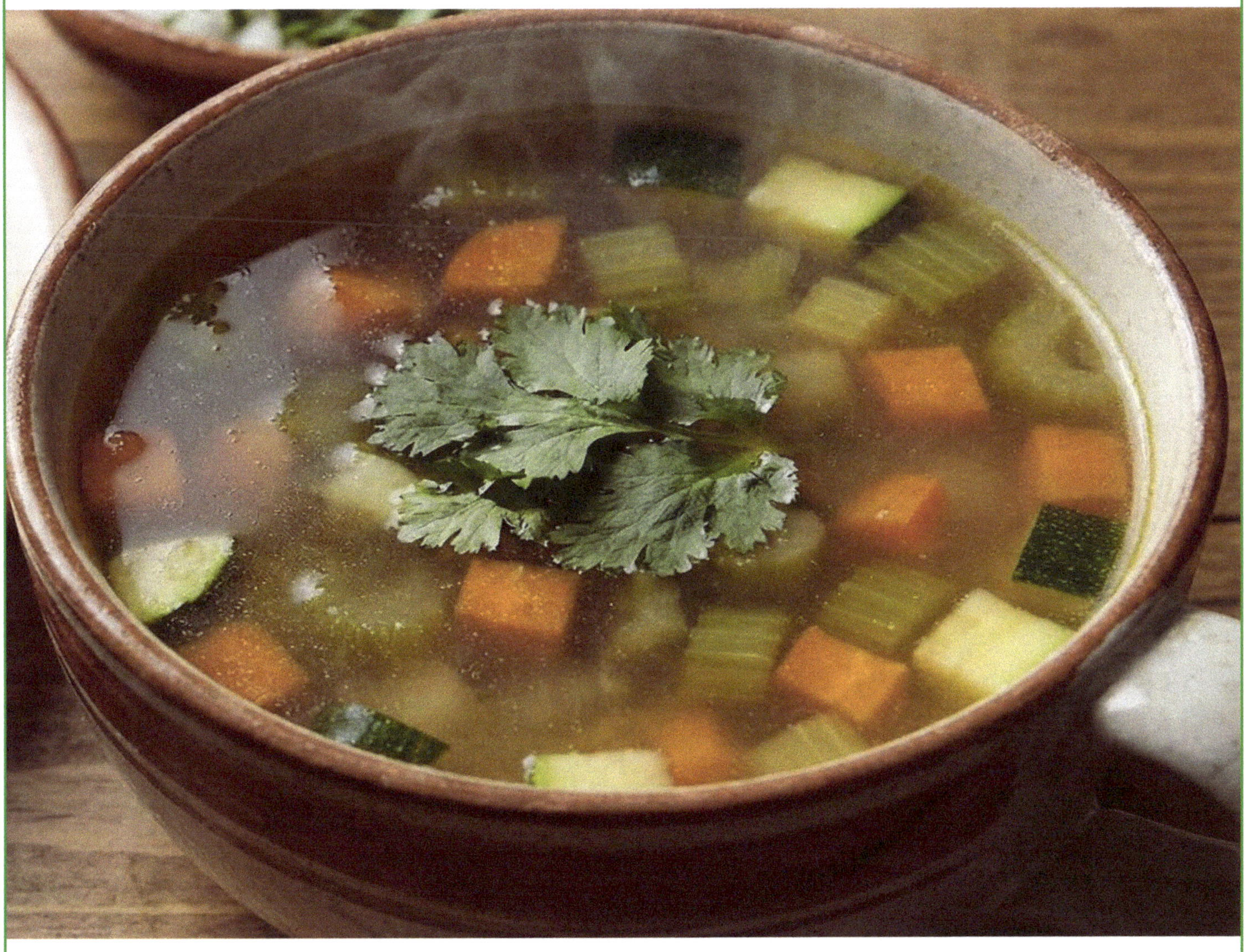

Salsa Roja

Salsas y Aderezos

Español

Ingredientes	Preparación
• **Base:** 5-6 jitomates (tomates roma). • **Picante:** Chiles serranos o chiles de árbol (cantidad al gusto según el picor deseado). • **Aromáticos:** 2 dientes de ajo, cilantro fresco. • **Sazón:** Sal al gusto.	1. **Hervir:** En una olla con agua, hierva los jitomates y los chiles hasta que estén suaves y cocidos. 2. **Licuar:** Coloque los jitomates, chiles y ajos en la licuadora. Agregue un poco del agua de cocción (no demasiada, para que quede espesa). 3. **Sazonar:** Añada sal y un puño de cilantro fresco. Licúe hasta obtener una salsa homogénea. 4. **Servir:** Vierta sobre los tacos dorados preparados.

Red Salsa

Salsas & Dressings

English

Ingredients	Preparation
• **Base:** 5-6 Roma tomatoes. • **Heat:** Serrano peppers or Arbol chilies (amount to taste depending on desired heat). • **Aromatics:** 2 garlic cloves, fresh cilantro. • **Seasoning:** Salt to taste.	1. **Boil:** Boil the tomatoes and chilies in a pot of water until soft and cooked through. 2. **Blend:** Place the tomatoes, chilies, and garlic in a blender. Add a little of the cooking water (not too much, to keep it thick). 3. **Season:** Add salt and a handful of fresh cilantro. Blend until smooth. 4. **Serve:** Pour over the prepared golden tacos.

Para esta salsa, el secreto no es el colador, sino la frescura. No la pases por el colador, para que el cilantro fresco picadito y la pulpa del jitomate le den ese cuerpo rústico y delicioso. Licúa solo lo suficiente para integrar, pero deja que se sientan los trocitos de cilantro; eso es lo que le da ese sabor a hogar que a todos nos encanta

For this sauce, the secret isn't the strainer, but the freshness. Do not pass it through a strainer, so the freshly chopped cilantro and tomato pulp give it that rustic and delicious body. Blend just enough to integrate, but let the bits of cilantro be felt; that's what gives it that home-cooked flavor we all love.

Esta salsa picosa es riquísima y verdaderamente multiusos: va con tacos suaves, crujientes, tostadas o hasta como aderezo en ensaladas. En mi hermoso Guerrero, si la comida no pica, ¡no tiene sabor! Desde pequeñitos nos enseñan a amar el picante. Yo les pregunto: ¿Cómo les gustaría disfrutarla? A mí me encanta imaginarla sobre unos tacos al pastor o unas carnitas bien calientes. ¡Es pura pasión en cada gota!

This spicy sauce is delicious and truly multipurpose: it goes with soft or crunchy tacos, tostadas, or even as a dressing for salads. In my beautiful Guerrero, if the food isn't spicy, it has no flavor! We are taught to love heat since we are little. I ask you: How would you like to enjoy it? I love imagining it over tacos al pastor or piping hot carnitas. It's pure passion in every drop!

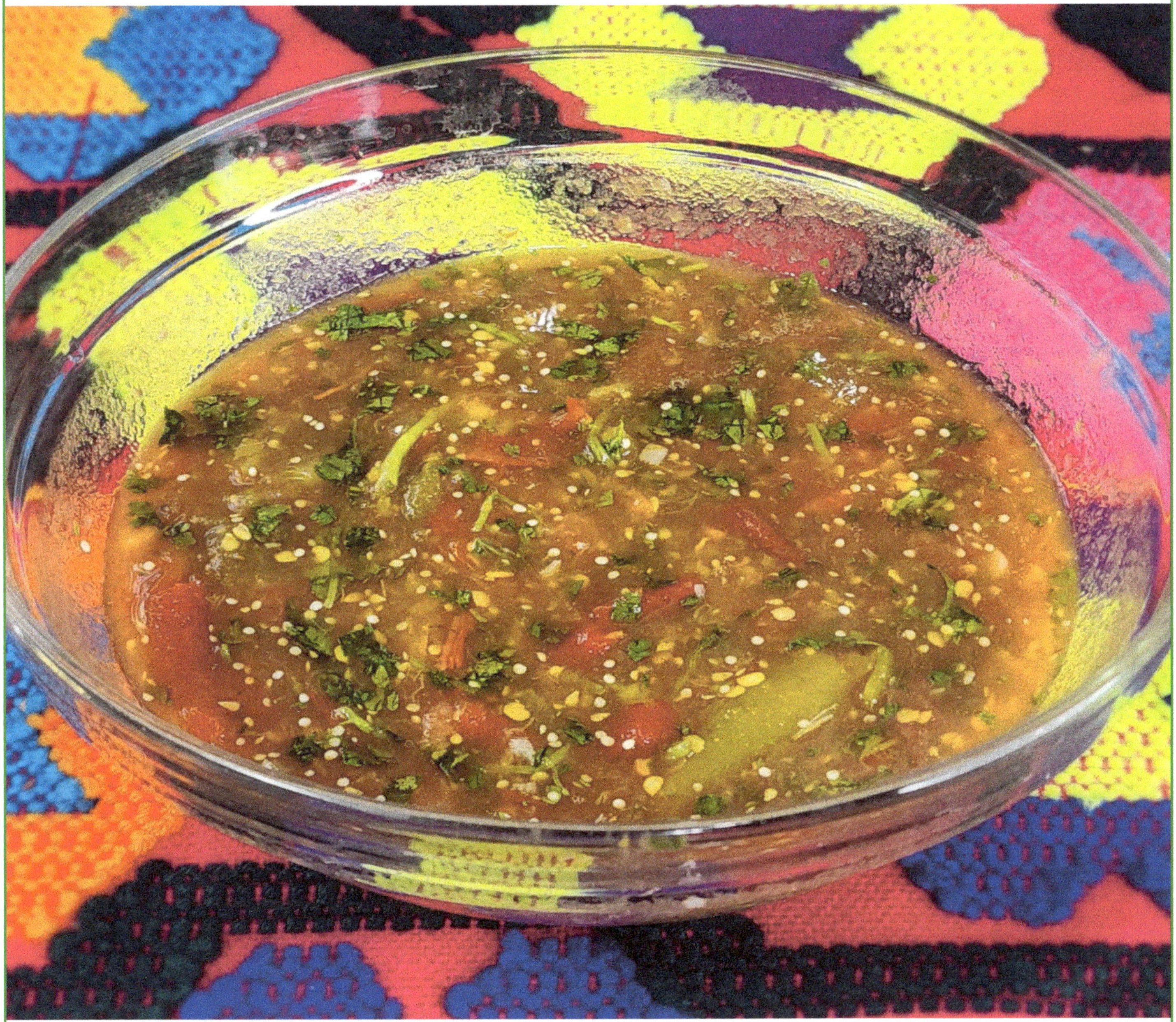

Camarones al Coco Estilo Acapulco

Favoritos Tradicionales

Español

Ingredientes

- **Camarones:** 1 lb de camarones grandes (jumbo), limpios y con la cola (para manejar mejor).
- **Sazón:** Sal, pimienta negra, ajo en polvo y pimentón (paprika).
- **Empanizado:** Harina de trigo, 2-3 huevos batidos, pan molido y coco rallado (sin azúcar) en partes iguales.
- **Salsa de Mango:** 1 mango maduro (picado), cilantro fresco, jugo de limón, un poco de cebolla morada picada, sal, pimienta y opcionalmente chile jalapeño (sin semillas) para un toque picante.
- **Para Freír:** Aceite.

Preparación

1. **Salsa de Mango:** Mezcle el mango picado con la cebolla morada, cilantro, jugo de limón y el chile (si usa). Sazone con sal y pimienta. Reserve para que los sabores se mezclen.
2. **Preparar Camarones:** Seque bien los camarones. Sazónelos con sal, pimienta, ajo en polvo y paprika.
3. **Estación de Empanizado:** Prepare tres platos: uno con harina, otro con los huevos batidos, y el tercero con la mezcla de pan molido y coco rallado.
4. **Empanizar:** Pase cada camarón por harina, luego por el huevo, y finalmente cúbralo bien con la mezcla de coco y pan, presionando suavemente para que se adhiera.
5. **Freír:** Caliente aceite en una sartén. Fría los camarones hasta que estén dorados y crujientes (aprox. 2-3 minutos por lado). No los sobrecocine. Escurra sobre papel absorbente.
6. **Servir:** Sirva los camarones calientes acompañados de la salsa fresca de mango.

Acapulco Style Coconut Shrimp

Traditional Favorites

English

Ingredients

- **Shrimp:** 1 lb large (jumbo) shrimp, cleaned with tails on (for handling).
- **Seasoning:** Salt, black pepper, garlic powder, and paprika.
- **Breading:** Wheat flour, 2-3 beaten eggs, breadcrumbs and shredded coconut (unsweetened) mixed in equal parts.
- **Mango Salsa:** 1 ripe mango (diced), fresh cilantro, lime juice, a bit of chopped red onion, salt, pepper, and optional jalapeño (seeded) for a kick.
- **Frying:** Oil.

Preparation

1. **Mango Salsa:** Mix the diced mango with red onion, cilantro, lime juice, and chili (if using). Season with salt and pepper. Set aside to let flavors meld.
2. **Prep Shrimp:** Pat shrimp dry. Season with salt, pepper, garlic powder, and paprika.
3. **Breading Station:** Set up three bowls: one with flour, one with beaten eggs, and one with the breadcrumb and coconut mixture.
4. **Bread:** Dredge each shrimp in flour, dip in egg, and coat thoroughly in the coconut-breadcrumb mix, pressing gently to adhere.
5. **Fry:** Heat oil in a skillet. Fry shrimp until golden brown and crispy (approx. 2-3 minutes per side). Do not overcook. Drain on paper towels.
6. **Serve:** Serve hot with the fresh mango salsa on the side.

El secreto para que el empanizado no se caiga es enfriar los camarones unos 15 minutos en el refrigerador después de empanizarlos y antes de freírlos. Esto hace que el coco y el panko se peguen bien a la carne y queden súper crujientes.

The secret to keeping the breading intact is chilling the shrimp for about 15 minutes in the fridge after breading them and before frying. This helps the coconut and panko stick firmly to the meat, ensuring they turn out extra crispy.

Estos camarones son una verdadera delicia para quienes, como yo, amamos los mariscos. Son el aperitivo estrella porque ese toque crujiente del coco los hace irresistibles. Lo mejor es que son totalmente versátiles: van bien con una salsa dulce, con una bien picosa, o incluso dentro de unos tacos. En mi cocina no hay una ley que nos diga qué se puede o qué no se puede hacer; la cocina es para experimentar y disfrutar lo que nos gusta, ¡y estos camarones van con todo!

These shrimp are a true delight for those who, like me, love seafood. They are the star appetizer because that crispy coconut touch makes them irresistible. The best part is how versatile they are: they go great with a sweet sauce, a spicy one, or even inside tacos. In my kitchen, there is no law telling us what can or cannot be done; cooking is about experimenting and enjoying what we like, and these shrimp go with everything!

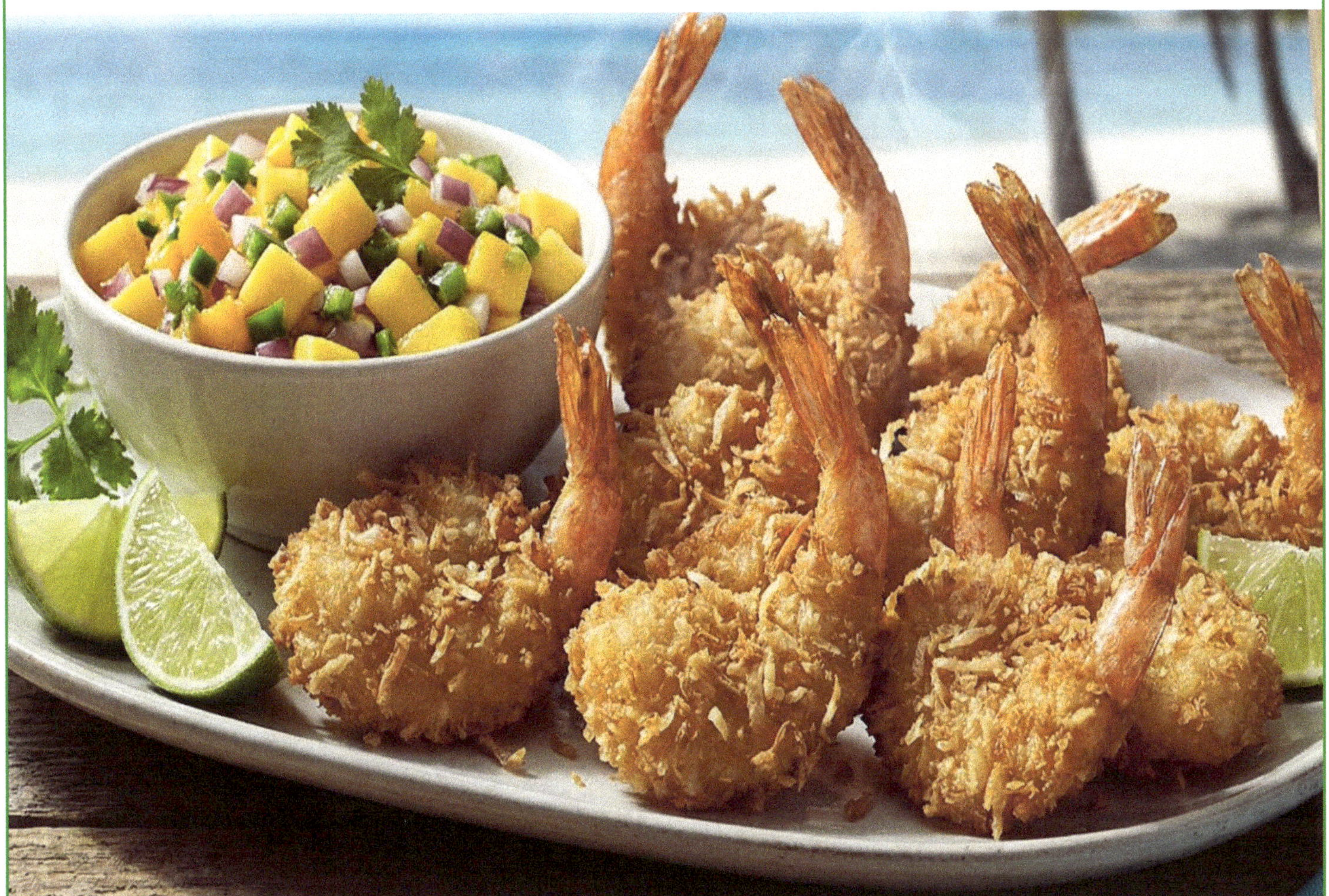

Paella de Mariscos

Favoritos Tradicionales

Español

Ingredientes

- **Arroz:** 2 tazas de arroz de grano corto (preferiblemente tipo Bomba).
- **Caldo:** 5 tazas de caldo de pescado (bien caliente).
- **Mariscos:** 8-12 langostinos, 1 calamar mediano troceado, 12-16 mejillones limpios.
- **Base de Sabor:** 1 tomate maduro rallado, 2 dientes de ajo picados finamente, ½ pimiento rojo cortado en tiras.
- **Especias:** Azafrán en hebras (o colorante), 1 cucharadita de pimentón dulce, sal al gusto y aceite de oliva virgen extra.

El Secreto del Socarrat El *socarrat* es la capa crujiente y caramelizada del fondo. Para lograrlo:

- Cuando el caldo se haya evaporado totalmente y escuches un "chisporroteo" (como si se estuviera friendo el arroz), sube el fuego a potencia media-alta durante **45-60 segundos**.
- Si huele a tostado (no a quemado), apaga el fuego inmediatamente y deja reposar la paella tapada durante 5 minutos antes de servir.

Preparación

1. ***Sellar los mariscos:*** *En una paellera o sartén amplia con aceite, dora los camarones por ambos lados. Retira y reserva.*
2. ***El salteado:*** *En el mismo aceite, saltea el pimiento rojo y el calamar. Agrega el ajo y el tomate rallado. Cocina a fuego bajo hasta que la mezcla quede oscura y concentrada (esta es la clave para un sabor profundo).*
3. ***El arroz:*** *Añade el arroz y revuelve por un minuto para tostar los granos. Incorpora el pimentón dulce (cuidado de no quemarlo) y vierte el caldo caliente con el azafrán disuelto.*
4. ***Cocción:*** *Cocina a fuego medio-alto los primeros 8–10 minutos, luego baja el fuego. El tiempo total es de aproximadamente 18–20 minutos.* ***¡Importante!*** *No muevas el arroz una vez que el caldo empiece a hervir suavemente.*
5. ***Finalizar:*** *Acomoda los camarones y los mejillones encima del arroz durante los últimos 5 minutos de cocción.*

Seafood Paella

Traditional Favorites

English

Ingredients

- **Rice:** 2 cups of short-grain rice (preferably Bomba rice).
- **Broth:** 5 cups of fish stock (piping hot).
- **Seafood:** 8–12 large shrimp (prawns), 1 medium squid (chopped), 12–16 cleaned mussels.
- **Base:** 1 ripe grated tomato, 2 minced garlic cloves, ½ red bell pepper sliced into strips.
- **Flavor:** Saffron threads, 1 teaspoon of sweet paprika, salt to taste, and extra virgin olive oil.

The Secret of Socarrat *Socarrat* is the crispy, caramelized layer at the bottom of the pan. To achieve it:

- Once the broth has fully evaporated and you hear a "crackling" sound (as if the rice is frying), turn the heat up to medium-high for exactly **45–60 seconds**.
- When it smells toasted (not burnt), turn off the heat immediately and let the paella rest, covered, for 5 minutes before serving.

Preparation

1. ***Sear the Seafood:*** *In a paella pan or wide skillet with oil, brown the shrimp on both sides. Remove and set aside.*
2. ***The Sauté:*** *In the same oil, sauté the red pepper and the squid. Add the garlic and grated tomato. Cook over low heat until the mixture is dark and concentrated (this is the key to depth of flavor).*
3. ***The Rice:*** *Add the rice and stir for one minute to toast the grains. Stir in the sweet paprika (be careful not to burn it) and pour in the hot broth with the dissolved saffron.*
4. ***Cooking:*** *Cook over medium-high heat for the first 8–10 minutes, then lower the heat. Total time is about 18–20 minutes.* ***Important!*** *Do not stir the rice once the broth begins to simmer.*
5. ***Finishing:*** *Arrange the shrimp and mussels on top of the rice during the last 5 minutes of cooking.*

Esta paella es una comida deliciosa que preparo poco porque en casa no son muy amantes de los mariscos, pero a mí me encanta y a mi familia virtual ni se diga; ¡hasta abren la boca antes de que les diga nada! Nos divertimos mucho con nuestras ocurrencias. Para mí, la paella es una metáfora de la vida: siento que los mariscos somos nosotros y el arroz es el mar. Todos vamos remando hacia un puerto seguro. Yo sigo esa Luz que me guía en la oscuridad hacia un puerto seguro, porque él es mi mentor y me enseña el camino. Muchas veces, aun teniendo a mis hijos, me he sentido muy sola, pero esta guía me da la esperanza de que algo hermoso viene en camino. Esta paella refleja esa unión y esa búsqueda de claridad.
This paella is a delicious meal that I don't prepare often because my family at home isn't very fond of seafood, but I love it and my virtual family loves it even more; they even open their mouths before I say a word! We have so much fun with our antics. For me, the paella is a metaphor for life: I feel that the seafood is us and the rice is the sea. We are all rowing towards a safe harbor. I follow that Light that guides me through the darkness towards a safe harbor, because he is my mentor and shows me the way. Many times, even having my children, I have felt very alone, but this guidance gives me the hope that something beautiful is on its way. This paella reflects that union and that search for clarity.

Para que esta paella sea un puerto seguro de sabor, el secreto es el sofrito y el caldo. Tuesta un poco el arroz con el sofrito para que absorba toda la esencia. Mi toque especial es colar muy bien el caldo de pescado antes de añadirlo al arroz; así te aseguras de que el mar que rodea a tus mariscos sea limpio, puro y lleno de brillo, permitiendo que cada ingrediente resalte por su elegancia y frescura.
To make this paella a safe harbor of flavor, the secret is the sofrito and the broth. Toast the rice slightly with the sofrito so it absorbs all the essence. My special touch is to strain the fish broth very well before adding it to the rice; this way you ensure that the sea surrounding your seafood is clean, pure, and full of brilliance, allowing each ingredient to stand out for its elegance and freshness.

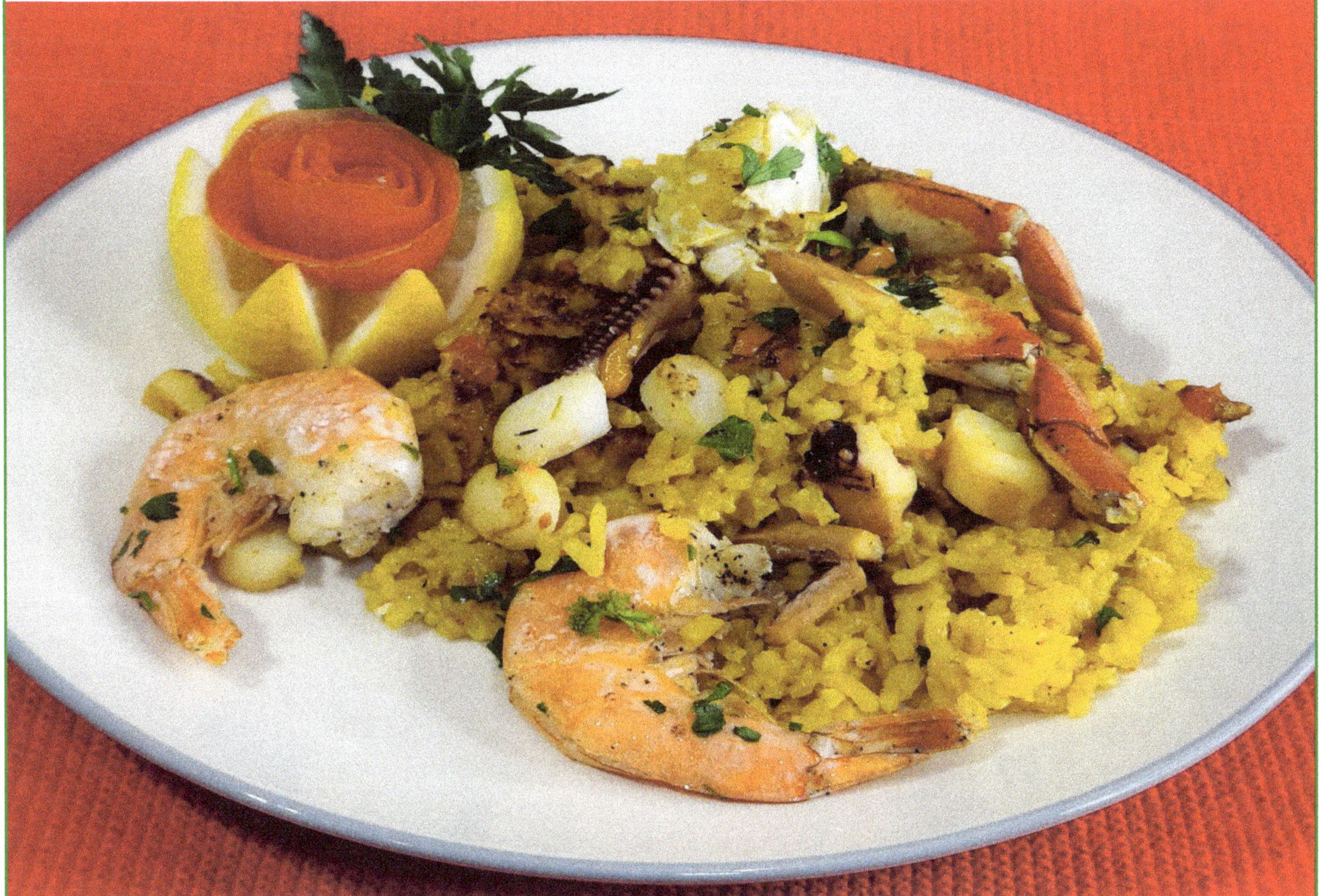

Solomillo de Pollo Empanizado

Favoritos Tradicionales

Español

Ingredientes

- **Pollo:** 4 pechugas de pollo (solomillos/tenders) cortadas en tiras o trozos al gusto.
- **Sazón:** Sal, pimienta negra y pimentón (paprika).
- **Empanizado:**
    - Harina de trigo (o regular).
    - 4-5 huevos batidos.
    - 1 taza (aprox.) de pan molido estilo Panko.
    - Queso parmesano rallado (para mezclar con el pan).
- **Para Freír:** Aceite.

Preparación

1. ***Sazonar:*** *Seque muy bien el pollo. Sazone las tiras de pollo con sal, pimienta negra y paprika.*
2. ***Estación de Empanizado:*** *Prepare tres recipientes. En uno coloque la harina. En otro, bata los huevos. En el tercero, mezcle el pan molido Panko con el queso parmesano rallado.*
3. ***Empanizar:*** *Pase cada pieza de pollo primero por la harina (sacudiendo el exceso), luego por el huevo batido y finalmente cúbrala bien con la mezcla de pan y queso.*
4. ***Freír:*** *Caliente abundante aceite en una sartén. Fría las tiras de pollo en tandas pequeñas (aprox. 3 a la vez) para no bajar la temperatura del aceite. Cocine hasta que estén doradas y crujientes. Escurra sobre papel absorbente.*
5. ***Servir:*** *Ideal como aperitivo con salsa BBQ, aderezo ranch o en ensaladas/sándwiches.*

Breaded Chicken Tenders (Solomillo)

Traditional Favorites

English

Ingredients

- **Chicken:** 4 chicken breasts (tenderloins/solomillos) cut into strips or pieces.
- **Seasoning:** Salt, black pepper, and paprika.
- **Breading:**
    - Wheat flour (or all-purpose).
    - 4–5 beaten eggs.
    - 1 cup (approx.) Panko breadcrumbs.
    - Grated Parmesan cheese (mixed with breadcrumbs).
- **Frying:** Oil.

Preparation

1. ***Season:*** *Pat the chicken dry. Season with salt, black pepper, and paprika.*
2. ***Breading Station:*** *Set up three bowls. Place flour in one. Beat the eggs in another. In the third, mix the Panko breadcrumbs with the grated Parmesan cheese.*
3. ***Bread:*** *Dredge each chicken piece first in flour (shake off excess), then dip in the beaten egg, and finally coat thoroughly in the breadcrumb-cheese mixture.*
4. ***Fry:*** *Heat plenty of oil in a skillet. Fry the chicken strips in small batches (about 3 at a time) to maintain oil temperature. Cook until golden brown and crispy. Drain on paper towels.*
5. ***Serve:*** *Perfect as an appetizer with BBQ sauce, ranch dressing, or in salads/sandwiches.*

El toque mágico para que estos tenders sean inolvidables es revolver queso parmesano rallado con el pan molido o el empanizador. Eso les da un sabor profundo y saladito que a todos les encanta. Además, asegúrate de que el aceite esté bien caliente para que queden crujientes por fuera y bien jugositos por dentro.

The magic touch to make these tenders unforgettable is to mix grated Parmesan cheese with the breadcrumbs. It gives them a deep, savory flavor that everyone loves. Also, make sure the oil is very hot so they stay crispy on the outside and juicy on the inside.

Esta receta es para consentir a los pequeños y a ti, que me estás leyendo ahora. De verdad quedan deliciosos porque el secreto está en el empanizado. Me siento muy bendecida y le doy gracias a Dios por mandarme entera a este mundo, aunque a veces confieso que se me cruzan los cables porque soy una mujer muy sensible. Creo que podría escribir un libro de mi vida, porque tengo tantas historias vividas... han sido caídas fuertes, pero aquí sigo, feliz y con una sonrisa, compartiendo lo mejor de mí.

This recipe is to pamper the little ones and you, who are reading me right now. They really turn out delicious because the secret is in the breading. I feel very blessed and I thank God for sending me into this world whole, although I confess that sometimes my wires get crossed because I am a very sensitive woman. I think I could write a book about my life because I have so many stories... there have been heavy falls, but here I am, happy and with a smile, sharing the best of myself.

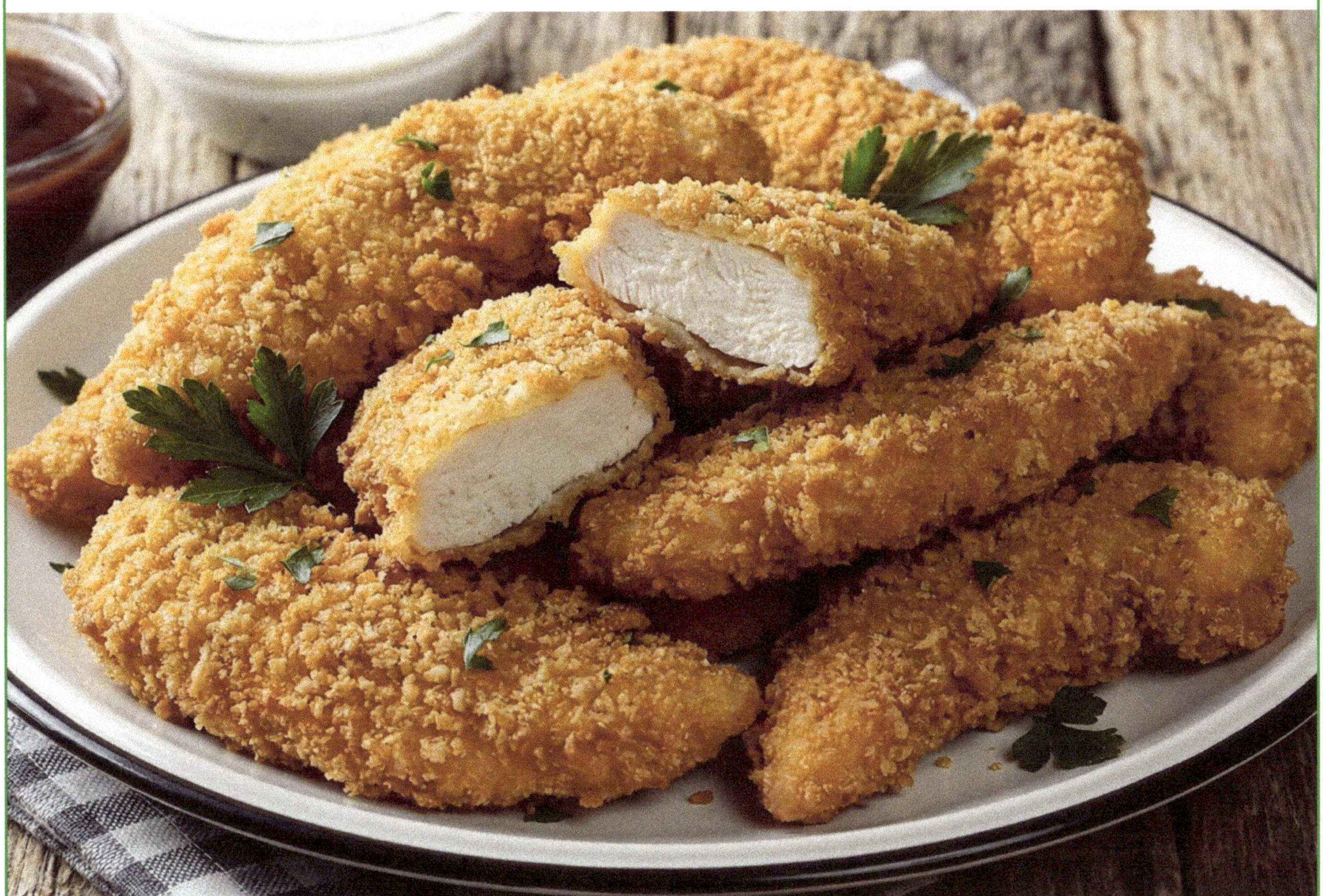

Salchichas Envueltas (Marranitos)

Aperitivos Rápidos

Español

Ingredientes	Preparación
• **Salchichas:** Salchichas de carne (cortadas a la mitad si son largas). • **Masa:** Masa refrigerada para cuernitos (Crescent Rolls/Croissants).	*1. **Precalentar:** Precaliente el horno a 350°F (175°C).* *2. **Preparar la Masa:** Desenrolle la masa y corte los triángulos en tiras.* *3. **Envolver:** Envuelva cada trozo de salchicha con una tira de masa, como si fuera una cobijita (o momia).* *4. **Hornear:** Coloque las salchichas envueltas en una charola para hornear (con papel pergamino). Hornee durante 20-25 minutos o hasta que la masa esté dorada y cocida.*

Pigs in a Blanket (Wrapped Sausages)

Quick Appetizers

English

Ingredients	Preparation
• **Sausages:** Meat sausages/hot dogs (cut in half if long). • **Dough:** Refrigerated crescent roll dough.	*1. **Preheat:** Preheat oven to 350°F (175°C).* *2. **Prep Dough:** Unroll the dough and cut the triangles into strips.* *3. **Wrap:** Wrap each sausage piece with a strip of dough, like a little blanket (or mummy).* *4. **Bake:** Place wrapped sausages on a baking sheet (lined with parchment paper). Bake for 20–25 minutes until the dough is golden brown and cooked through.*

Para que estos marranitos queden de diez, asegúrate de secar bien las salchichas con una toalla de papel antes de envolverlas en la masa; así no se resbalan y la masa se pega mejor. Puedes barnizarlos con un poquito de huevo batido para que salgan del horno bien doraditos y brillantes, ¡se verán irresistibles!

To make these little pigs perfect, make sure to dry the sausages well with a paper towel before wrapping them in the dough; that way they don't slip and the dough sticks better. You can brush them with a little beaten egg so they come out of the oven golden and shiny—they'll look irresistible!

Esta receta es perfecta para un convivio o cualquier ocasión; se pueden servir con salsa BBQ o solitos. Es lo más fácil de preparar como aperitivo. Si estás apurada preparando la comida principal y todavía no está lista, y todos están diciendo 'tengo hambre', ¡engáñalos con estos marranitos! Mi audiencia me cuenta que también les llaman 'momias' y me causa mucha risa porque somos muy ocurrentes. Amo mucho a mi audiencia en los en vivos por compartir estas ocurrencias conmigo.

This recipe is perfect for a get-together or any occasion; they can be served with BBQ sauce or on their own. It's the easiest appetizer to prepare. If you're in a rush making the main meal and it's not ready yet, and everyone is saying 'I'm hungry,' trick them with these little pigs! My audience tells me they also call them 'mummies,' and it makes me laugh because we are so clever. I love my audience in the live streams so much for sharing these witty names with me.

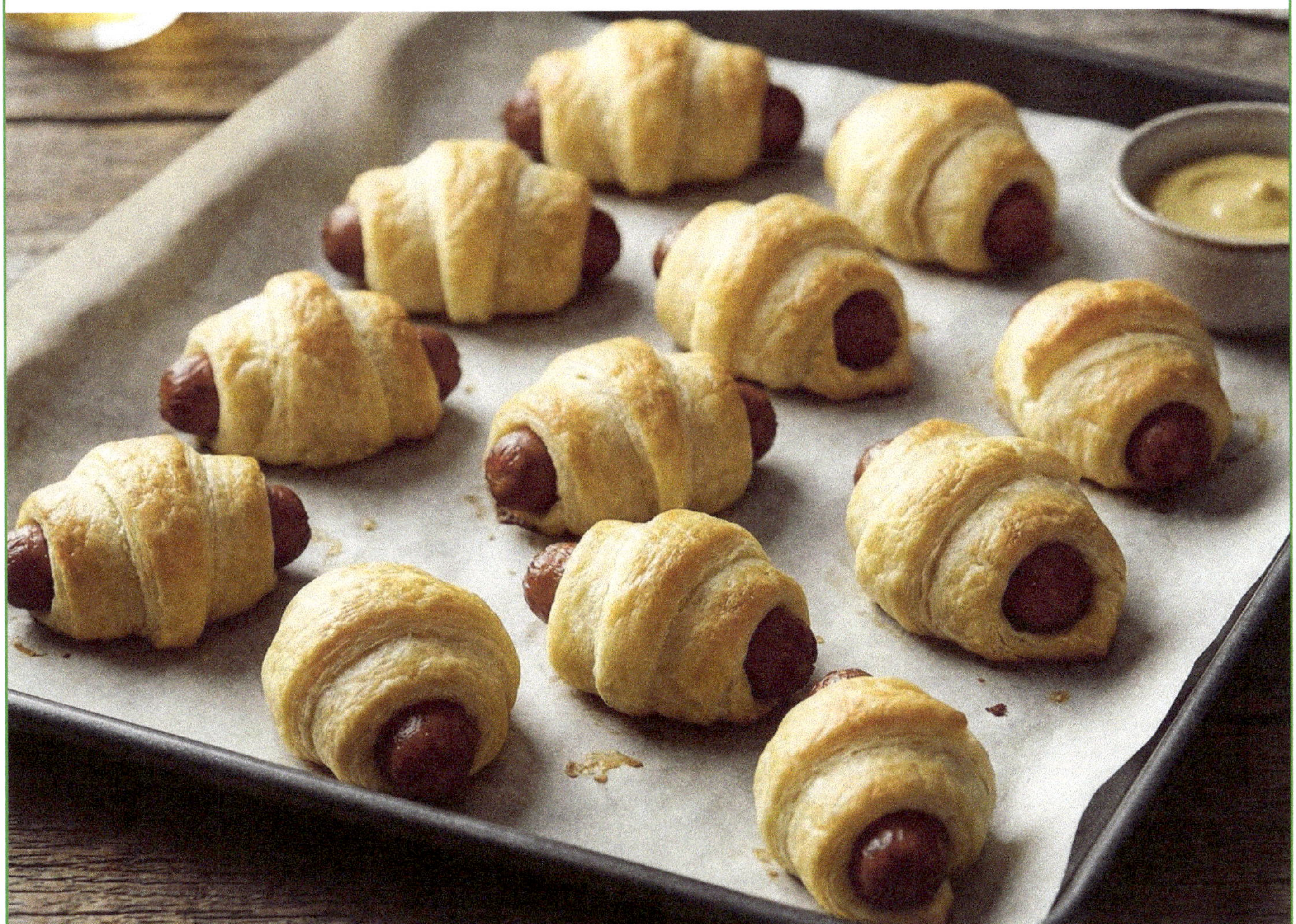

Salsa Roja Tatemada "Estilo Casero"

Salsa

Español

Ingredientes

- **Base:** 3 tomates rojos (jitomates) grandes.
- **Picante:** 2 o 3 chiles serranos (usa 4 para un picante intenso, o quita semillas para menos calor).
- **Aromáticos:** 2 dientes de ajo grandes (con piel), ¼ de cebolla blanca.
- **Toque Final:** Un puñadito de cilantro fresco picado finamente.
- **Sazón:** Sal al gusto, unas gotas de limón (opcional).

Preparación

1. ***Asar (El Tatemado):*** *Calienta un comal o sartén a fuego alto. Coloca los tomates, los chiles, la cebolla y los ajos con su cáscara. Deja que se asen hasta que la piel esté quemada y con manchas negras para obtener ese sabor ahumado.*

- ***Cuidar los Tiempos:*** *Retira los ajos y los chiles primero, ya que se asan más rápido. Deja los tomates un poco más hasta que estén suaves.*
- ***Pelar el Ajo:*** *Una vez asados, retira la cáscara quemada de los ajos. La pulpa debe estar suave y dulce.*
- ***Licuar o Moler:*** *Coloca todo en la licuadora (excepto el cilantro). Usa el botón de "pulso" solo unas pocas veces. Buscamos una textura martajada con trocitos, no un puré líquido.*
- ***Finalizar:*** *Vierte la salsa en un tazón, agrega el cilantro picado, la sal y las gotas de limón si lo deseas. Mezcla bien y sirve.*

Roasted Red Salsa "Homemade Style"

Salsa

English

Ingredients

- **Base:** 3 large red tomatoes (plum or roma).
- **Heat:** 2 or 3 serrano peppers (use 4 for intense heat, or remove seeds for less spice).
- **Aromatics:** 2 large garlic cloves (in their skin), ¼ white onion.
- **The Finish:** A small handful of finely chopped fresh cilantro.
- **Seasoning:** Salt to taste, a few drops of lime juice (optional).

Preparation

1. ***Roasting (The Tatemado):*** *Heat a griddle or skillet over high heat. Place the tomatoes, peppers, onion, and garlic (still in their skins). Roast until the skins are charred with black spots to achieve that smoky flavor.*

- ***Timing:*** *Remove the garlic and peppers first, as they roast faster than the tomatoes. Leave the tomatoes until they are soft.*
- ***Peel the Garlic:*** *Once roasted, remove the charred skins from the garlic. The inside should be soft and sweet.*
- ***Blend or Grind:*** *Place all ingredients in the blender (except for the cilantro). Pulse only a few times. We want a chunky, "martajada" texture, not a smooth liquid puree.*
- ***Finish:*** *Pour the salsa into a bowl, stir in the chopped cilantro, salt, and lime drops if desired. Mix well and serve.*

6.

Si te gusta lo picoso, esta salsa te va a encantar. Siento que tatemar los ingredientes le da un sabor mucho más profundo, ideal para tacos de cualquier tipo o fajitas; ¡esta salsa hasta te abre los sentidos! Me trae recuerdos muy bellos de cuando vivía con mi abuela. Casi todos los días ella me esperaba con los tomatillos, los habaneros y todo listo para que yo le hiciera la salsa. Ella preparaba unas tortillas gruesas, que en Guerrero llamamos memelas, y sabían a gloria solo con la salsa y un poquito de queso, si es que había. Era una comida sencilla, pero llena de amor.

If you like spicy food, you will love this salsa. I feel that roasting the ingredients gives it a much deeper flavor, perfect for any kind of tacos or fajitas; this salsa even opens up your senses! It brings back beautiful memories of when I lived with my grandmother. Almost every day she would wait for me with the tomatillos, habaneros, and everything ready for me to make her the salsa. She would prepare thick tortillas, which we call memelas in Guerrero, and they tasted like heaven with just the salsa and a little cheese, if there was any. It was a simple meal, but full of love.
Para que esta salsa tenga ese toque auténtico, tatema muy bien los habaneros y los tomatillos hasta que la piel esté bien tatemada (quemadita). Si tienes tiempo, usa el molcajete; el sabor cambia por completo porque se extraen los aceites naturales del chile. Pero cuidado: el habanero es muy potente, así que ve agregando de uno en uno hasta que encuentres el nivel de picante que tu cuerpo aguante.For this salsa to have that authentic touch, roast the habaneros and tomatillos very well until the skin is nicely charred. If you have time, use a molcajete; the flavor changes completely because the natural oils of the chili are extracted. But be careful: the habanero is very powerful, so add them one by one until you find the spice level your body can handle.

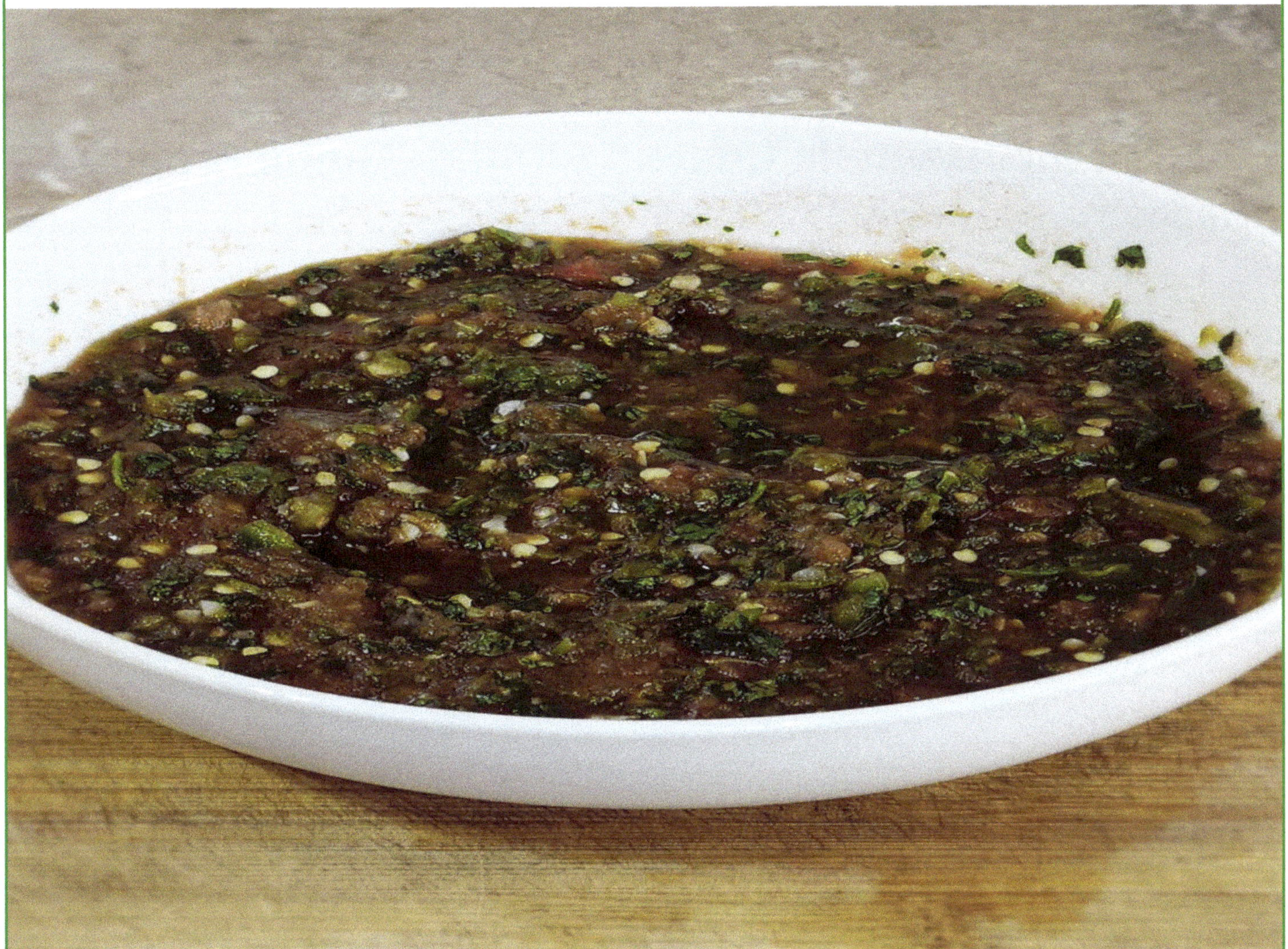

Conchas Gigantes Rellenas de Queso Ricotta y Mozzarella

Favoritos Tradicionales

Español

Ingredientes	Preparación

• **Porciones:** 5
• **Pasta:** 1 caja de Barilla® Jumbo Shells (Conchas Gigantes)
• **Salsa:** 1 frasco de Salsa Marinara Barilla®
• **Aceite:** 1 cucharada de aceite de oliva virgen extra
• **Quesos:**
  ◦ 1 envase (15 oz / 425g) de queso ricotta
  ◦ 2 tazas de queso mozzarella rallado (divididas)
  ◦ ¾ de taza de queso parmesano rallado (dividido)
• **Garnitura:** 10 hojas de albahaca fresca, cortadas en tiritas (juliana)
• **Sazón:** Sal y pimienta al gusto
	• **Prep:** Precalienta el horno a 350°F (175°C) y pon a hervir una olla grande con agua y sal.
	• ***Cocinar la pasta*:** Cocina las conchas gigantes siguiendo las instrucciones del paquete (generalmente hasta que estén al dente).
	• ***Enfriar:*** Escurre las conchas y mézclalas con el aceite de oliva. Colócalas en una bandeja para hornear para que se enfríen sin pegarse unas con otras.
	• ***Base:*** Rocía un molde para hornear de 13" x 9" (33 x 23 cm) con spray antiadherente. Esparce 1 taza de la salsa marinara uniformemente en el fondo del molde.
	• ***Relleno:*** En un tazón grande, mezcla el queso ricotta, 1 ½ tazas de mozzarella y ½ taza de parmesano. Sazona con sal y pimienta al gusto. Rellena cada concha cocida con cantidades iguales de la mezcla de queso.
	• ***Armar:*** Coloca las conchas rellenas con la abertura hacia arriba en el molde. Cubre con el resto de la salsa marinara y el queso restante (½ taza de mozzarella y ¼ de taza de parmesano).
	• ***Hornear:*** Cubre el molde con papel de aluminio y hornea por 30 minutos o hasta que burbujee. Retira el papel y hornea por 5 minutos más hasta que el queso se derrita por completo.
	• ***Servir:*** Retira del horno, decora con la albahaca fresca y deja reposar por 5 minutos antes de servir.

Ricotta & Mozzarella Cheese Stuffed Jumbo Shells

Traditional Favorites

English

Ingredients	Preparation

• **Serves:** 5
• **Pasta:** 1 Box Jumbo Shells
• **Sauce:** 1 Jar Marinara Sauce
• **Oil:** 1 Tbsp. extra virgin olive oil
• **Cheese:** * 1 (15 oz.) container ricotta cheese
  ◦ 2 Cups shredded mozzarella cheese (divided)
  ◦ ¾ Cup grated parmesan cheese (divided)
• **Garnish:** 10 Basil leaves, julienned
• **Seasoning:** Salt and pepper to taste
	1. ***Prep:*** Preheat your oven to 350°F (175°C) and bring a large pot of water to a boil.
	2. ***Cook Pasta:*** Cook the jumbo shells according to the package directions.
	3. ***Cool:*** Drain the shells and toss them with the olive oil. Place them on a sheet tray to cool so they don't stick together.
	4. ***Base:*** Spray a 13" x 9" glass baking dish with non-stick cooking spray. Spread 1 cup of the marinara sauce evenly over the bottom of the dish.
	5. ***Filling:*** In a large bowl, combine the ricotta, 1 ½ cups of mozzarella, and ½ cup of parmesan. Season with salt and pepper. Fill each cooked shell with an equal amount of the ricotta mixture.
	6. ***Assemble:*** Arrange the filled shells opening-side up in the baking dish. Top with the remaining marinara sauce and the remaining cheese (½ cup mozzarella and ¼ cup parmesan).
	7. ***Bake:*** Cover the dish with foil and bake for 30 minutes until bubbly. Remove the foil and continue cooking for another 5 minutes until the cheese is fully melted.
	8. ***Serve:*** Remove from the oven, top with fresh julienned basil, and let cool for 5 minutes before serving.

Esta receta es una verdadera cajita de sorpresas escondida en cada concha. Para mí, estos Jumbo Shells son pura elegancia; ver el blanco inmaculado de la ricotta me hace pensar en un casamiento, donde los condimentos son esos accesorios esenciales que completan la unión. Es un plato que se ve sofisticado en la mesa pero que guarda un corazón suave y lleno de sabor.

Mi secreto para una presentación impecable: Asegúrate de que la ricotta esté bien drenada antes de rellenar las conchas; esto evita que la pasta se ablande de más. El toque final es un poco de nuez moscada recién rallada en la mezcla, que es el detalle que eleva el sabor a un nivel de alta cocina.

This recipe is a true box of surprises hidden in every shell. To me, these Jumbo Shells are pure elegance; seeing the pristine white of the ricotta makes me think of a wedding, where the seasonings are those essential accessories that complete the union. It's a dish that looks sophisticated on the table but holds a soft heart full of flavor.

My secret for an impeccable presentation: Make sure the ricotta is well-drained before filling the shells; this prevents the pasta from becoming too soft. The final touch is a bit of freshly grated nutmeg in the mix, which is the detail that elevates the flavor to a haute cuisine level.

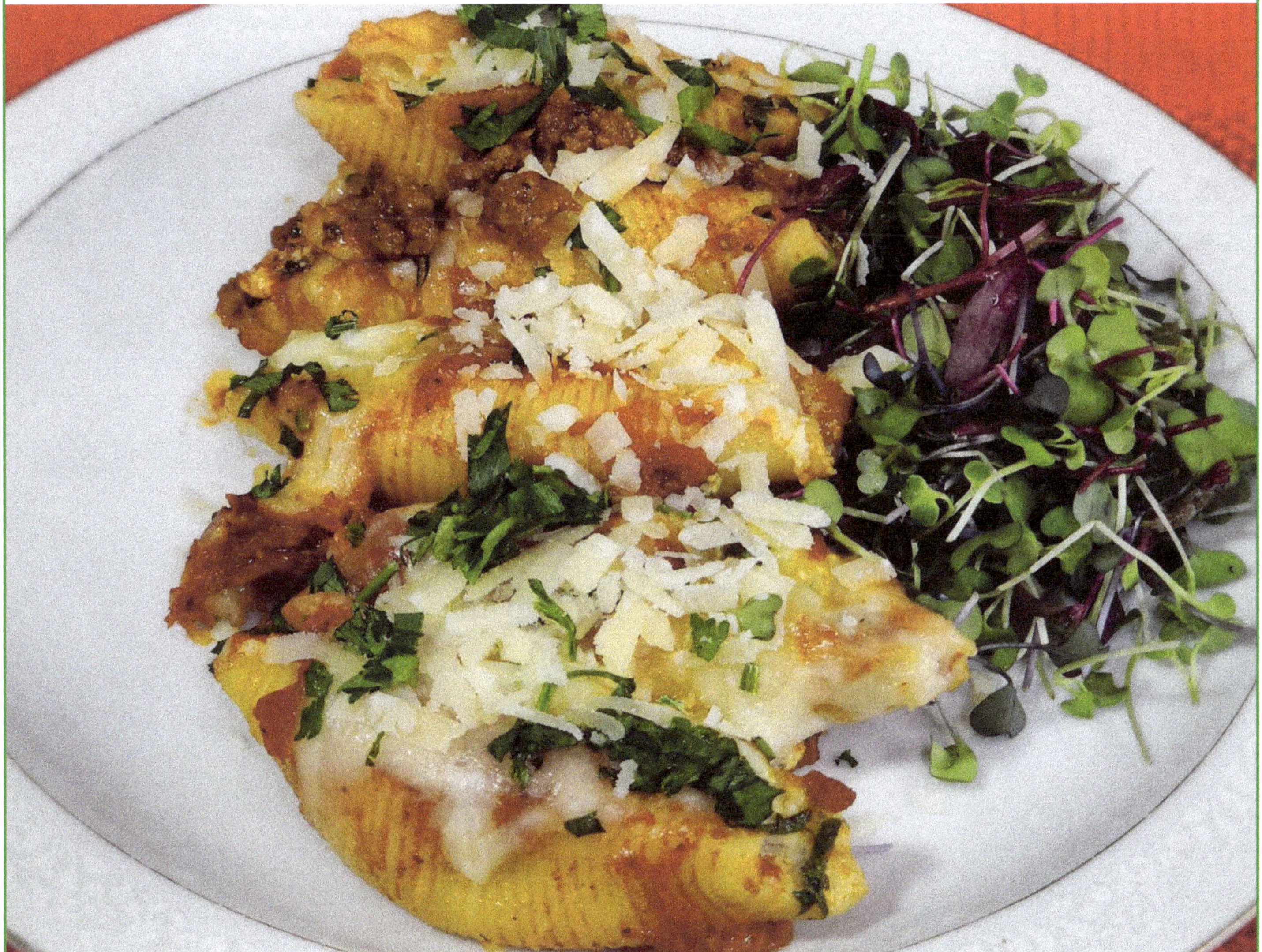

Rollitos Jardin De Sabores

Aperitivos Rápidos

Español

Ingredientes	Preparación
• **Base:** Tortillas de harina grandes (de espinaca y de tomate). • **Relleno Cremoso:** Queso crema (para untar). • **Carnes Frías:** Jamón, salami, mortadela (o cualquier carne fría al gusto). • **Quesos:** Queso amarillo (tipo americano) o queso blanco, queso suizo. • **Vegetales:** Espinacas frescas.	1. **Preparar la Tortilla:** Caliente ligeramente las tortillas en un comal (solo para entibiarlas y hacerlas flexibles, no tostarlas). 2. **Untar:** Unte una capa generosa de queso crema sobre toda la superficie de la tortilla. 3. **Rellenar:** Coloque capas de jamón, salami, mortadela y los quesos de su elección sobre el queso crema. Añada un puño de espinacas frescas. 4. **Enrollar:** Enrolle la tortilla firmemente, asegurándose de apretar bien para que no se deshaga (como un burrito gigante). 5. **Cortar:** Corte los extremos (que suelen tener menos relleno) y luego corte el rollo en rebanadas delgadas (tipo sushi). 6. **Servir:** Acomode los rollitos en una charola, decorando si desea con palillos y tomates cherry o aceitunas. Ideales como aperitivo frío.

Garden of Flavor Pinwheels

Quick Appetizers

English

Ingredients	*Preparation*
• **Base:** Large flour tortillas (spinach and tomato flavors). • **Creamy Filling:** Cream cheese (for spreading). • **Cold Cuts:** Ham, salami, bologna (mortadella), or any deli meat of choice. • **Cheeses:** Yellow cheese (American style) or white cheese, Swiss cheese. • **Vegetables:** Fresh spinach.	1. ***Prep Tortilla:*** *Lightly warm the tortillas on a griddle (just to make them pliable, not toasted).* 2. ***Spread:*** *Spread a generous layer of cream cheese over the entire surface of the tortilla.* 3. ***Fill:*** *Layer the ham, salami, bologna, and your chosen cheeses over the cream cheese. Add a handful of fresh spinach.* 4. ***Roll:*** *Roll up the tortilla tightly, ensuring it's firm so it holds together (like a giant burrito).* 5. ***Slice:*** *Trim the ends (which usually have less filling) and then slice the roll into rounds (sushi-style).* 6. ***Serve:*** *Arrange the roll-ups on a platter, garnishing with toothpicks and cherry tomatoes or olives if desired. Ideal as a cold appetizer.*

El secreto para que los rollitos no se desarmen es untar el queso crema hasta las orillas de la tortilla; el queso actúa como el 'pegamento' que mantiene todo en su lugar. Además, después de enrollarlos, déjalos reposar unos minutos en el refrigerador antes de cortarlos; así los cortes saldrán perfectos y limpios.

The secret to keeping the rolls from falling apart is to spread the cream cheese all the way to the edges of the tortilla; the cheese acts as the 'glue' that holds everything together. Also, after rolling them, let them rest for a few minutes in the refrigerator before slicing; this way the cuts will come out perfect and clean.

Esta receta es ideal para cumpleaños o cualquier reunión. Aunque en esta ocasión usé tortillas de espinaca para mostrar un solo color, me encanta que existen de muchos sabores: de tomate, blancas y más. Mi toque personal es usar siempre queso crema original, sin sabores añadidos, porque me gusta que la frescura de los ingredientes brille por sí sola. Para gustos, los sabores, pero a mí me encanta ponerles muchísima espinaca para que se miren bien coloridos y llenos de vida en el plato.

This recipe is ideal for birthdays or any gathering. Although on this occasion I used spinach tortillas to show a single color, I love that they come in many flavors: tomato, white, and more. My personal touch is to always use original cream cheese, without added flavors, because I like the freshness of the ingredients to shine on their own. To each their own, but I love adding plenty of spinach so they look very colorful and full of life on the plate.

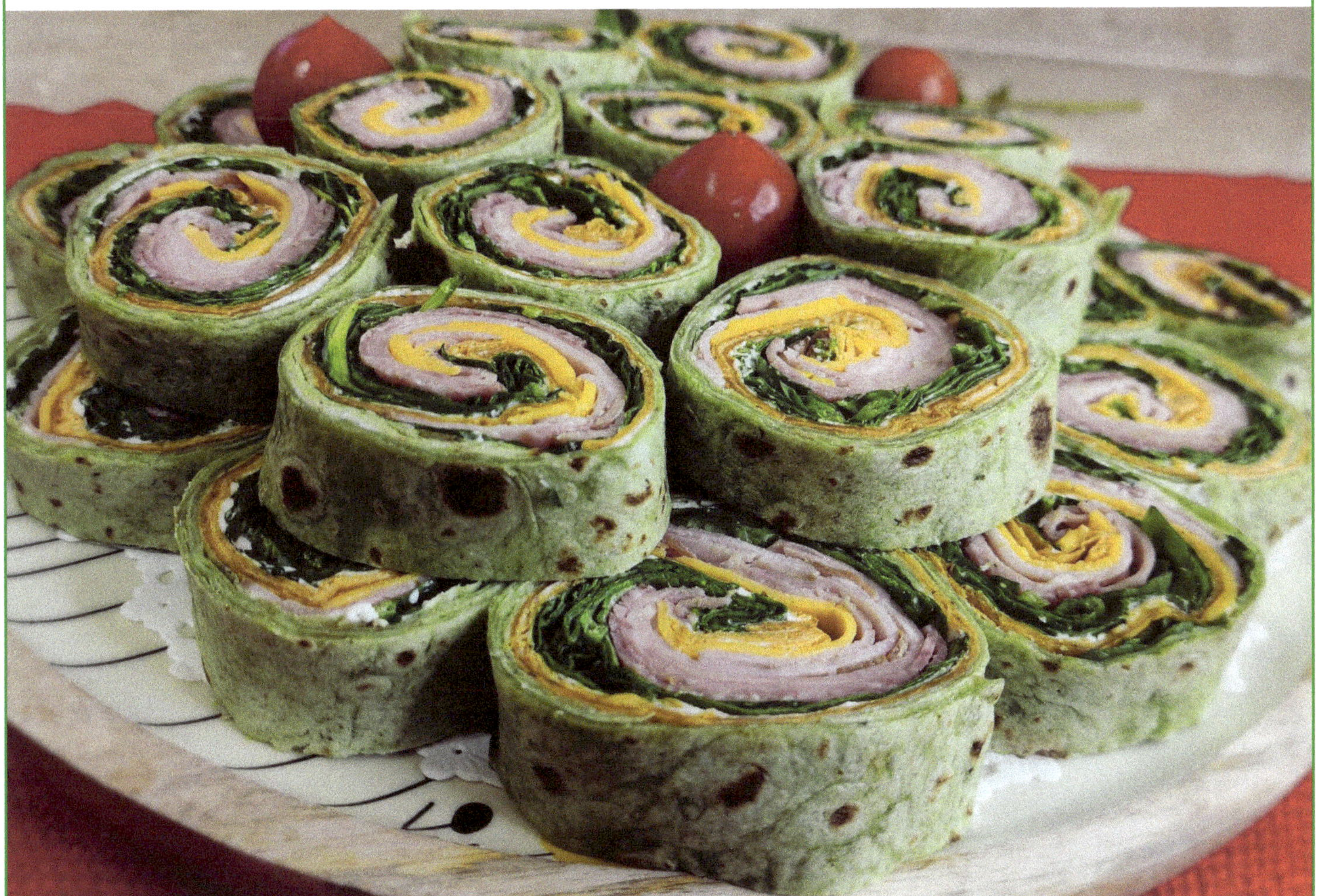

Pan de Plátano con Nueces y Chocolate

Sweet Endings

Español

Ingredientes

- **Base:** 3 plátanos muy maduros (machacados), 3 huevos, ¼ taza de aceite (aguacate o vegetal), ¼ taza de azúcar (o al gusto), ½ cdta de vainilla.
- **Secos:** ¾ taza de harina (integral o todo uso), 2 cdas de polvos de hornear, 1 cdta de canela.
- **Extras:** Nueces tostadas picadas, trozos de chocolate.

Preparación

1. **Mezclar Húmedos:** En un tazón, machaque los plátanos. Agregue los huevos, el aceite, el azúcar y la vainilla. Mezcle bien.
2. **Mezclar Secos:** Incorpore la harina, los polvos de hornear y la canela a la mezcla de plátano.
3. **Extras:** Añada las nueces tostadas y los trozos de chocolate. Mezcle hasta integrar.
4. **Hornear:** Vierta la mezcla en un molde para pan previamente engrasado (o forrado con papel para hornear). Hornee a 350°F (175°C) durante 40-45 minutos, o hasta que al insertar un palillo salga limpio.

Banana Bread with Walnuts & Chocolate

Sweet Endings

English

Ingredients

- **Base:** 3 very ripe bananas (mashed), 3 eggs, ¼ cup oil (avocado or vegetable), ¼ cup sugar (or to taste), ½ tsp vanilla.
- **Dry:** ¾ cup flour (whole wheat or all-purpose), 2 tbsp baking powder, 1 tsp cinnamon.
- **Add-ins:** Chopped toasted walnuts, chocolate chunks.

Preparation

1. ***Mix Wet:*** *In a bowl, mash the bananas. Add the eggs, oil, sugar, and vanilla. Mix well.*
2. ***Mix Dry:*** *Stir the flour, baking powder, and cinnamon into the banana mixture.*
3. ***Add-ins:*** *Fold in the toasted walnuts and chocolate chunks. Mix until combined.*
4. ***Bake:*** *Pour the batter into a greased (or parchment-lined) loaf pan. Bake at 350°F (175°C) for 40–45 minutes, or until a toothpick inserted comes out clean.*

El secreto está en usar los plátanos bien maduros, esos que ya tienen la cáscara negrita, porque son los más dulces y suaves. Y para que sea una verdadera experiencia mágica, no escatimes con las nueces; ese toque crujiente es el que hace que cada bocado valga la pena.

The secret is to use overripe bananas, the ones with the black peels, because they are the sweetest and softest. And for a truly magical experience, don't skimp on the walnuts; that crunchy touch is what makes every bite worth it.

Esta receta nos encanta a mis hijos y a mí; toda la cocina se llena de esos olores deliciosos que salen del horno. No hay nada como un café por la mañana con una rebanada de pan de plátano, un poco de mantequilla, lo crujiente de las nueces y el sabor profundo del chocolate. Pero lo más especial es su magia: cuando estés sin ganas, limpiando la cocina, y veas unos plátanos ahí olvidados, más tristes que tú, ¡úsalos! Convierte esa tristeza en algo mágico. Y mientras se hornea, olvídate de la limpieza: relájate, ve a bañarte, ponte bonita y prepárate para disfrutar de tu creación.

My children and I love this recipe; the whole kitchen fills with those delicious smells wafting from the oven. There's nothing like a morning coffee with a slice of banana bread, a bit of butter, the crunch of walnuts, and the deep flavor of chocolate. But the most special part is its magic: when you're feeling low on energy, cleaning the kitchen, and you see some forgotten bananas that look sadder than you do—use them! Turn that sadness into something magical. And while it bakes, forget about the cleaning: relax, take a bath, get all dolled up, and get ready to enjoy your magic creation.

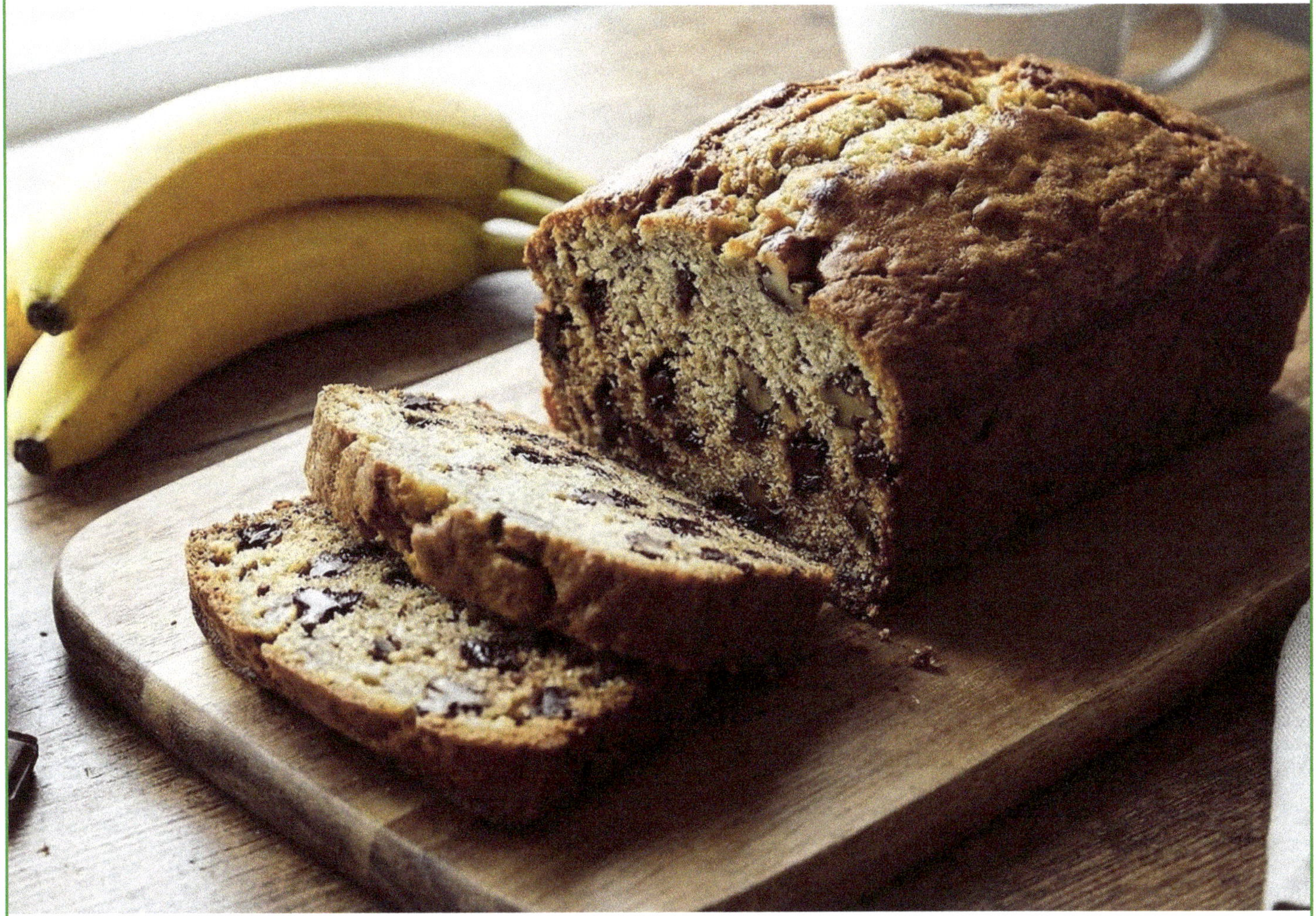

Birria de Res Estilo Acapulco

Favoritos Tradicionales

Español

Ingredientes

- **Carne:** Aguja de res (o carne para birria de su elección).
- **Chiles Secos:** 10 chiles guajillos, 2 chiles pasilla, 2 chiles morita (desvenados y sin semillas).
- **Vegetales y Aromáticos:** 1 jitomate (tomate rojo) cortado en cuartos, 2 tomatillos (tomate verde), ¼ de cebolla blanca, 5 dientes de ajo.
- **Especias:** ½ varita de canela, ½ cdta de comino, ½ cdta de tomillo, ½ cdta de orégano, pimienta negra, clavos de olor, 2-3 hojas de laurel.
- **Líquidos:** Agua para hidratar los chiles y un chorrito (aprox. 1 cdta) de vinagre.
- **Sazón:** Sal y caldo de res en polvo (al gusto).
- **Toque Final:** Mejorana.

Preparación

1. **Sellar la carne (Opcional pero recomendado):** Sazone la carne con sal y pimienta. Puede sellarla brevemente o ponerla a cocer directamente a fuego muy bajo para que se cocine en sus propios jugos.
2. **Asar:** En un comal o sartén, ase los chiles secos (cuidando que no se quemen), la cebolla, los ajos, el jitomate y los tomatillos.
3. **Hidratar:** Coloque los chiles asados y la canela en agua caliente durante unos 10 minutos para que se suavicen.
4. **El Adobo:** Licúe los chiles hidratados, la canela, la cebolla, los ajos, el jitomate, los tomatillos, el comino, el tomillo, el orégano, la pimienta, los clavos, el vinagre y un poco del agua de remojo. Si desea una textura muy fina, cuele la salsa (en el video se menciona colar por la canela).
5. **Cocinar:** Vierta la salsa sobre la carne. Agregue las hojas de laurel y sazone con sal y caldo de res en polvo.
6. **Fuego Lento:** Tape y cocine a fuego medio-bajo durante al menos 2 a 3 horas, hasta que la carne esté muy tierna y se pueda desmenuzar fácilmente. Agregue mejorana hacia el final de la cocción.
7. **Servir:** Sirva caliente, idealmente acompañada de tortillas, cebolla picada, cilantro y limón.

Beef Birria (Acapulco Style)

Traditional Favorites

English

Ingredients

- **Meat:** Beef Chuck (Aguja) or stewing beef.
- **Dried Chilies:** 10 Guajillo chilies, 2 Pasilla chilies, 2 Morita chilies (seeded and deveined).
- **Vegetables & Aromatics:** 1 Roma tomato (quartered), 2 tomatillos, ¼ white onion, 5 garlic cloves.
- **Spices:** ½ cinnamon stick, ½ tsp cumin, ½ tsp dried thyme, ½ tsp oregano, black pepper, cloves, 2-3 bay leaves.
- **Liquids:** Water for hydrating chilies and a splash (approx. 1 tsp) of vinegar.
- **Seasoning:** Salt and beef bouillon powder (to taste).
- **Finishing Touch:** Marjoram (Mejorana).

Preparation

1. ***Sear Meat (Optional):*** *Season the beef with salt and pepper. You can sear it briefly or start cooking it over very low heat to cook in its own juices.*
2. ***Roast:*** *In a skillet or griddle, dry roast the chilies (be careful not to burn them), onion, garlic, tomato, and tomatillos.*
3. ***Hydrate:*** *Soak the roasted chilies and cinnamon stick in hot water for about 10 minutes until soft.*
4. ***The Adobo:*** *Blend the hydrated chilies, cinnamon, onion, garlic, tomato, tomatillos, cumin, thyme, oregano, pepper, cloves, vinegar, and some of the soaking water. Strain the sauce for a smoother texture.*
5. ***Cook:*** *Pour the sauce over the meat. Add the bay leaves and season with salt and beef bouillon.*
6. ***Simmer:*** *Cover and simmer over medium-low heat for at least 2 to 3 hours, until the meat is very tender and shreds easily. Add marjoram towards the end of cooking.*
7. ***Serve:*** *Serve hot, traditionally with tortillas, chopped onion, cilantro, and lime.*

El secreto para una birria de diez es la cocción lenta y al vapor; no tengas prisa, deja que los jugos se concentren. Y un consejo de oro: sirve siempre el consomé bien caliente en una taza aparte para ir remojando los tacos, eso eleva la experiencia a otro nivel.

The secret to a top-notch birria is slow steam-cooking; don't rush, let the juices concentrate. And a golden tip: always serve the consommé piping hot in a separate cup to dip the tacos; that takes the experience to a whole new level.

Estoy fascinada con la gastronomía de México. Si quieres algo delicioso y jugoso, que se cocine lento pero seguro, esta birria es la respuesta. En Guerrero se prepara mucho para eventos especiales como bodas y quince años, y me imagino que es por ese sabor tan exquisito que hace que la carne se deshaga en la boca. Se sirve con tortillas frescas hechas a mano y su propio consomé, ya que se cocina al vapor, guardando toda su esencia. Por supuesto, no pueden faltar el cilantro, la cebolla y unos buenos chiles serranos para coronar el plato.

I am fascinated by Mexican gastronomy. If you want something delicious and juicy, cooked slow and steady, this birria is the answer. In Guerrero, it is often prepared for special events like weddings and Quinceañeras, and I imagine it's because of that exquisite flavor that makes the meat melt in your mouth. It’s served with fresh handmade tortillas and its own consommé, as it’s steam-cooked, preserving all its essence. Of course, you can't miss the cilantro, onion, and some good serrano peppers to top it off.

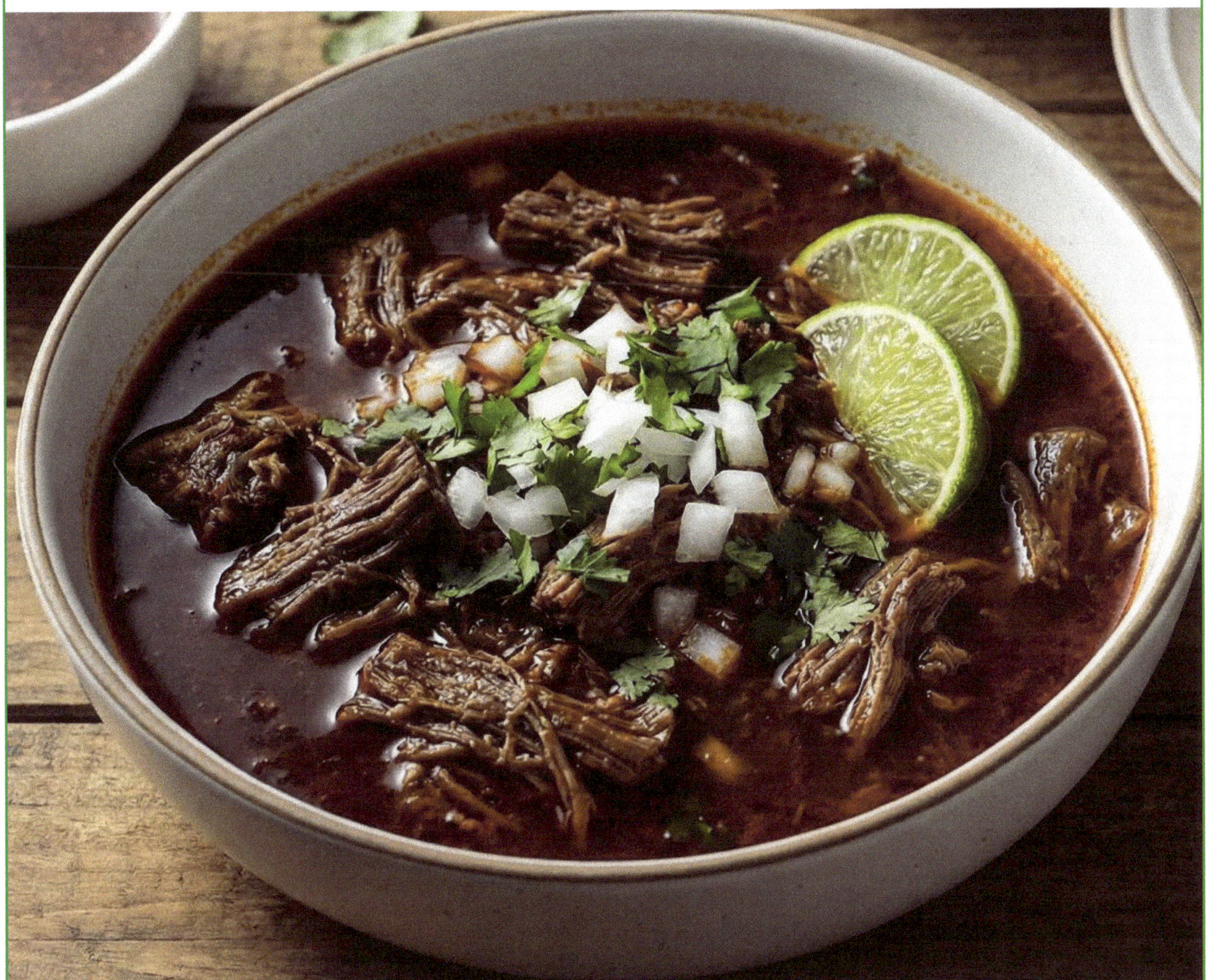

Salpicón Casero (Carne Deshebrada con Huevo)

Favoritos Tradicionales

Español

Ingredientes	Preparación
• **Carne:** Carne de res para deshebrar (falda o similar), cocida previamente y deshebrada finamente. • **Huevos:** 12 huevos (o al gusto según la cantidad de carne). • **Salsa:** 10 jitomates (tomates rojos), ¼ de cebolla, 4-5 dientes de ajo, pizca de comino, pizca de orégano, pimienta negra y sal al gusto. • **Vegetales adicionales:** Papas cocidas en cubos, cilantro fresco picado. • **Para cocinar:** Aceite.	1. **La Salsa:** En una sartén con un poco de aceite, sofría los ajos y la cebolla. Agregue los jitomates cortados a la mitad y cocine hasta que suelten sus jugos. Sazone con pimienta, comino, orégano y sal. 2. **Licuar:** Lleve la mezcla de jitomates a la licuadora y procese hasta obtener una salsa homogénea. Reserve. 3. **La Carne:** En una sartén grande con suficiente aceite caliente, fría la carne deshebrada junto con un poco de cebolla picada (opcional) hasta que esté ligeramente dorada. 4. **El Huevo:** Bata los huevos (o agréguelos directamente) sobre la carne y revuelva hasta que se cocinen y formen una especie de torta revuelta con la carne. 5. **El Guiso:** Vierta la salsa licuada sobre la mezcla de carne y huevo. Agregue las papas cocidas y deje hervir para que los sabores se integren. 6. **Finalizar:** Añada cilantro fresco picado al final. Sirva acompañado de arroz, frijoles o tortillas.

Homemade Salpicón (Shredded Beef with Eggs)

Traditional Favorites

English

Ingredients	*Preparation*
• **Meat:** Shredded beef (skirt steak or similar), cooked beforehand and finely shredded. • **Eggs:** 12 eggs (or to taste depending on meat quantity). • **Sauce:** 10 Roma tomatoes, ¼ onion, 4-5 garlic cloves, pinch of cumin, pinch of oregano, black pepper, and salt to taste. • **Extra Veggies:** Boiled potatoes (cubed), fresh chopped cilantro. • **Cooking:** Oil.	*1. **The Sauce:** In a skillet with a little oil, sauté the garlic and onion. Add the halved tomatoes and cook until they release their juices. Season with pepper, cumin, oregano, and salt.* *2. **Blend:** Transfer the tomato mixture to a blender and process until smooth. Set aside.* *3. **The Meat:** In a large skillet with plenty of hot oil, fry the shredded beef with some chopped onion (optional) until slightly browned.* *4. **The Egg:** Beat the eggs (or crack them directly) over the meat and scramble until cooked, forming a mixture with the beef.* *5. **The Stew:** Pour the blended sauce over the meat and egg mixture. Add the boiled potatoes and let simmer to meld the flavors.* *6. **Finish:** Stir in fresh chopped cilantro at the end. Serve with rice, beans, or tortillas.*

Para un toque extra de sabor, asa el queso seco en una sartén sin aceite hasta que esté doradito antes de agregarlo. Ese contraste entre la carne jugosa y el queso crujiente es lo que hace que este plato sea inolvidable.

For an extra burst of flavor, grill the dry cheese in a pan without oil until golden brown before adding it. That contrast between the juicy meat and the crunchy cheese is what makes this dish unforgettable.

Este guiso de carne deshebrada es una verdadera fiesta en el paladar. Siempre que lo preparo, ¡vuela! Mi secreto especial es ponerle pedacitos de queso seco; a veces los paso por la sartén para asarlos un poco antes de integrarlos al guiso al final. Como siempre digo, en la cocina no hay límites: es tu reino, seas reina o rey, porque hoy en día tanto hombres como mujeres disfrutamos de crear. El salpicón tradicional suele ser muy picoso, pero lo mejor es que puedes ajustarlo a tu gusto. Se sirve con arroz, crema agria y mucho aguacate.

This shredded beef stew is a true party for the palate. Whenever I make it, it's gone in a flash! My special secret is adding bits of dry cheese; sometimes I sear them in a pan to grill them a bit before adding them to the stew at the end. As I always say, there are no limits in the kitchen: it's your kingdom, whether you are a queen or a king, because nowadays both men and women enjoy creating. Traditional salpicón is usually very spicy, but the great thing is that you can adjust it to your liking. It's served with rice, sour cream, and plenty of avocado.

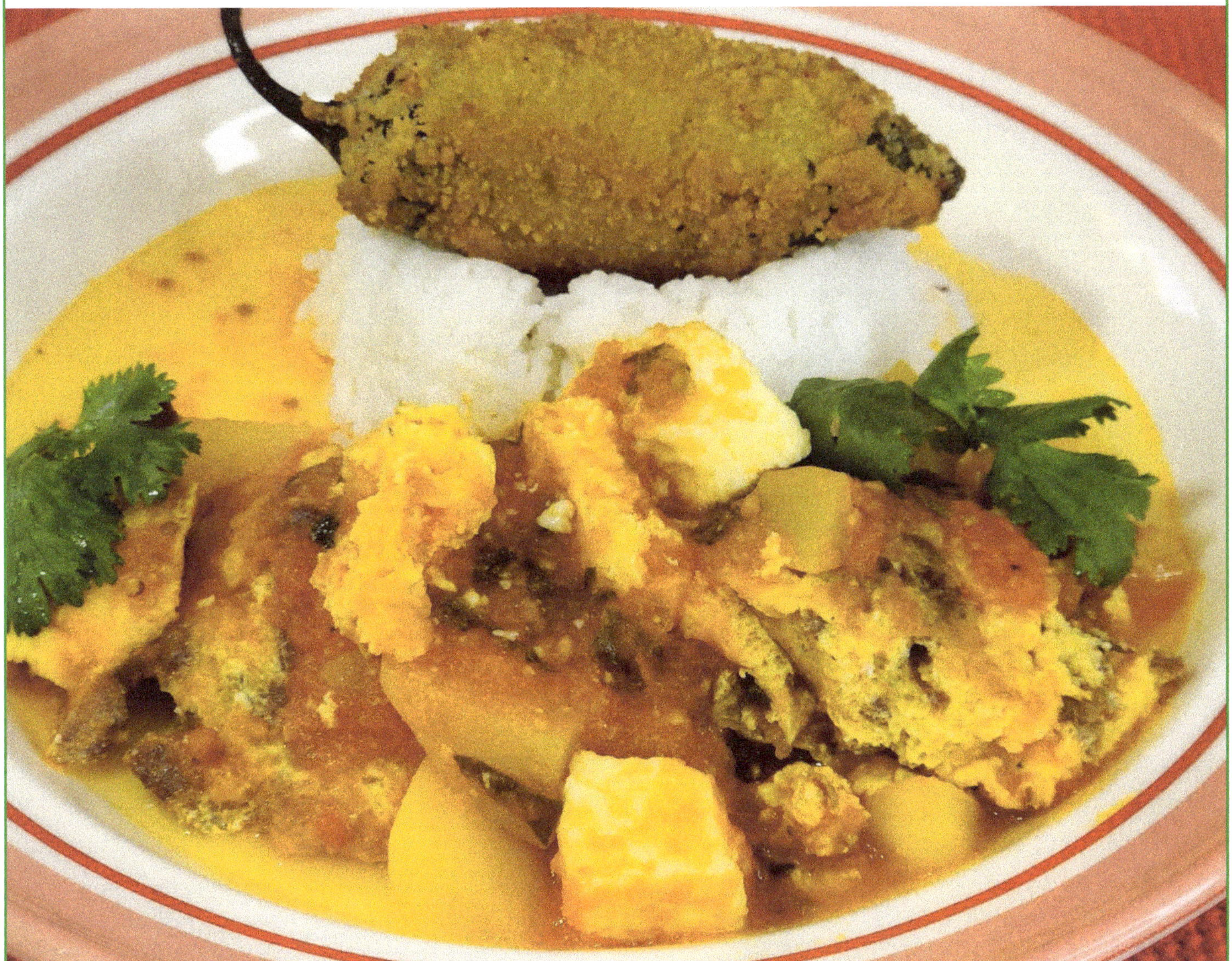

Chiles Rellenos Caseros

Favoritos Tradicionales

Español

Ingredientes

- **Chiles:** 6 chiles poblanos (o pasilla frescos), asados, pelados y desvenados.
- **Relleno:** Queso Cotija (o seco) y Queso Mozzarella (para derretir).
- **Capeado:** 5 huevos (claras y yemas separadas) y un poco de harina para enharinar los chiles.
- **Caldillo:** 10 jitomates (cocidos, pelados y molidos), ¼ de cebolla, 4-5 dientes de ajo, pimienta negra, pizca de comino, pizca de orégano, sal al gusto y agua caliente.
- **Para freír:** Aceite.

Preparación

1. **Preparar los Chiles:** Ase los chiles directamente al fuego, déjelos sudar en una bolsa por 7 minutos, pélelos y retire las semillas con cuidado. Rellénelos con la mezcla de quesos (Cotija y Mozzarella). Si es necesario, cierre con palillos. Enharine ligeramente los chiles rellenos.
2. **Hacer el Caldillo:** En una sartén con aceite, sofría la cebolla y los ajos. Agregue los jitomates molidos. Sazone con pimienta, comino, orégano y sal. Añada un poco de agua caliente y deje hervir a fuego bajo para que espese ligeramente.
3. **Capear:** Bata las claras de huevo a punto de nieve (tipo nube). Incorpore las yemas una a una con cuidado para no bajar la mezcla.
4. **Freír:** Caliente abundante aceite. Pase cada chile enharinado por la mezcla de huevo y fríalo hasta que esté dorado por todos lados. Escurra el exceso de aceite en papel absorbente.
5. **Servir:** Sirva los chiles bañados en el caldillo caliente. Puede decorar con queso fresco o perejil si lo desea.

Homemade Chiles Rellenos

Traditional Favorites

English

Ingredients

- **Peppers:** 6 Poblano peppers (roasted, peeled, and seeded).
- **Filling:** Cotija cheese (or dry cheese) and Mozzarella cheese (for melting).
- **Batter:** 5 eggs (whites and yolks separated) and flour for dusting the peppers.
- **Sauce (Caldillo):** 10 tomatoes (boiled, peeled, and blended), ¼ onion, 4-5 garlic cloves, black pepper, pinch of cumin, pinch of oregano, salt to taste, and hot water.
- **Frying:** Oil.

Preparation

1. ***Prep Peppers:*** *Roast peppers over an open flame, let them sweat in a bag for 7 minutes, peel, and carefully remove seeds. Stuff with the cheese mixture. Secure with toothpicks if needed. Lightly dust stuffed peppers with flour.*
2. ***Make Sauce:*** *In a skillet with oil, sauté onion and garlic. Add the blended tomatoes. Season with pepper, cumin, oregano, and salt. Add a little hot water and simmer on low heat until slightly thickened.*
3. ***Make Batter:*** *Beat egg whites until stiff peaks form. Gently fold in the yolks one by one.*
4. ***Fry:*** *Heat plenty of oil. Dip each floured pepper into the egg batter and fry until golden brown on all sides. Drain excess oil on paper towels.*
5. ***Serve:*** *Serve the peppers bathed in the hot tomato sauce. Garnish with fresh cheese or parsley if desired.*

La magia del capeado está en el batido. Bate las claras a punto de turrón hasta que no se caigan del tazón, y envuelve las yemas con mucha suavidad para que no pierdan el aire. Para que el chile no se 'desvista', asegúrate de pasarlo por un poco de harina antes de meterlo al huevo; eso hará que el vestido (el capeado) se quede bien pegadito y dorado, como los rayos del sol.

The magic of the batter (capeado) is in the whipping. Beat the egg whites to stiff peaks until they don't fall out of the bowl, and fold in the yolks very gently so they don't lose air. To make sure the pepper doesn't 'undress,' be sure to lightly coat it in flour before dipping it into the egg; this will ensure the 'dress' (the batter) stays perfectly attached and golden, like the rays of the sun.

Esta receta es pura magia, desde que empiezas a tatemar los chiles hasta el primer bocado. En Guerrero, ya sea en casa de mi mamá, en restaurantes o en puestecitos, siempre encuentras estos deliciosos chiles rellenos capeados, acompañados de arroz, frijoles y una salsa de tomate caldudita. En mi chat, mi familia virtual me dice que debería poner un restaurante, y alguien sugirió el nombre 'El Sol y el Colibrí'. Me encantó. El sol es vida y energía en tiempos de nostalgia; el colibrí es pura felicidad y color, aunque a veces sus alas vuelan lento cuando hace frío y el sol no está. Así es la cocina: un refugio donde el sol vuelve a salir.

This recipe is pure magic, from the moment you start roasting the peppers until the very first bite. In Guerrero, whether at my mom's house, in restaurants, or at small food stalls, you always find these delicious battered stuffed chiles, served with rice, beans, and a tasty tomato sauce. In my chat, my virtual family tells me I should open a restaurant, and someone suggested the name 'The Sun and the Hummingbird.' I loved it. The sun is life and energy in times of nostalgia; the hummingbird is pure happiness and color, even though its wings fly slowly when it's cold and the sun is away. That is what cooking is: a refuge where the sun rises again.

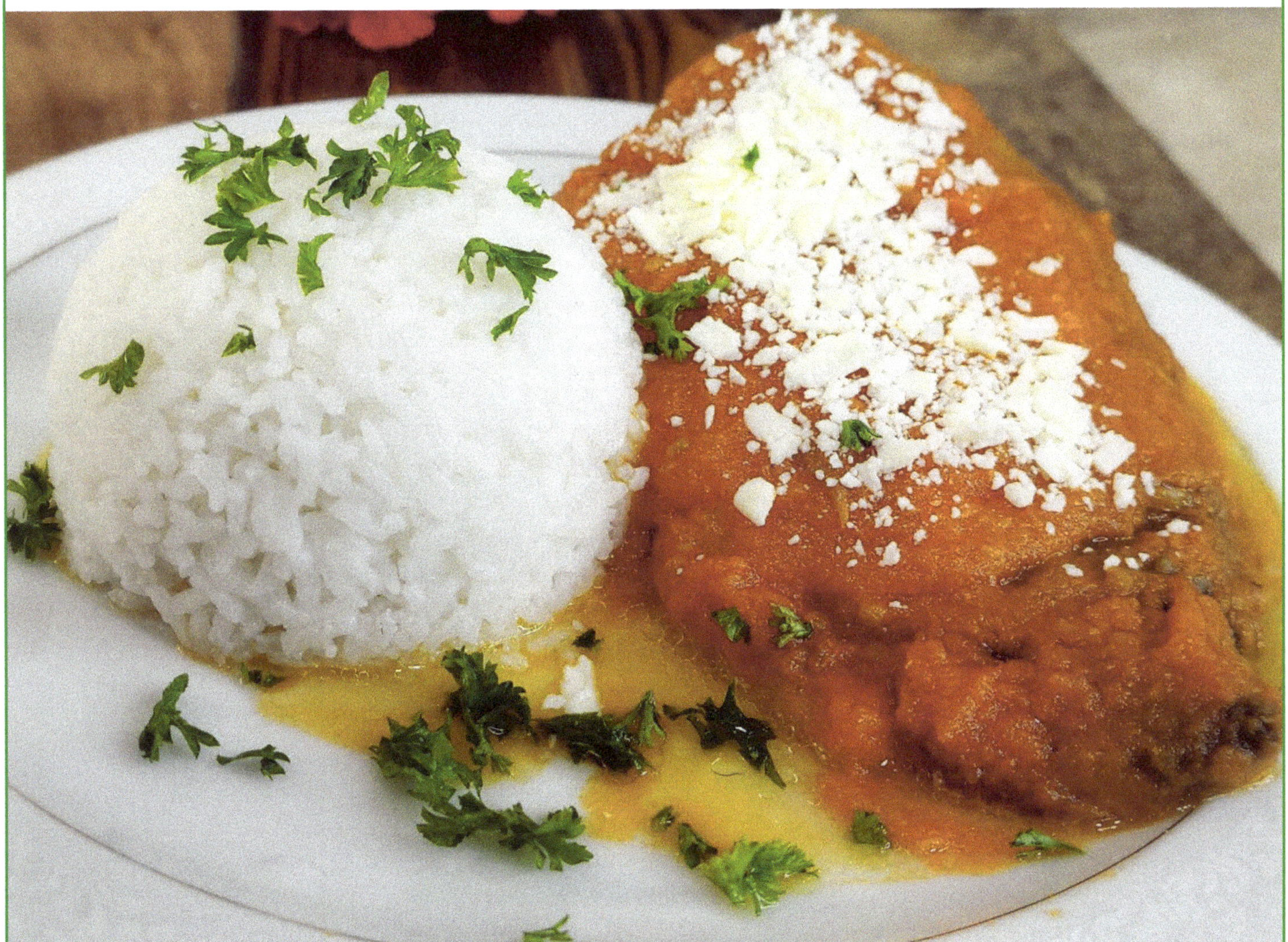

Lasaña de Carne con Espinacas

Favoritos Tradicionales

Español

Ingredientes

- **Carne:** Carne molida sazonada con sal, tomillo, pimienta negra, ajo en polvo (o fresco), cebolla en polvo y salsa inglesa. Se cocina con 1/4 taza de salsa de tomate y caldo de res para que quede jugosa. Opcional: añadir zanahorias y chícharos.
- **Pasta:** Láminas de lasaña (precocidas en agua hirviendo brevemente y reservadas con aceite de oliva para que no se peguen).
- **Mezcla de Quesos:** Queso Ricotta (requesón), queso cottage (opcional), 2 tazas de queso Mozzarella rallado, espinacas frescas (aprox. 2 tazas) y perejil picado.
- **Salsa:** Salsa de tomate para pasta (marinara), sazonada al gusto con ajo, cebolla, orégano, comino, pimienta y sal (sofrita previamente).
- **Toque Final:** Queso Mozzarella extra para gratinar.

Preparación

1. **Salsa:** Sofría ajo y cebolla picados. Agregue jitomates picados (o puré) y sazone con orégano, comino, pimienta y sal. Cocine hasta obtener una salsa espesa.
2. **Mezcla de Quesos:** En un tazón, combine el queso ricotta, el queso cottage, parte del queso mozzarella, las espinacas y el perejil.
3. **Carne:** Cocine la carne molida con los condimentos, la salsa de tomate y un poco de caldo de res. Agregue vegetales si lo desea.
4. **Armar:** En un molde para hornear, coloque una capa de carne en el fondo. Cubra con láminas de pasta. Extienda una capa de la mezcla de quesos y espinacas. Repita las capas (carne, pasta, quesos) hasta terminar.
5. **Hornear:** Cubra con abundante queso mozzarella. Hornee a 375°F (190°C) durante 45 minutos (o hasta que el queso esté dorado y burbujeante). Deje reposar antes de cortar.

Beef & Spinach Lasagna

Fresh Desserts & Appetizers

English

Ingredients

- **Meat:** Ground beef seasoned with salt, thyme, black pepper, garlic powder (or fresh), onion powder, and Worcestershire sauce. Cooked with 1/4 cup tomato sauce and beef broth for juiciness. Optional: add carrots and peas.
- **Pasta:** Lasagna noodles (parboiled briefly and tossed with olive oil to prevent sticking).
- **Cheese Mixture:** Ricotta cheese, cottage cheese (optional), 2 cups shredded Mozzarella cheese, fresh spinach (approx. 2 cups), and chopped parsley.
- **Sauce:** Pasta sauce (marinara), seasoned to taste with garlic, onion, oregano, cumin, pepper, and salt (sautéed beforehand).
- **Topping:** Extra Mozzarella cheese for grating.

Preparation

1. ***Sauce:*** *Sauté chopped garlic and onion. Add chopped tomatoes (or puree) and season with oregano, cumin, pepper, and salt. Cook until thick.*
2. ***Cheese Mixture:*** *In a bowl, combine ricotta, cottage cheese, some of the mozzarella, spinach, and parsley.*
3. ***Meat:*** *Cook the ground beef with seasonings, tomato sauce, and a splash of beef broth. Add vegetables if desired.*
4. ***Assemble:*** *In a baking dish, spread a layer of meat on the bottom. Top with lasagna noodles. Spread a layer of the cheese-spinach mixture. Repeat layers (meat, pasta, cheese) until full.*
5. ***Bake:*** *Top generously with mozzarella cheese. Bake at 375°F (190°C) for 45 minutes (or until cheese is golden and bubbly). Let rest before slicing.*

Para que esos cimientos sean firmes, el secreto es dejar reposar la lasaña unos 10 o 15 minutos después de sacarla del horno antes de cortarla. Si la cortas recién salida, se desmorona y pierde su forma. Al darle ese tiempo, las capas se asientan y el cuadrado sale perfecto, mostrando toda la fuerza de su interior.

To make those foundations firm, the secret is to let the lasagna rest for 10 to 15 minutes after taking it out of the oven before cutting it. If you cut it fresh out, it falls apart and loses its shape. By giving it that time, the layers settle and the square comes out perfect, showing all the strength of its interior.

A esta lasaña me gusta ponerle espinacas y todo lo que normalmente lleva, pero para mí es mucho más que un plato: son los pisos que voy escalando en la vida. Empiezas por la base, por el cimiento, que tiene que estar firme. Es exactamente como un hogar; si hay estabilidad, se mantiene derecho, pero si no la hay, se va de lado. Esa forma cuadrada tan hermosa, con sus capas fuertes, solo se logra cuando hay una base sólida. Porque cuando en la pareja o en el hogar ya no hay amor, los cimientos fallan y la estructura deja de sostenerse.

I like to add spinach to this lasagna along with everything it usually has, but to me, it's more than just a dish: it represents the floors I am climbing in life. You start with the base, the foundation, which has to be firm. It is exactly like a home; if there is stability, it stands straight, but if there isn't, it leans to the side. That beautiful square shape, with its strong layers, is only achieved when there is a solid foundation. Because when there is no longer love in a couple or a home, the foundations fail and the structure can no longer hold itself.

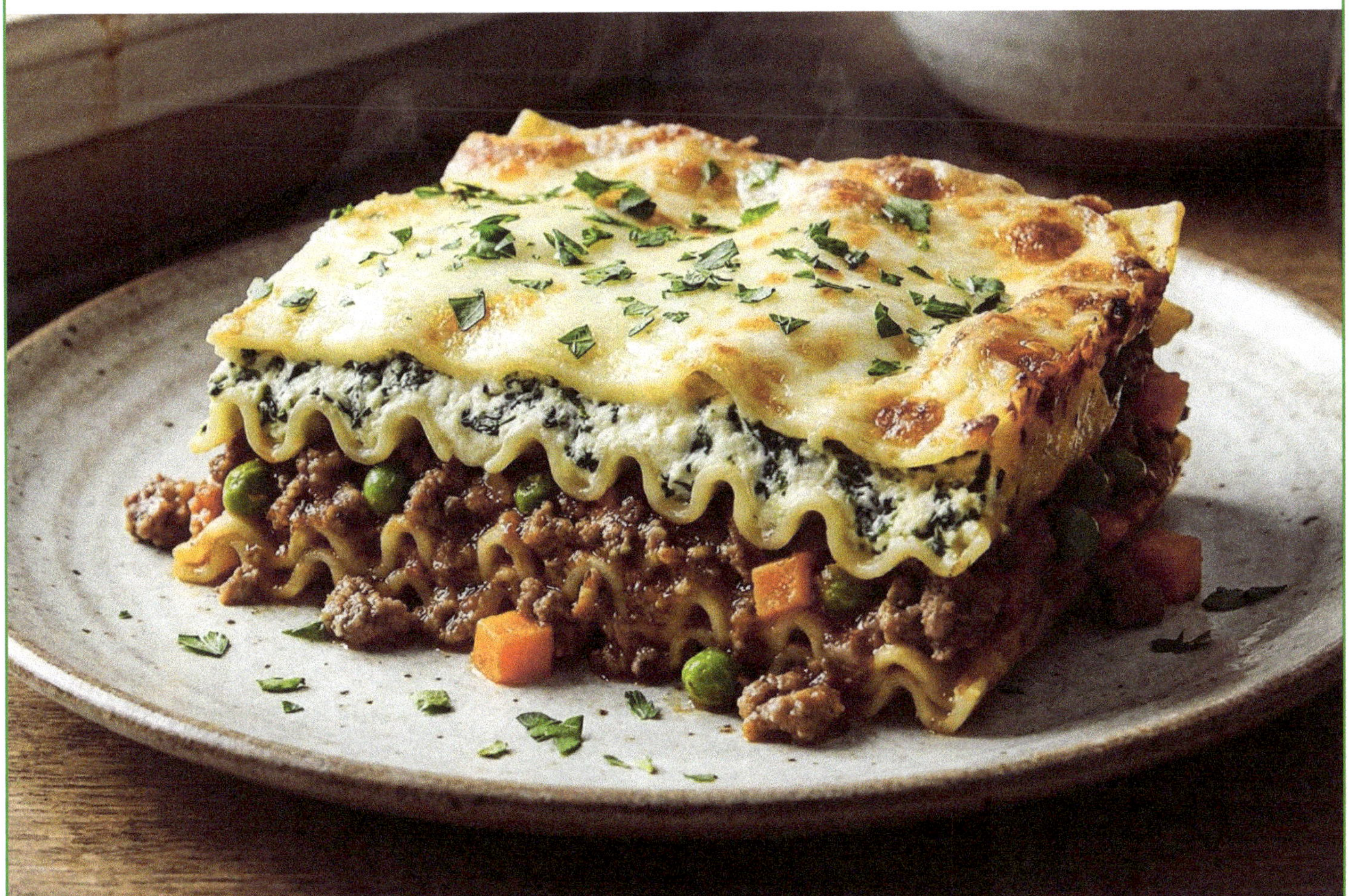

Mousse de Mango Tropical

Postres y Aperitivos Frescos

Español

Ingredientes

- **Fruta:** 1 mango maduro grande (pelado y cortado en trozos), jugo de ½ limón (para realzar el sabor), ralladura de naranja (opcional).
- **Cremoso:** 1 lata de leche condensada, 1 taza de crema para batir (heavy whipping cream).

Preparación

1. **Licuar:** Coloque los trozos de mango en la licuadora. Agregue el jugo de limón y la leche condensada. Licúe hasta obtener un puré suave.
2. **Mezclar:** Añada la crema para batir a la licuadora y procese nuevamente hasta que la mezcla esté homogénea y cremosa.
3. **Refrigerar:** Vierta la mezcla en recipientes individuales o en un tazón grande. Refrigere durante al menos 3-4 horas para que tome consistencia (como un mousse suave).
4. **Servir:** Sirva frío, decorado con trocitos de mango fresco o ralladura de naranja si lo desea.

Tropical Mango Mousse

Fresh Desserts & Appetizers

English

Ingredients

- **Fruit:** 1 large ripe mango (peeled and chopped), juice of ½ lime (to enhance flavor), orange zest (optional).
- **Creamy Base:** 1 can sweetened condensed milk, 1 cup heavy whipping cream.

Preparation

1. ***Blend:*** *Place mango chunks in a blender. Add lime juice and condensed milk. Blend until smooth.*
2. ***Mix:*** *Add the heavy whipping cream to the blender and process again until the mixture is smooth and creamy.*
3. ***Chill:*** *Pour the mixture into individual cups or a large bowl. Refrigerate for at least 3-4 hours to set (it will have a soft mousse-like consistency).*
4. ***Serve:*** *Serve chilled, garnished with fresh mango pieces or orange zest if desired.*

Para que este mousse quede bien cremoso y con ese sabor intenso a Guerrero, usa mangos que estén muy maduros, de esos que ya están bien suaves. El secreto es pasar la pulpa por un colador después de licuarla para que la textura sea tersa como una nube y no tenga ninguna hebra. Sírvelo bien frío para que se sienta como una brisa tropical en cada bocado.

To make this mousse extra creamy with that intense Guerrero flavor, use very ripe mangoes, the ones that are already quite soft. The secret is to pass the pulp through a strainer after blending it so the texture is as smooth as a cloud and doesn't have any fibers. Serve it very cold so it feels like a tropical breeze in every bite.

El mango me encanta en todas sus formas, pero este postre es especialmente refrescante y tropical. En mi Guerrero querido tenemos tantos tipos de mangos que donde quiera ves árboles cargados; a veces hay tantos en el suelo que la gente ya ni los recoge. Recuerdo que en 2019, estando en casa de mi mamá, escuché un golpe fuerte en el tejado y me asusté pensando que alguien tiraba piedras. Mi mamá se rió y me dijo: 'Son los mangos, hija, que ya por su propio peso no pueden sostenerse'. Cuando salí a ver, ¡era un mango del tamaño de mis dos palmas juntas! Es increíble la creación de Dios... y el que más disfruta es el perrito de mi mamá, que se los come encantado.

I love mango in all its forms, but this dessert is especially refreshing and tropical. In my beloved Guerrero, we have so many types of mangoes that you see loaded trees everywhere; sometimes there are so many on the ground that people don't even pick them up anymore. I remember back in 2019, while at my mom's house, I heard a loud bang on the roof and got scared, thinking someone was throwing stones. My mom laughed and said, 'It's the mangoes, honey; they can't hold themselves up anymore because of their own weight.' When I went to see, it was a mango the size of both my palms together! God's creation is incredible... and the one who enjoys it most is my mom's dog, who eats them happily.

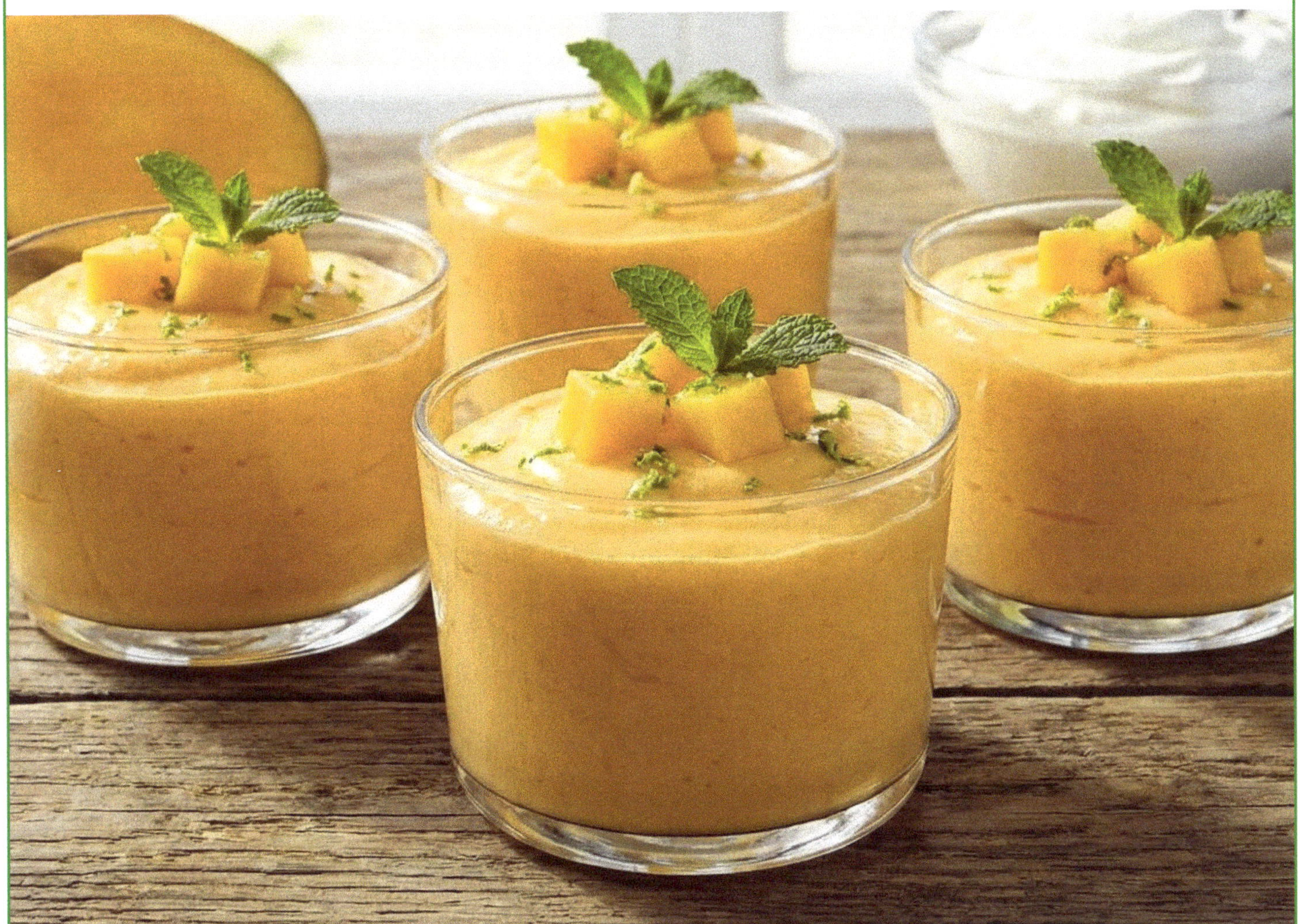

Pan de Elote Saludable (Harina de Almendras y Miel)

Postres y Aperitivos Frescos

Español

Ingredientes

- **Base:** 3 elotes frescos (desgranados).
- **Secos:** 2 ½ tazas de harina de almendras, 2 cdas de polvos de hornear, 1 cdta de canela en polvo, pizca de sal.
- **Húmedos:** 4 huevos (medianos), 6 oz de mantequilla derretida, ¼ taza de miel de abeja (o al gusto), ½ taza de mezcla de leche y crema (half & half), ¼ taza de aceite de aguacate, 1 cdta de vainilla.
- **Extras:** Nueces tostadas, trozos de chocolate (opcional).

Preparación

1. **Licuar:** Coloque los granos de elote en la licuadora junto con los huevos, la leche/crema, el aceite, la vainilla, la miel y la mantequilla derretida. Licúe hasta integrar bien.
2. **Mezclar secos:** En un tazón aparte, mezcle la harina de almendras, el polvo de hornear, la canela y la sal.
3. **Combinar:** Vierta la mezcla líquida sobre los ingredientes secos y revuelva hasta obtener una masa homogénea.
4. **Añadir extras:** Incorpore las nueces tostadas y los trozos de chocolate a la masa.
5. **Hornear:** Vierta la mezcla en moldes engrasados (o con papel para hornear). Hornee a 350°F (175°C) durante 45-55 minutos, o hasta que al insertar un palillo salga limpio.

Healthy Cornbread (Almond Flour & Honey)

Fresh Desserts & Appetizers

English

Ingredients

- **Base:** 3 fresh corn cobs (kernels removed).
- **Dry:** 2 ½ cups almond flour, 2 tbsp baking powder, 1 tsp cinnamon powder, pinch of salt.
- **Wet:** 4 eggs (medium), 6 oz melted butter, ¼ cup honey (or to taste), ½ cup half & half (milk/cream mix), ¼ cup avocado oil, 1 tsp vanilla extract.
- **Extras:** Toasted walnuts, chocolate chunks (optional).

Preparation

1. ***Blend:*** *Place corn kernels in a blender with eggs, half & half, oil, vanilla, honey, and melted butter. Blend until well combined.*
2. ***Mix Dry:*** *In a separate bowl, mix the almond flour, baking powder, cinnamon, and salt.*
3. ***Combine:*** *Pour the wet mixture over the dry ingredients and stir until a smooth batter forms.*
4. ***Add Extras:*** *Fold in the toasted walnuts and chocolate chunks.*
5. ***Bake:*** *Pour batter into greased (or parchment-lined) molds. Bake at 350°F (175°C) for 45–55 minutes, or until a toothpick inserted comes out clean.*

El secreto para que este pan sea un éxito es usar elotes bien frescos y tiernos para que suelten toda su leche. Al usar harina de almendras, la textura queda un poquito más húmeda y densa, así que asegúrate de dejarlo enfriar completamente antes de desmoldarlo; así mantendrá su forma perfecta y el sabor se concentrará mucho mejor.

The secret to making this bread a success is using very fresh and tender corn so it releases all its natural milk. By using almond flour, the texture stays a bit moister and denser, so make sure to let it cool completely before removing it from the pan; this way it will hold its perfect shape and the flavor will concentrate much better.

Este pan de elote fresco es muy saludable porque lo preparamos con harina de almendras. Cuando se está horneando, la cocina huele riquísimo, como si estuviera cocinando tamales de elote; ese olor dulce y fresco es perfecto para disfrutar con un café por la mañana. Lo preparo pensando en mis hijos antes de que se vayan a la escuela. A veces ellos ya no quieren el desayuno tradicional, y para que no se vayan con el estómago vacío, me gusta ofrecerles variedad. Es mi manera de consentirlos y asegurarme de que empiecen su día con algo rico y natural sin aburrirlos con lo mismo de siempre.

This fresh cornbread is very healthy because we prepare it with almond flour. When it's baking, the kitchen smells delicious, as if I were cooking corn tamales; that sweet, fresh scent is perfect to enjoy with a coffee in the morning. I prepare it with my children in mind before they head off to school. Sometimes they don't want a traditional breakfast anymore, and to make sure they don't leave on an empty stomach, I like to offer them variety. It's my way of pampering them and making sure they start their day with something tasty and natural without boring them with the same thing every morning.

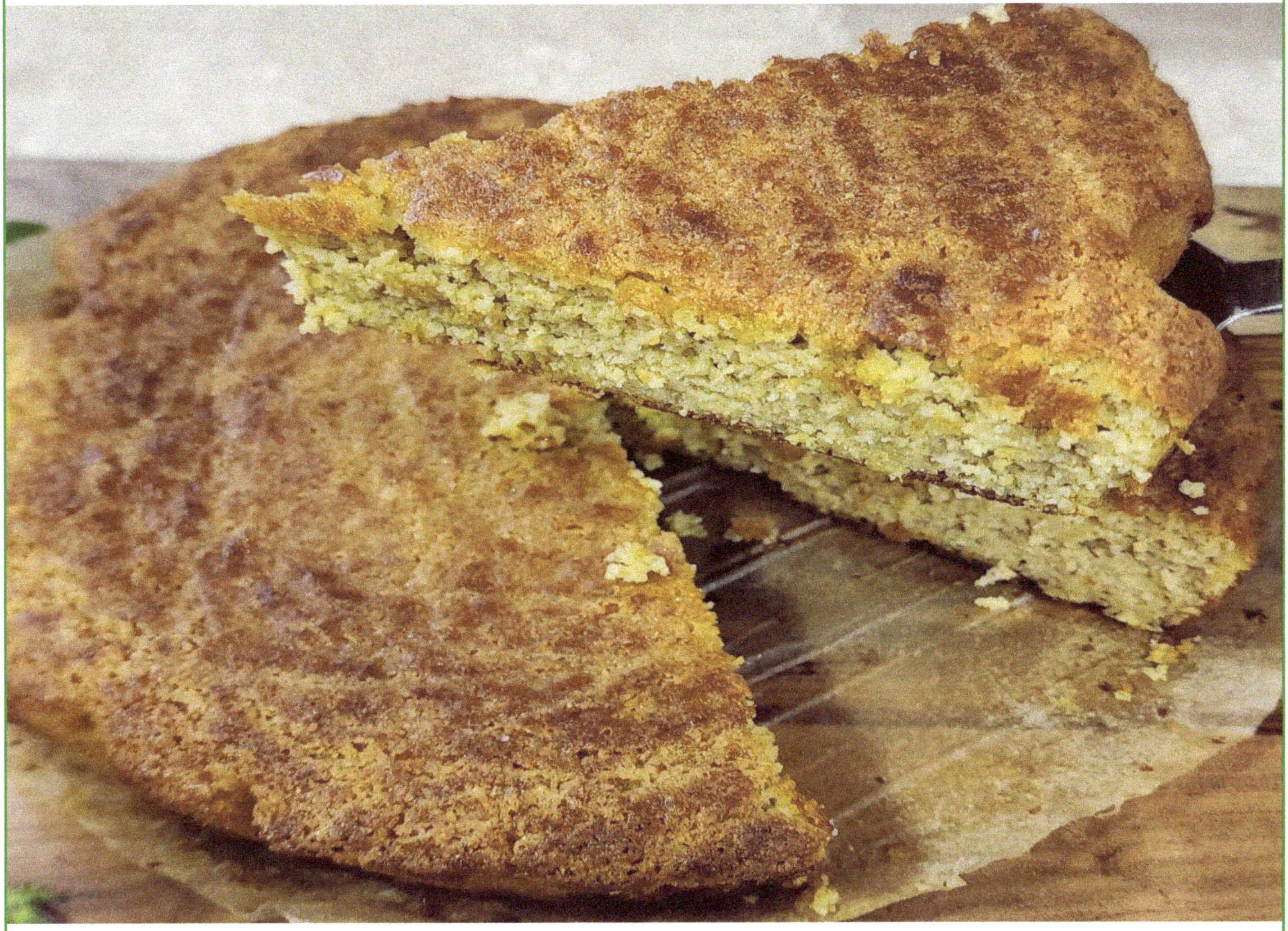

Pasta Primavera con Pollo

Favoritos Tradicionales

Español

ngredientes

- **Pollo:** 4 pechugas de pollo, sazonadas con sal, pimienta negra y pimentón (paprika).
- **Pasta:** Pasta tricolor (o la de su preferencia), cocida al dente.
- **Vegetales:** Calabacitas (picadas), brócoli, ejotes chinos (snow peas), zanahoria (rallada o picada), jitomates (tomates) cherry o de ensalada (picados).
- **Salsa:** ¼ taza de caldo de pollo, ¼ taza de crema para batir (heavy cream), queso parmesano rallado, ajo fresco picado (o en polvo).
- **Cocción:** Aceite de oliva.

Preparación

1. **Pollo:** Sazone las pechugas con sal, pimienta y paprika. Selelas en una sartén con aceite hasta que doren. Termine su cocción en el horno a 350°F (175°C) por unos 15 minutos para que queden jugosas. Corte en cubos o tiras.
2. **Pasta:** Hierva la pasta en agua con sal por 7-8 minutos. Escurra y mezcle con un poco de aceite de oliva.
3. **Vegetales:** En una sartén grande con aceite de oliva, sofría el ajo picado. Agregue los jitomates, calabacitas, brócoli, ejotes y zanahoria. Cocine brevemente para que queden crujientes. Sazone con pimienta.
4. **Salsa:** Añada el caldo de pollo y la crema para batir a los vegetales. Deje calentar (sin hervir demasiado).
5. **Integrar:** Agregue la pasta cocida y el queso parmesano. Mezcle bien para que todo se impregne de la salsa.
6. **Servir:** Sirva la pasta con los vegetales y coloque el pollo horneado encima.

Chicken Pasta Primavera

Traditional Favorites

English

Ingredients

- **Chicken:** 4 chicken breasts, seasoned with salt, black pepper, and paprika.
- **Pasta:** Tricolor pasta (or your choice), cooked al dente.
- **Vegetables:** Zucchini (chopped), broccoli, snow peas, carrots (shredded or chopped), cherry or salad tomatoes (chopped).
- **Sauce:** ¼ cup chicken broth, ¼ cup heavy whipping cream, grated Parmesan cheese, fresh garlic minced (or powder).
- **Cooking:** Olive oil.

Preparation

1. ***Chicken:*** *Season chicken breasts with salt, pepper, and paprika. Sear in a skillet with oil until browned. Finish cooking in the oven at 350°F (175°C) for about 15 minutes to keep them juicy. Slice or cube.*
2. ***Pasta:*** *Boil pasta in salted water for 7–8 minutes. Drain and toss with a little olive oil.*
3. ***Vegetables:*** *In a large skillet with olive oil, sauté minced garlic. Add tomatoes, zucchini, broccoli, snow peas, and carrots. Cook briefly so they remain crisp. Season with pepper.*
4. ***Sauce:*** *Add chicken broth and heavy cream to the vegetables. Let it heat up (do not overboil).*
5. ***Combine:*** *Add the cooked pasta and Parmesan cheese. Toss well to coat everything in the sauce.*
6. ***Serve:*** *Serve the pasta and vegetables topped with the roasted chicken.*

El truco para el equilibrio: Usa una proporción de 2 a 1; dos partes de vegetales por cada parte de pasta. Al saltear los vegetales al dente, mantienes sus colores vibrantes y aseguras que cada bocado sea nutritivo sin perder esa carita de alegría de tus hijos al decir '¡quiero más!

The trick for balance: Use a 2-to-1 ratio; two parts vegetables for every one part pasta. By sautéing the vegetables al dente, you keep their vibrant colors and ensure every bite is nutritious without losing that joyful look on your children's faces when they say, 'I want more!'".

Para mí, cocinar es un arte mágico donde los colores son los protagonistas. En esta Pasta Primavera, me encanta usar tres colores distintos de pasta porque la comida entra primero por los ojos. Como madre, mi prioridad es que mis hijos siempre quieran repetir, pero sobre todo, que mi hija con diabetes pueda disfrutar de lo mismo que el resto de la familia. Por eso, mi secreto es llenar el plato de vegetales frescos: así equilibramos los carbohidratos y convertimos una comida saludable en un arcoíris de felicidad".

To me, cooking is a magical art where colors are the stars. In this Pasta Primavera, I love using three different colors of pasta because we eat with our eyes first. As a mother, my priority is for my children to always want seconds, but above all, for my daughter with diabetes to enjoy the same meal as the rest of the family. That's why my secret is to fill the plate with fresh vegetables: this way we balance the carbs and turn a healthy meal into a rainbow of happiness".

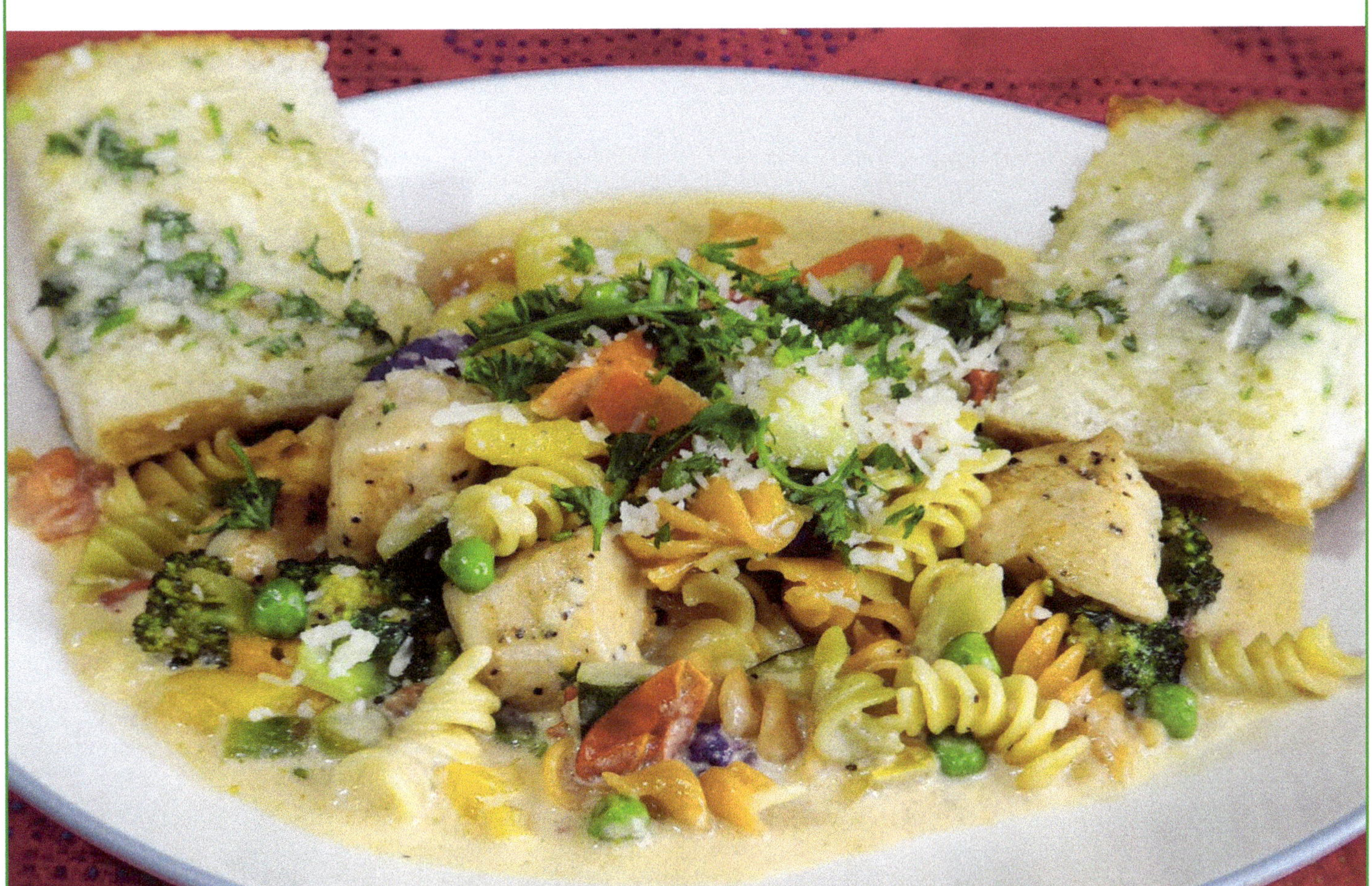

Ceviche Peruano Clásico

Favoritos Tradicionales

Español

Ingredientes

- **Pescado:** Fletán (Halibut) u otro pescado blanco firme (corvina, lenguado), cortado en cubos.
- **Leche de Tigre:** Recortes del pescado, jugo de 10 limones, 1 diente de ajo, un trozo pequeño de jengibre, tallos de cilantro, un trozo de cebolla morada, sal, pimienta y un poco de agua o caldo de pescado.
- **Vegetales:** Cebolla morada (cortada en pluma), cilantro picado, apio picado, chile habanero (o ají limo, sin semillas para menos picante).
- **Guarnición:** Camote morado (cocido y rodajado) y maíz cancha o choclo (maíz peruano de grano grande).

Preparación

1. **Preparar el Pescado:** Corte el pescado en cubos medianos. Manténgalo frío (sobre un bowl con hielo) mientras prepara los demás ingredientes.
2. **Hacer la Leche de Tigre:** En una licuadora, coloque los recortes del pescado, el jugo de limón, ajo, jengibre, tallos de cilantro, cebolla, sal, pimienta y un chorrito de agua o caldo. Licúe y cuele la mezcla sobre el pescado picado.
3. **Marinar:** Mezcle el pescado con la leche de tigre. Agregue la cebolla morada, el cilantro picado, el apio y el chile habanero finamente picado. Deje marinar brevemente (el limón "cocinará" el pescado).
4. **Servir:** Sirva inmediatamente acompañado de rodajas de camote y maíz.

Classic Peruvian Ceviche

Traditional Favorites

English

Ingredients

- **Fish:** Halibut or other firm white fish (sea bass, sole), cut into cubes.
- **Tiger's Milk (Leche de Tigre):** Fish trimmings, juice of 10 limes, 1 garlic clove, a small piece of ginger, cilantro stems, a piece of red onion, salt, pepper, and a little water or fish stock.
- **Vegetables:** Red onion (sliced thinly), chopped cilantro, chopped celery, habanero pepper (or aji limo, seeded for less heat).
- **Garnish:** Purple sweet potato (boiled and sliced) and Peruvian corn (choclo or cancha).

Preparation

1. ***Prep Fish:*** *Cut the fish into medium cubes. Keep it cold (over a bowl of ice) while preparing other ingredients.*
2. ***Make Tiger's Milk:*** *In a blender, combine fish trimmings, lime juice, garlic, ginger, cilantro stems, onion, salt, pepper, and a splash of water or stock. Blend and strain the mixture over the cubed fish.*
3. ***Marinate:*** *Toss the fish with the tiger's milk. Add the red onion, chopped cilantro, celery, and finely chopped habanero. Let it marinate briefly (the lime will "cook" the fish).*
4. ***Serve:*** *Serve immediately accompanied by sweet potato slices and corn.*

Mi secreto para la textura perfecta: El pescado debe estar bien frío antes de empezar. El truco peruano es frotar el tazón con un trozo de chile (ají) y un diente de ajo antes de mezclar todo; ese aroma sutil es lo que hace que el sabor sea realmente 'wow' y profesional.

My secret for the perfect texture: The fish must be very cold before you start. The Peruvian trick is to rub the bowl with a piece of chili (ají) and a clove of garlic before mixing everything; that subtle aroma is what makes the flavor truly 'wow' and professional.

Este ceviche me dejó impresionada desde la primera vez que lo preparé. Le puse mucho amor y dedicación por lo sensible que es el pescado; es una receta deliciosa que despierta todos los sentidos. Me fascina el contraste visual: el camote morado con su color impresionante, el verde de la hoja que sirve de cama para el pescado y la frescura de los demás ingredientes crean un verdadero arcoíris de colores en el plato. Es una joya de la gastronomía que ahora disfruto traer a mi mesa.

This ceviche impressed me from the very first time I prepared it. I put a lot of love and dedication into it because of how delicate the fish is; it is a delicious recipe that awakens all the senses. I am fascinated by the visual contrast: the purple sweet potato with its impressive color, the green leaf serving as a bed for the fish, and the freshness of the other ingredients create a true rainbow of colors on the plate. It is a gastronomic jewel that I now enjoy bringing to my table.

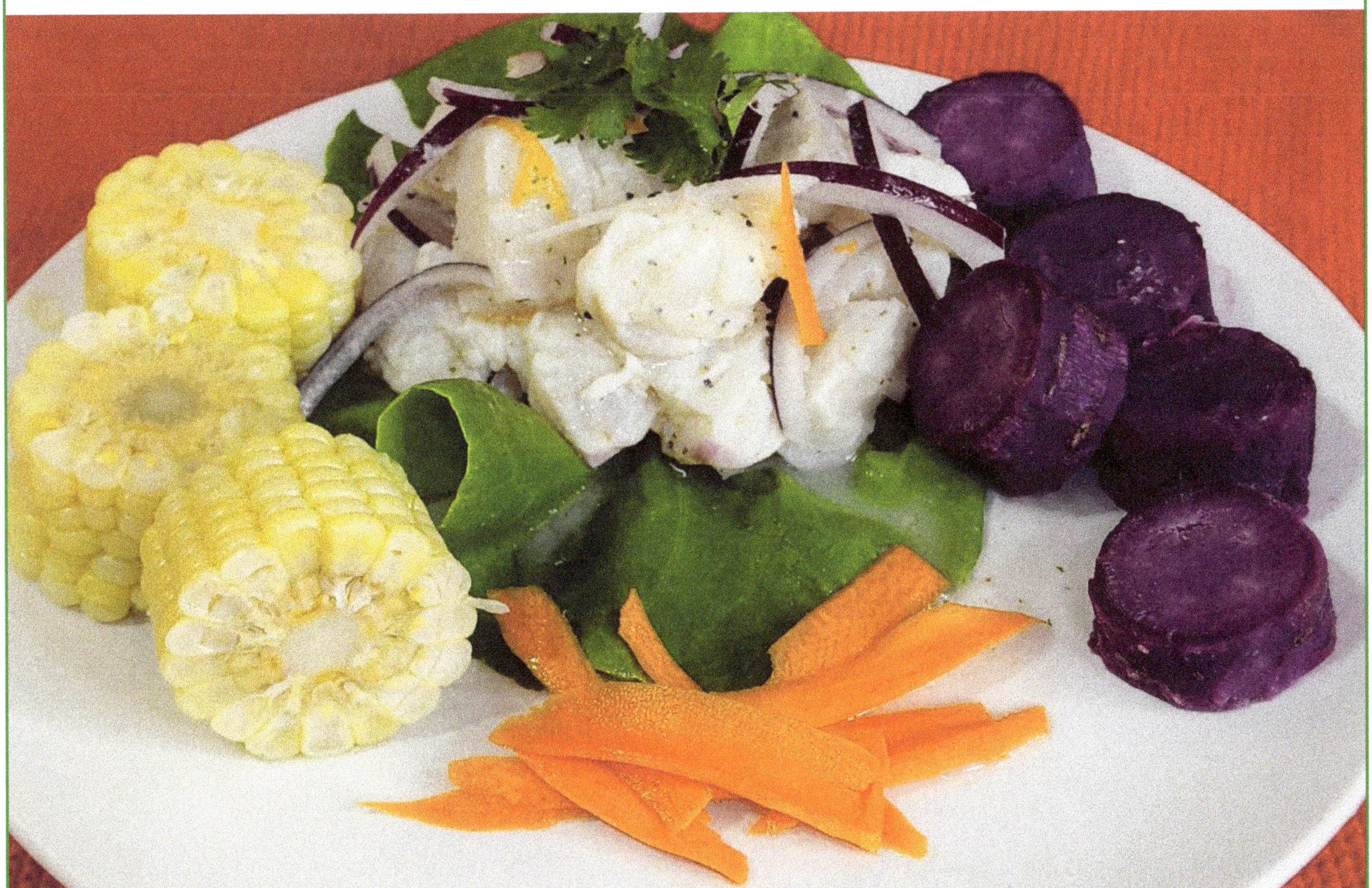

Aguachile de Camarón Estilo Sinaloa

Favoritos Tradicionales

Español

Ingredientes

- **Camarones:** 1 ½ libras de camarones grandes (limpios, pelados y cortados en mariposa).
- **Marinado:** Jugo de 8-10 limones frescos.
- **Salsa:** 1 manojo grande de cilantro fresco, 1 diente de ajo, 1 chile serrano (sin semillas para menos picante), sal y pimienta negra al gusto.
- **Vegetales:** Pepino (pelado parcialmente, sin semillas y en medias lunas o cubos), cebolla morada (fileteada).
- **Servir:** Aguacate y tostadas o galletas saladas.

Preparación

1. **Marinar:** Coloque los camarones limpios en un tazón. Báñelos con una parte del jugo de limón hasta cubrirlos. Sazone con sal y pimienta. Deje reposar unos 15 minutos en el refrigerador hasta que cambien de color a rosado.
2. **La Salsa:** Licúe el resto del jugo de limón con el cilantro, el diente de ajo, el chile serrano y un poco de sal hasta obtener una salsa verde vibrante.
3. **Combinar:** Vierta la salsa verde sobre los camarones curtidos. Mezcle bien.
4. **Vegetales:** Agregue el pepino y la cebolla morada a los camarones. Mezcle todo.
5. **Servir:** Sirva inmediatamente, decorado con rebanadas de aguacate. Acompañe con tostadas.

Shrimp Aguachile (Sinaloa Style)

Traditional Favorites

English

Ingredients

- **Shrimp:** 1 ½ lbs large shrimp (cleaned, peeled, and butterflied).
- **Marinade:** Juice of 8–10 fresh limes.
- **Sauce:** 1 large bunch fresh cilantro, 1 garlic clove, 1 serrano pepper (seeded for less heat), salt, and black pepper to taste.
- **Vegetables:** Cucumber (partially peeled, seeded, and sliced into half-moons or cubes), red onion (thinly sliced).
- **Serve:** Avocado and tostadas or saltine crackers.

Preparation

1. ***Marinate:*** *Place clean shrimp in a bowl. Cover with some of the lime juice. Season with salt and pepper. Let rest in the refrigerator for about 15 minutes until they turn pink.*
2. ***The Sauce:*** *Blend the remaining lime juice with cilantro, garlic clove, serrano pepper, and a pinch of salt until you get a vibrant green sauce.*
3. ***Combine:*** *Pour the green sauce over the cured shrimp. Mix well.*
4. ***Veggies:*** *Add the cucumber and red onion to the shrimp mixture. Toss everything together.*
5. ***Serve:*** *Serve immediately, garnished with avocado slices. Enjoy with tostadas.*

Mi secreto para que el camarón esté en su punto: El tiempo de 'curtido' en el limón debe ser exacto. No dejes que se pasen; deben conservar su color rosado y esa textura firme y crujiente que los hace únicos. Y el truco de oro: licúa el chile serrano con un poquito de cilantro y jugo de limón justo antes de servir para que el verde sea vibrante y el sabor sea puro fuego fresco.

My secret for shrimp at its peak: The 'curing' time in the lime juice must be exact. Don't let them sit too long; they should keep their pink color and that firm, crunchy texture that makes them unique. And the golden trick: blend the serrano chili with a bit of cilantro and lime juice just before serving so the green stays vibrant and the flavor is pure, fresh fire

Aunque esta receta no es originaria de mi querido Guerrero, se ha ganado un lugar especial en mi mesa por esa explosión cítrica que me hace salivar de solo pensarlo. Me fascina el contraste entre lo crujiente del pepino y la firmeza de los camarones bañados en limón y chile. Es ese platillo que preparo cuando tengo antojo de algo que me despierte los sentidos y me haga vibrar. Disfrutarlos con unas tostadas crujientes es, simplemente, un regalo para el paladar. ¿A poco no se les antojó ya?

Although this recipe doesn't originate from my beloved Guerrero, it has earned a special place at my table for that citrus explosion that makes my mouth water just thinking about it. I am fascinated by the contrast between the crunch of the cucumber and the firmness of the shrimp soaked in lime and chili. It's that dish I prepare when I crave something to awaken my senses and make me vibrate. Enjoying them with crispy tostadas is, quite simply, a gift for the palate. You're already craving it too, aren't you?

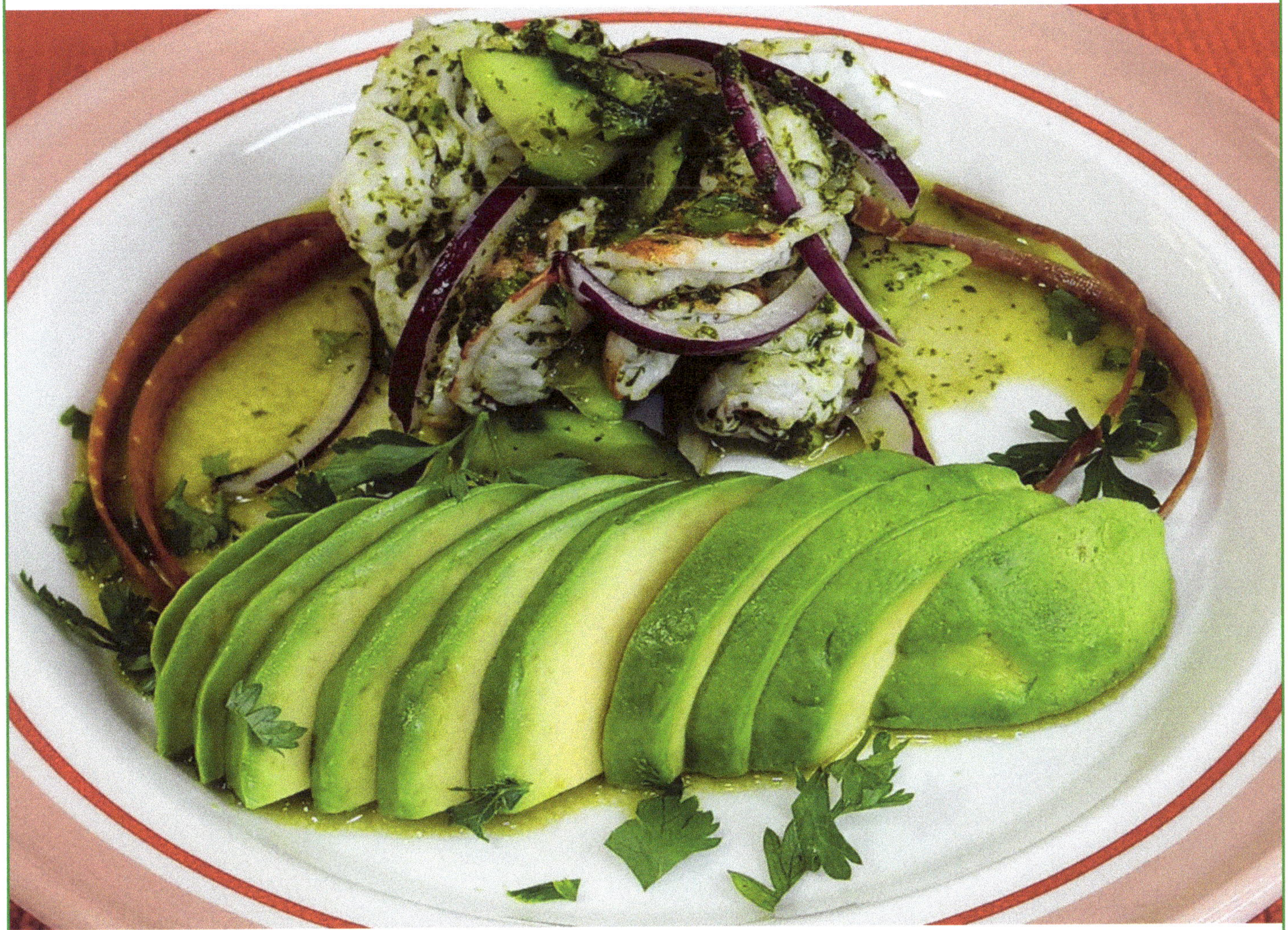

Arroz Blanco con Elote

Acompañamientos Clásicos

Español

Ingredientes

- **Arroz:** 2 tazas de arroz blanco (lavado y escurrido).
- **Líquido:** 4 tazas de agua (o caldo de pollo).
- **Sofrito:** 2 dientes de ajo picados, 1/4 de cebolla picada.
- **Vegetales:** 1 lata (o taza) de granos de elote (maíz).
- **Sazón:** Sal al gusto.
- **Cocción:** Aceite.

Preparación

1. **Freír:** Caliente aceite en una olla. Fría la cebolla y el ajo hasta que suelten aroma. Agregue el arroz y fríalo hasta que esté brillante y ligeramente transparente (sin dorar).

- **Líquido:** Agregue el agua (o caldo) y la sal.
- **Vegetales:** Incorpore los granos de elote.
- **Cocinar:** Cuando empiece a hervir, baje el fuego al mínimo, tape y cocine hasta que el líquido se consuma y el arroz esté suave (aprox. 15-20 min).
- **Reposar:** Apague el fuego y deje reposar tapado unos 10 minutos antes de esponjar con un tenedor.

White Rice with Corn

Classic Sides

English

Ingredients

- **Rice:** 2 cups white rice (rinsed and drained).
- **Liquid:** 4 cups water (or chicken broth).
- **Sauté:** 2 garlic cloves minced, 1/4 onion chopped.
- **Vegetables:** 1 can (or cup) corn kernels.
- **Seasoning:** Salt to taste.
- **Cooking:** Oil.

Preparation

1. ***Fry:*** *Heat oil in a pot. Sauté onion and garlic until fragrant. Add rice and fry until shiny and slightly translucent (do not brown).*

- ***Liquid:*** *Add water (or broth) and salt.*
- ***Veggies:*** *Stir in the corn kernels.*
- ***Cook:*** *Once it boils, reduce heat to low, cover, and simmer until liquid is absorbed and rice is tender (approx. 15–20 min).*
- ***Rest:*** *Turn off heat and let sit covered for about 10 minutes before fluffing with a fork.*

¡Aquí el secreto para que no se te bata! Fríe el arroz con el elote hasta que suene como 'arenita', luego agrega la mezcla de ajo y cebolla pasándola por un colador para que no queden trozos. El toque de seda es usar siempre la medida exacta de caldo de pollo caliente. ¡Te quedará enterito y con un sabor de gloria!

The secret to keeping it fluffy! Fry the rice with the corn until it sounds like 'little sand,' then add the garlic and onion mixture through a fine strainer so no chunks remain. The silky touch is always using the exact measure of hot chicken broth. It will come out perfectly separate and taste like heaven!

El arroz parece simple, pero si no le pones amor y los ingredientes correctos, nos sale lo que en México decimos: ¡un arroz 'sin chiste'! Jajaja. A mí me encanta porque este lleva el alma de la cocina: ajo y cebolla bien moliditos para un sabor auténtico, y su caldito de pollo para que cada grano sea una delicia. ¡Es la sencillez más sabrosa del mundo!

Rice seems simple, but if you don't add love and the right ingredients, you end up with what we call in Mexico: 'un arroz sin chiste' (rice with no spark)! Hahaha. I love it because it carries the soul of the kitchen: well-blended garlic and onion for authentic flavor, and chicken broth so every grain is a delight. It's the tastiest simplicity in the world!

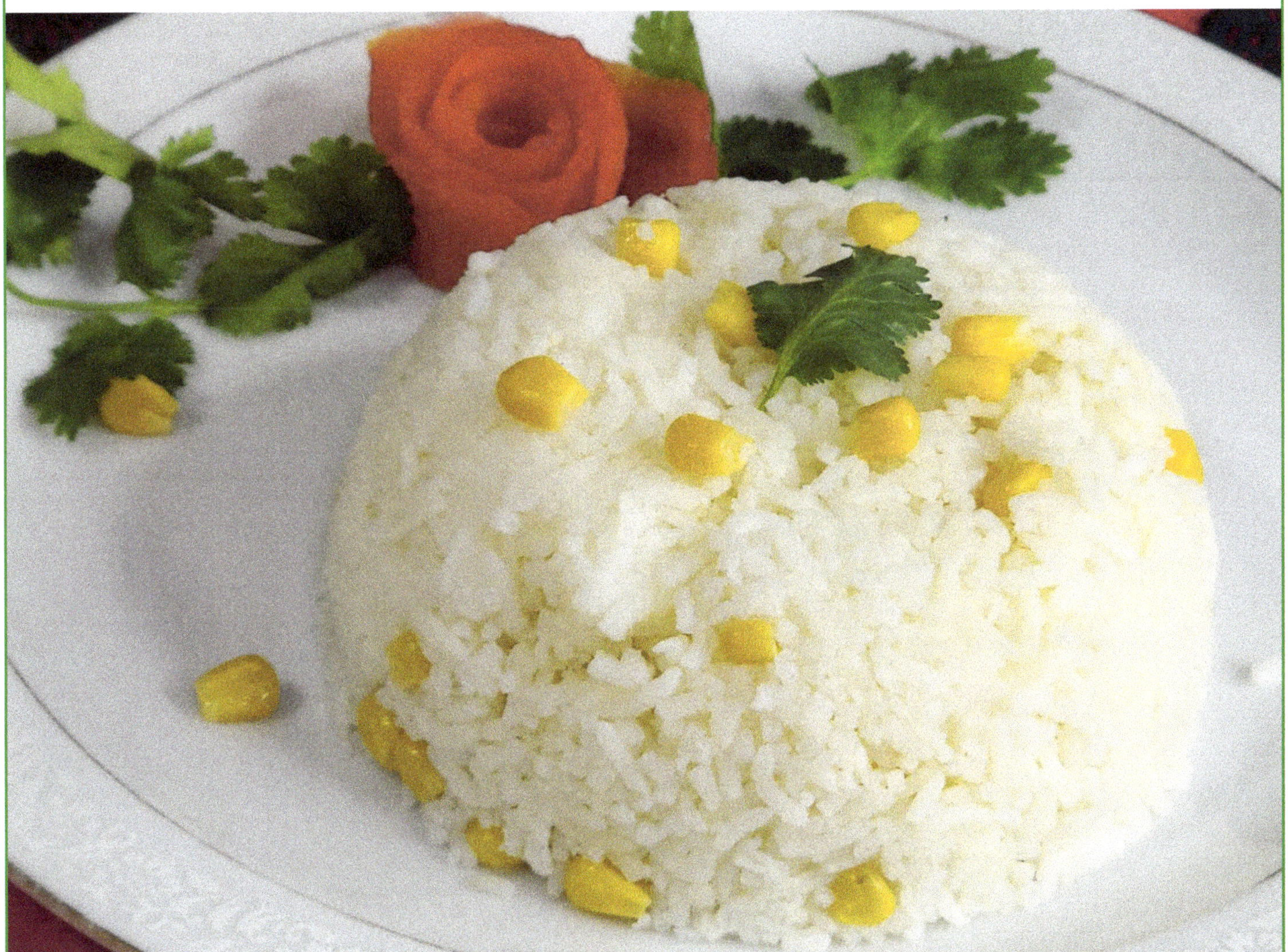

Rajas con Crema Auténticas

Favoritos Tradicionales

Español

Ingredientes

- **Chiles:** 5 chiles poblanos frescos.
- **Salsa Cremosa:** 1 taza de crema agria (sour cream), ½ taza de mezcla de leche y crema (half & half), ½ cda de caldo de pollo en polvo (Knorr Suiza).
- **Sofrito:** 1 cda de mantequilla (o aceite de oliva), ½ cebolla blanca fileteada, 2 dientes de ajo fileteados.
- **Vegetales:** ½ taza de granos de elote (maíz).
- **Queso:** 1 taza de queso Chihuahua (u otro queso para derretir).
- **Sazón:** Pimienta negra al gusto.

Preparación

1. **Asar los Chiles:** Ase los chiles poblanos directamente sobre la llama de la estufa hasta que la piel esté negra y ampollada por todos lados.
2. **Sudar y Pelar:** Coloque los chiles asados en un tazón o bolsa de plástico, tape y deje sudar por 5 minutos. Luego, retire la piel quemada (se puede usar un papel toalla o raspar con un cuchillo).
3. **Cortar en Rajas:** Abra los chiles, retire el tallo, las semillas y las venas. Corte la carne de los chiles en tiras (rajas).
4. **Preparar la Crema:** En un tazón pequeño, mezcle la crema agria, la mezcla "half & half" y el caldo de pollo en polvo hasta que estén bien integrados.
5. **Sofrito:** En una sartén, derrita la mantequilla. Sofría la cebolla fileteada hasta que se vea transparente (aprox. 2 min). Agregue los ajos fileteados y cocine por 2 minutos más.
6. **Guisar las Rajas:** Incorpore las rajas de chile al sartén y cocine por 4 minutos. Añada los granos de elote y cocine por otros 2 minutos. Sazone con pimienta negra al gusto.
7. **Cremar:** Baje el fuego a medio-bajo. Vierta la mezcla de crema preparada sobre las rajas. Es importante mantener el fuego bajo para que la crema no se corte.
8. **Finalizar:** Cuando la salsa empiece a burbujear suavemente, agregue el queso Chihuahua. Apague el fuego y mezcle para que el queso se derrita con el calor residual. Sirva caliente.

Authentic Creamy Poblano Strips (Rajas con Crema)

Traditional Favorites

English

Ingredients

- **Peppers:** 5 fresh Poblano peppers.
- **Cream Sauce:** 1 cup sour cream, ½ cup Half & Half, ½ tbsp chicken bouillon powder (Knorr Suiza).
- **Sauté:** 1 tbsp butter (or olive oil), ½ white onion sliced, 2 garlic cloves sliced.
- **Vegetables:** ½ cup corn kernels.
- **Cheese:** 1 cup Chihuahua cheese (or any melting cheese).
- **Seasoning:** Black pepper to taste.

Preparation

1. ***Roast Peppers:*** *Roast the poblano peppers directly over the stove flame until the skin is blackened and blistered on all sides.*
2. ***Sweat & Peel:*** *Place the roasted peppers in a bowl or plastic bag, cover, and let sweat for 5 minutes. Then, peel off the charred skin (using a paper towel or scraping with a knife).*
3. ***Slice into Strips:*** *Open the peppers, remove the stem, seeds, and veins. Slice the pepper flesh into strips (rajas).*
4. ***Prep Cream:*** *In a small bowl, mix the sour cream, Half & Half, and chicken bouillon powder until well combined.*
5. ***Sauté:*** *In a skillet, melt the butter. Sauté the sliced onion until translucent (approx. 2 min). Add the sliced garlic and cook for 2 more minutes.*
6. ***Cook Rajas:*** *Add the poblano strips to the skillet and cook for 4 minutes. Add the corn kernels and cook for another 2 minutes. Season with black pepper to taste.*
7. ***Add Cream:*** *Lower the heat to medium-low. Pour the prepared cream mixture over the peppers. It is important to keep the heat low to prevent the cream from curdling.*
8. ***Finish:*** *When the sauce begins to bubble gently, stir in the Chihuahua cheese. Turn off the heat and mix until the cheese melts from the residual heat. Serve hot.*

¡El sabor de antes! Si no tienes fogón, tatemas los chiles directo en la flama hasta que la piel se queme. Súdalos en una bolsa para pelarlos fácil. ¡Ese toque ahumado es el alma del plato!

That old-school flavor! If you don't have a wood stove, char the peppers directly over the flame until the skin is burnt. Sweat them in a bag for easy peeling. That smoky touch is the soul of the dish!

Cierro los ojos y todavía puedo oler el aroma de los chiles asándose directamente en las brasas del fogón de mi mamá. Esta receta es un viaje a mi niñez, a esos días en los que corría y jugaba con mis hermanas mientras esperaba que la cocina se llenara con ese sabor cremoso y ahumado que solo ella sabía lograr. Prepararlas hoy en el Rancho es mi forma de mantener vivo ese amor y esos juegos de la infancia .

I close my eyes and I can still smell the aroma of the chilies roasting directly on the embers of my mother's stove. This recipe is a journey back to my childhood, to those days when I would run and play with my sisters while waiting for the kitchen to fill with that creamy and smoky flavor that only she knew how to achieve. Preparing them today at the Ranch is my way of keeping that love and those childhood games alive .

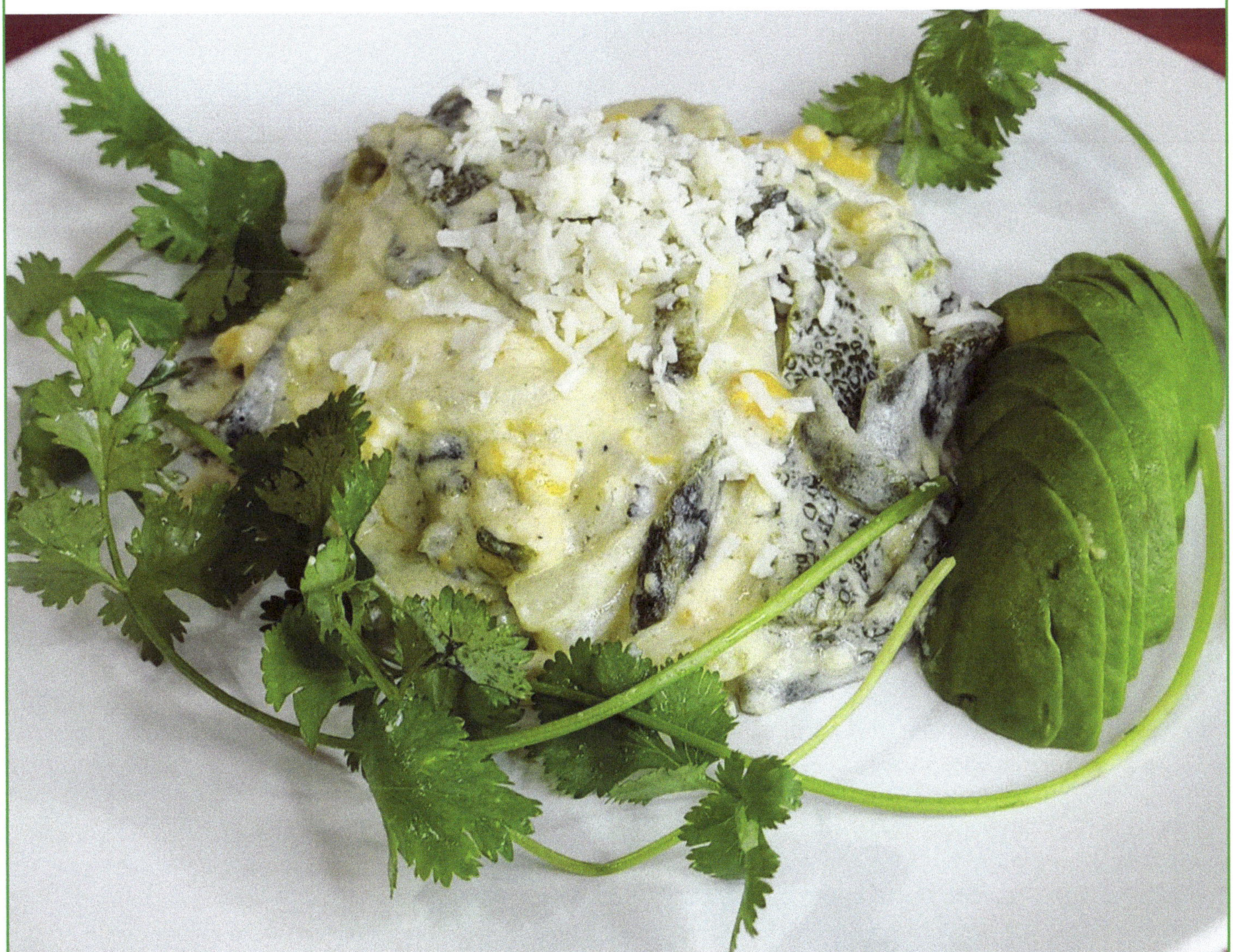

Pollo a la Piña (Estilo Hawaiano)

Favoritos Tradicionales

Español

Ingredientes

- **Pollo:** 4 pechugas de pollo (cortadas a la mitad o en trozos grandes).
- **Marinado:** Sal, pimienta negra, pimentón (paprika), 1 chile quebrado (red pepper flakes, opcional), jugo de 1 limón fresco, perejil fresco picado y aceite de oliva.
- **Salsa de Piña:**
- 2 latas (aprox. 16 oz en total) de jugo de piña (o jugo de piña y trozos).
- ¼ de cebolla picada.
- 2 dientes de ajo picados.
- 2-4 cdas de salsa de soya (al gusto).
- 1 cda de mantequilla.
- Espesante: 2 cdas de maicena disueltas en un poco de jugo de piña frío.
- **Adorno (Opcional):** Trozos de piña en almíbar, cerezas (cherries) y perejil fresco.

Preparación

1. **Marinar el Pollo:** En un tazón, sazone las pechugas con sal, pimienta, paprika, chile quebrado, perejil, jugo de limón y aceite de oliva. Deje reposar unos minutos.

- **Sellar:** En una sartén caliente con un poco de aceite, selle las pechugas por ambos lados hasta que doren, sin cocinarlas por completo. Retírelas y colóquelas en una charola para hornear.
- **Sofrito para la Salsa:** En la misma sartén donde se selló el pollo, derrita la mantequilla. Sofría la cebolla y el ajo hasta que estén fragantes.
- **Hacer la Salsa:** Agregue el jugo de piña (con trozos si los usa) y la salsa de soya. Deje hervir suavemente.
- **Espesar:** Añada la mezcla de maicena poco a poco, revolviendo constantemente hasta que la salsa espese a una consistencia de glaseado.
- **Hornear:** Vierta la salsa de piña sobre las pechugas en la charola. Hornee a 350°F (175°C) durante unos 15-18 minutos, o hasta que el pollo esté bien cocido.
- **Servir:** Decore con trozos de piña y cerezas si lo desea. Sirva acompañado de arroz blanco.

Pineapple Chicken (Hawaiian Style)

Traditional Favorites

English

Ingredients

- **Chicken:** 4 chicken breasts (halved or cut into large pieces).
- **Marinade:** Salt, black pepper, paprika, 1 tsp red pepper flakes (optional), juice of 1 fresh lime, chopped fresh parsley, and olive oil.
- **Pineapple Sauce:**
- 2 cans (approx. 16 oz total) pineapple juice (or juice with chunks).
- ¼ onion, chopped.
- 2 garlic cloves, minced.
- 2–4 tbsp soy sauce (to taste).
- 1 tbsp butter.
- Thickener: 2 tbsp cornstarch dissolved in a little cold pineapple juice.
- **Garnish (Optional):** Pineapple chunks, maraschino cherries, and fresh parsley.

Preparation

1. ***Marinate Chicken:*** *In a bowl, season chicken breasts with salt, pepper, paprika, red pepper flakes, parsley, lime juice, and olive oil. Let sit for a few minutes.*

- ***Sear:*** *In a hot skillet with a little oil, sear chicken on both sides until browned, but not fully cooked. Remove and place on a baking sheet.*
- ***Sauté for Sauce:*** *In the same skillet used for the chicken, melt the butter. Sauté onion and garlic until fragrant.*
- ***Make Sauce:*** *Add pineapple juice (with chunks if using) and soy sauce. Bring to a gentle simmer.*
- ***Thicken:*** *Gradually stir in the cornstarch mixture, whisking constantly until the sauce thickens into a glaze.*
- ***Bake:*** *Pour the pineapple sauce over the chicken on the baking sheet. Bake at 350°F (175°C) for about 15–18 minutes, or until chicken is fully cooked.*
- ***Serve:*** *Garnish with pineapple chunks and cherries if desired. Serve with white rice.*

Salsa de Seda: Para que la salsa agridulce de piña luzca profesional y brillante, pásala por un colador fino antes de mezclarla con el pollo. Esto eliminará cualquier fibra de la fruta y la dejará suave como la seda. El Acompañante: Sírvelo sobre una cama de arroz blanco moldeado para que el contraste de colores sea un "espectáculo" visual.

El Toque Final: Decora con trocitos de piña fresca y un poco de cebollín picado para resaltar ese arcoíris de frescura que tanto te gusta.

Silky Sauce: To make the sweet and sour pineapple sauce look professional and glossy, pass it through a fine strainer before mixing it with the chicken. This removes any fruit fibers and leaves it silky smooth.
The Side Dish: Serve it over a bed of molded white rice so the color contrast is a visual "spectacle".
The Final Touch: Garnish with fresh pineapple chunks and a bit of chopped chives to highlight that rainbow of freshness you love so much.

Esta receta es mágica porque logró que mi hijo dejara el plato limpio, ¡y eso que siempre tengo que rogarle para que coma! Es un plato agridulce delicioso, muy parecido al pollo a la naranja pero mucho más saludable porque no requiere freírse en tanto aceite. Para mí, la cocina es como el maquillaje: las mujeres tenemos una infinidad de herramientas para crear algo bello. Al final, una buena presentación es lo que hace que todos quieran probar, ¡porque el amor también entra por la vista!

This recipe is magical because it got my son to clear his plate—and I'm always begging him to eat! It's a delicious sweet and sour dish, very similar to orange chicken but much healthier since it doesn't need to be deep-fried. To me, cooking is like makeup: as women, we have an infinity of tools to create something beautiful. In the end, a good presentation is what makes everyone want a taste, because love starts with the eyes!

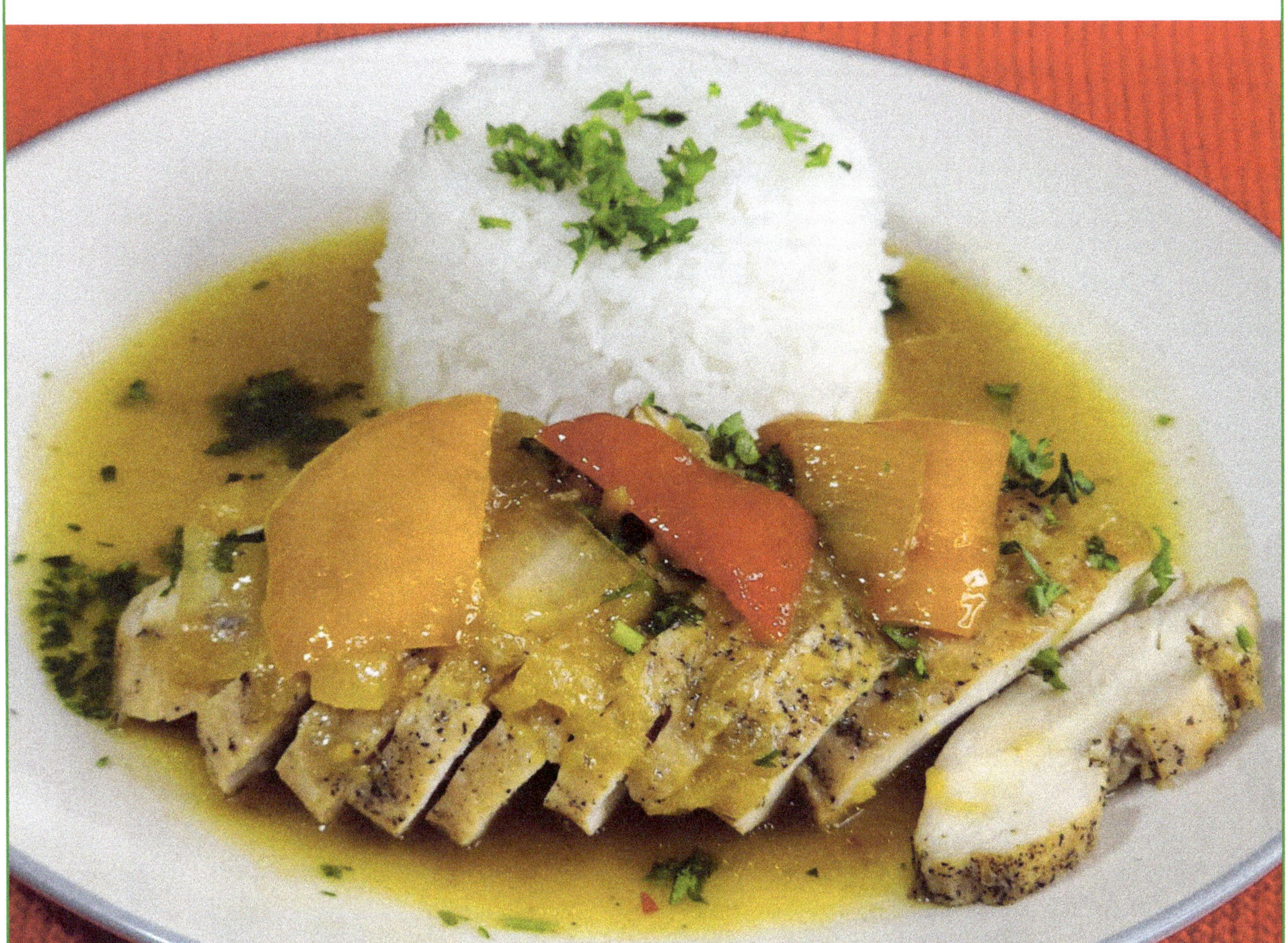

Salsa Verde de Habanero "La Brava"

Salsa

Español

Ingredientes

- **Ingredientes**
- **Base:** 6 tomatillos verdes (sin cáscara y bien lavados).
- **Picante:** 2 chiles habaneros (para picante moderado) o 4 chiles (versión "Brava").
- **Aromáticos:** 2 dientes de ajo, ½ trozo pequeño de cebolla blanca.
- **Frescura:** 1 manojo pequeño de cilantro fresco.
- **Sazón:** 1 cucharadita de aceite vegetal, sal al gusto.

Preparación

1. **Elegir el Método:** Tienes dos opciones para el perfil de sabor:

- **Opción A (Hervida):** Coloca los tomatillos y habaneros en agua hirviendo. Retira en cuanto los tomatillos cambien de verde brillante a verde opaco (evita que se revienten para que no amarguen).
- **Opción B (Tatemada):** Asa los tomatillos, habaneros, cebolla y ajo en un comal hasta que estén bien tatemados (con manchas negras). Esto da un sabor más ahumado y profundo.
- **Licuar:** Coloca los ingredientes cocidos (o asados) en la licuadora junto con el manojo de cilantro y la sal.
- **Guisar:** Calienta la cucharadita de aceite en una cacerola y vierte la salsa. Deja que hierva un par de minutos para integrar los sabores y lograr la consistencia deseada.
- **Servir:** Ideal para acompañar tacos de carne asada, pollo o incluso para dar un toque valiente a tus huevos en el desayuno.

"La Brava" Green Habanero Salsa

Salsa

English

Ingredients

- **Base:** 6 green tomatillos (husked and thoroughly washed).
- **Heat:** 2 habanero peppers (for moderate heat) or 4 peppers ("Brava" version).
- **Aromatics:** 2 garlic cloves, ½ small piece of white onion.
- **Freshness:** 1 small bunch of fresh cilantro.
- **Seasoning:** 1 teaspoon of vegetable oil, salt to taste.
-

Preparation

1. ***Choose the Method:*** *You have two options for the flavor profile:*

- ***Option A (Boiled):*** *Place tomatillos and habaneros in boiling water. Remove as soon as the tomatillos change from bright green to a dull olive green (don't let them burst).*
- ***Option B (Roasted/Tatemada):*** *Roast the tomatillos, habaneros, onion, and garlic on a griddle (comal) until charred with black spots. This provides a deeper, smoky flavor.*
- ***Blend:*** *Place the cooked (or roasted) ingredients into a blender along with the cilantro and salt.*
- ***Simmer:*** *Heat a teaspoon of oil in a saucepan and pour in the salsa. Let it simmer for a few minutes to meld the flavors and reach the desired consistency.*
- ***Serve:*** *Perfect for pairing with carne asada tacos, chicken, or even to add a bold kick to your morning eggs.*

Para que esta salsa tenga ese toque auténtico, tatema muy bien los habaneros y los tomatillos hasta que la piel esté bien tatemada (quemadita). Si tienes tiempo, usa el molcajete; el sabor cambia por completo porque se extraen los aceites naturales del chile. Pero cuidado: el habanero es muy potente, así que ve agregando de uno en uno hasta que encuentres el nivel de picante que tu cuerpo aguante.

For this salsa to have that authentic touch, roast the habaneros and tomatillos very well until the skin is nicely charred. If you have time, use a molcajete; the flavor changes completely because the natural oils of the chili are extracted. But be careful: the habanero is very powerful, so add them one by one until you find the spice level your body can handle.

Si te gusta lo picoso, esta salsa te va a encantar. Siento que tatemar los ingredientes le da un sabor mucho más profundo, ideal para tacos de cualquier tipo o fajitas; ¡esta salsa hasta te abre los sentidos! Me trae recuerdos muy bellos de cuando vivía con mi abuela. Casi todos los días ella me esperaba con los tomatillos, los habaneros y todo listo para que yo le hiciera la salsa. Ella preparaba unas tortillas gruesas, que en Guerrero llamamos memelas, y sabían a gloria solo con la salsa y un poquito de queso, si es que había. Era una comida sencilla, pero llena de amor.

If you like spicy food, you will love this salsa. I feel that roasting the ingredients gives it a much deeper flavor, perfect for any kind of tacos or fajitas; this salsa even opens up your senses! It brings back beautiful memories of when I lived with my grandmother. Almost every day she would wait for me with the tomatillos, habaneros, and everything ready for me to make her the salsa. She would prepare thick tortillas, which we call memelas in Guerrero, and they tasted like heaven with just the salsa and a little cheese, if there was any. It was a simple meal, but full of love.

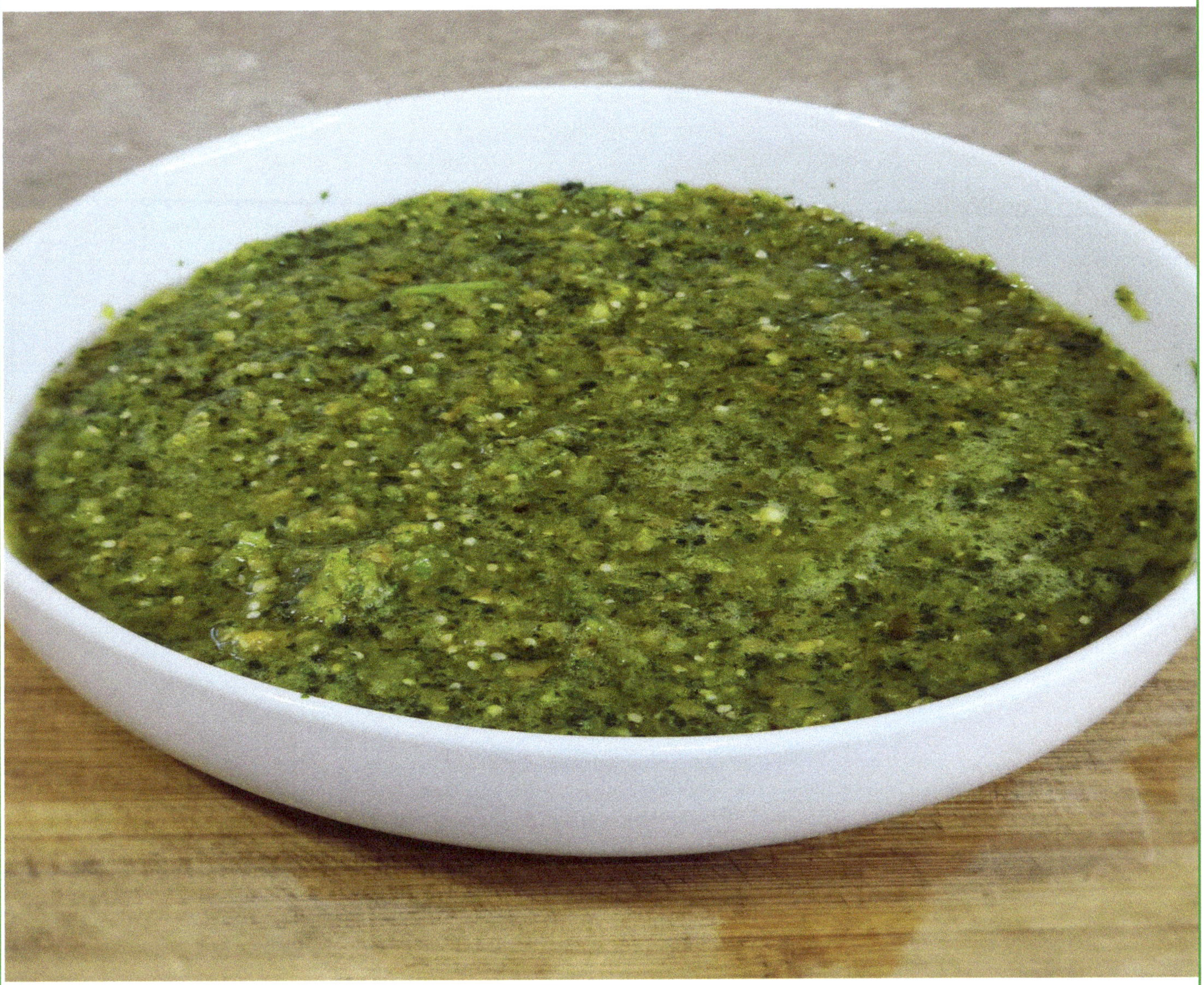

Ensalada de Manzana Navideña

Bebidas y Postres

Español

Ingredientes	Preparación
• **Fruta Fresca:** 4 manzanas (mezcla de rojas y verdes, picadas en cubos), ½ taza de uvas (opcional). • **Fruta en Almíbar:** 1 lata de duraznos en almíbar (picados), 1 lata de piña en almíbar (picada), ½ taza de almíbar de los duraznos. • **Cremoso:** 1 lata de Media Crema (Nestlé), 2-3 cdas de leche condensada (al gusto), ½ taza de crema agria o yogur natural (opcional). • **Frutos Secos:** ½ taza de nueces pecanas (picadas y tostadas), pasas rubias o arándanos secos (al gusto). • **Aromáticos:** 1 cdta de vainilla. • **Decoración:** Cerezas en almíbar, coco rallado (opcional).	1. **Crema:** En una licuadora o tazón, mezcle la media crema, la leche condensada, el almíbar de durazno y la vainilla. Si desea, puede agregar un poco de durazno a la licuadora para dar color y sabor a la crema. • **Frutas:** En un tazón grande, coloque las manzanas picadas (puede ponerles limón para que no se oxiden), los duraznos, la piña y las uvas. • **Combinar:** Vierta la crema sobre la fruta y mezcle bien. • **Extras:** Agregue las nueces picadas, las pasas o arándanos y el coco rallado si lo usa. • **Refrigerar:** Refrigere por al menos 30 minutos antes de servir para que esté fría y cremosa. • **Servir:** Decore con cerezas y más nuez

Christmas Apple Salad

Drinks & Desserts

English

Ingredients	*Preparation*
• **Fresh Fruit:** 4 apples (mix of red and green, cubed), ½ cup grapes (optional). • **Canned Fruit:** 1 can peaches in syrup (chopped), 1 can pineapple in syrup (chopped), ½ cup peach syrup. • **Creamy Base:** 1 can Media Crema (table cream), 2–3 tbsp sweetened condensed milk (to taste), ½ cup sour cream or yogurt (optional). • **Dry Fruits:** ½ cup pecans (chopped and toasted), golden raisins or dried cranberries (to taste). • **Aromatics:** 1 tsp vanilla extract. • **Garnish:** Maraschino cherries, shredded coconut (optional).	*1. **Cream:** In a blender or bowl, mix the table cream, condensed milk, peach syrup, and vanilla. If desired, blend a few peach slices into the cream for color and flavor.* • ***Fruit:** In a large bowl, place the chopped apples (you can toss with lemon to prevent browning), peaches, pineapple, and grapes.* • ***Combine:** Pour the cream mixture over the fruit and mix well.* • ***Extras:** Stir in the chopped pecans, raisins or cranberries, and coconut if using.* • ***Chill:** Refrigerate for at least 30 minutes before serving to serve cold and creamy.* • ***Serve:** Garnish with cherries and extra nuts.*

Textura Impecable: Para que la crema sea un "espectáculo" de suavidad, asegúrate de que esté bien fría antes de mezclarla. Si usas almíbar de piña, pásalo por un colador fino para que no se escapen trocitos no deseados y la ensalada quede bien tersa.

El Color de la Alegría: Usa manzanas rojas brillantes para que el color contraste con la crema blanca. Como dice Maribel: ¡primero comemos por los ojos!.

Impeccable Texture: To make the cream a "spectacle" of smoothness, make sure it's very cold before mixing. If you use pineapple syrup, pass it through a fine strainer so no unwanted bits slip in, leaving the salad perfectly smooth.

The Color of Joy: Use bright red apples so the color contrasts with the white cream. As Maribel says: we eat with our eyes first!.

The Crunchy Touch: Add the pecans and raisins right before serving to keep that "crunch crunch" we love so much.

Las festividades me llenan de una emoción profunda. Aunque a veces los círculos familiares se distancian, Dios siempre es bueno y me manda ángeles que alumbran mi camino en los momentos de oscuridad. Siento que estoy renaciendo, me siento muy positiva y mis hijos son mi mayor alegría. Esta ensalada representa esos colores de la Navidad que tanto amo; es como un rayito de sol para esos días nublados que no me gustan. ¡Es un recordatorio de que siempre hay luz y dulzura para compartir!

The holidays fill me with profound emotion. Although family circles sometimes grow apart, God is always good and sends me angels who light my path in moments of darkness. I feel like I am being reborn; I feel very positive, and my children are my greatest joy. This salad represents those Christmas colors I love so much; it's like a little ray of sunshine for those cloudy days that I don't like. It's a reminder that there is always light and sweetness to share!

El Toque Crujiente: Agrega la nuez y las pasitas justo antes de servir para que mantengan su "crunch crunch" que tanto nos gusta.

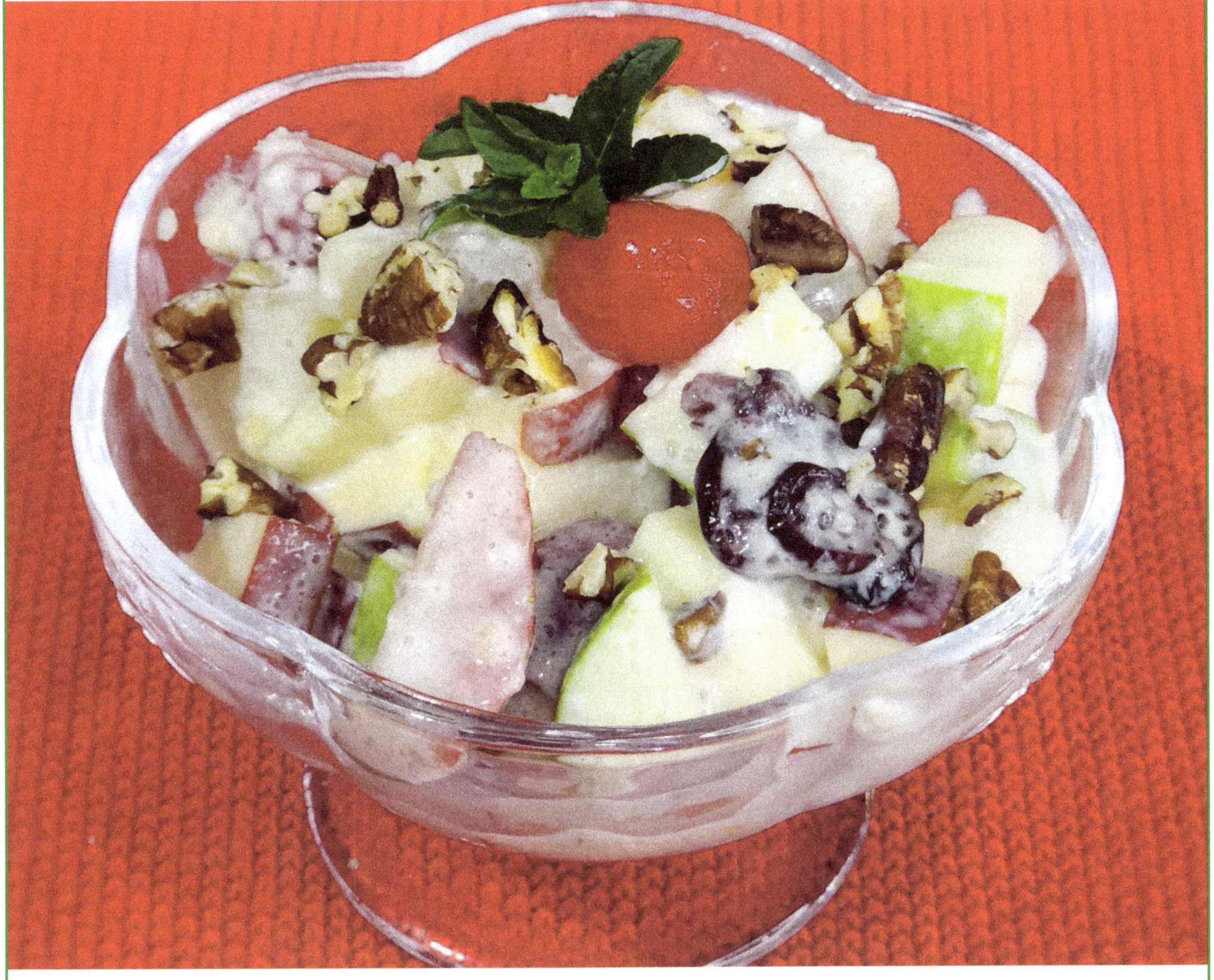

Cannoli de Limón con Pistacho y Chocolate

Bebidas y Postres

Español

Ingredientes

- **Conchas:** 6 conchas de cannoli (compradas listas para rellenar).
- **Relleno de Crema de Limón:**
- 4 yemas de huevo.
- ½ taza de azúcar.
- ¼ taza de maicena (fécula de maíz), tamizada.
- 2 tazas de leche caliente.
- Ralladura de 1-2 limones (solo la parte amarilla).
- 1 onza de mantequilla.
- 4 onzas de queso crema (tipo Philadelphia), suavizado.
- **Decoración:**
- Pistachos picados.
- Chocolate rallado o chispas de chocolate.
- Azúcar glass (para espolvorear).

Preparación

1. **Crema Base:** En un tazón, bata las yemas con el azúcar hasta que estén pálidas. Agregue la maicena y mezcle bien.
2. **Temperar:** Vierta poco a poco la leche caliente sobre la mezcla de yemas, batiendo constantemente para evitar que se cuajen los huevos.
3. **Cocinar:** Regrese la mezcla a la olla a fuego medio. Cocine, revolviendo sin parar, hasta que espese y hierva suavemente.
4. **Saborizar:** Retire del fuego. Agregue la ralladura de limón, la mantequilla y el queso crema. Mezcle hasta que esté suave y homogéneo.
5. **Enfriar:** Transfiera a un tazón, cubra con plástico (tocando la superficie para que no se forme costra) y refrigere hasta que esté bien fría y firme (mínimo 4 horas).
6. **Rellenar:** Coloque la crema fría en una manga pastelera. Rellene las conchas de cannoli justo antes de servir para que no se ablanden.
7. **Decorar:** Sumerja los extremos del cannoli en pistachos picados o chocolate rallado. Espolvoree con azúcar glass.

Lemon Cannoli with Pistachio & Chocolate

Drinks & Desserts

English

Ingredients

- **Shells:** 6 cannoli shells (store-bought).
- **Lemon Cream Filling:**
- 4 egg yolks.
- ½ cup sugar.
- ¼ cup cornstarch, sifted.
- 2 cups hot milk.
- Zest of 1–2 lemons (yellow part only).
- 1 oz butter.
- 4 oz cream cheese, softened.
- **Garnish:**
- Chopped pistachios.
- Grated chocolate or chocolate chips.
- Powdered sugar (for dusting).

Preparation

1. ***Base Cream:*** *In a bowl, whisk egg yolks and sugar until pale. Whisk in cornstarch.*

- ***Temper:*** *Gradually pour hot milk into the yolk mixture, whisking constantly to prevent curdling.*
- ***Cook:*** *Return mixture to the pot over medium heat. Cook, stirring constantly, until thickened and gently boiling.*
- ***Flavor:*** *Remove from heat. Stir in lemon zest, butter, and cream cheese. Whisk until smooth and combined.*
- ***Chill:*** *Transfer to a bowl, cover with plastic wrap (touching the surface to prevent a skin), and refrigerate until cold and firm (at least 4 hours).*
- ***Fill:*** *Pipe the chilled cream into the cannoli shells just before serving to keep them crisp.*
- ***Decorate:*** *Dip the ends of the cannoli in chopped pistachios or grated chocolate. Dust with powdered sugar.*

Para un acabado profesional, asegúrate de que la crema de limón esté completamente fría antes de rellenar. Si quieres un toque extra de sabor, tuesta ligeramente los pistachos antes de picarlos; eso resaltará su aroma natural.

For a professional finish, make sure the lemon cream is completely cold before filling the shells. For an extra boost of flavor, lightly toast the pistachios before chopping them; this will bring out their natural nuttiness.

El cannoli es un clásico italiano que siempre impresiona, pero mi versión favorita lleva la frescura del limón. Es un postre que juega con las texturas: lo crujiente de la concha, la sedosidad de la crema y el toque crocante de los pistachos. Es elegante, ligero y perfecto para cualquier celebración donde quieras ofrecer algo sofisticado pero hecho con amor en casa.

The cannoli is an Italian classic that never fails to impress, but my favorite version features the bright freshness of lemon. This dessert is a beautiful play on textures: the crunch of the pastry shell, the silkiness of the cream, and the crisp bite of the pistachios. It is elegant, light, and perfect for any celebration where you want to offer something sophisticated yet made with love at home.

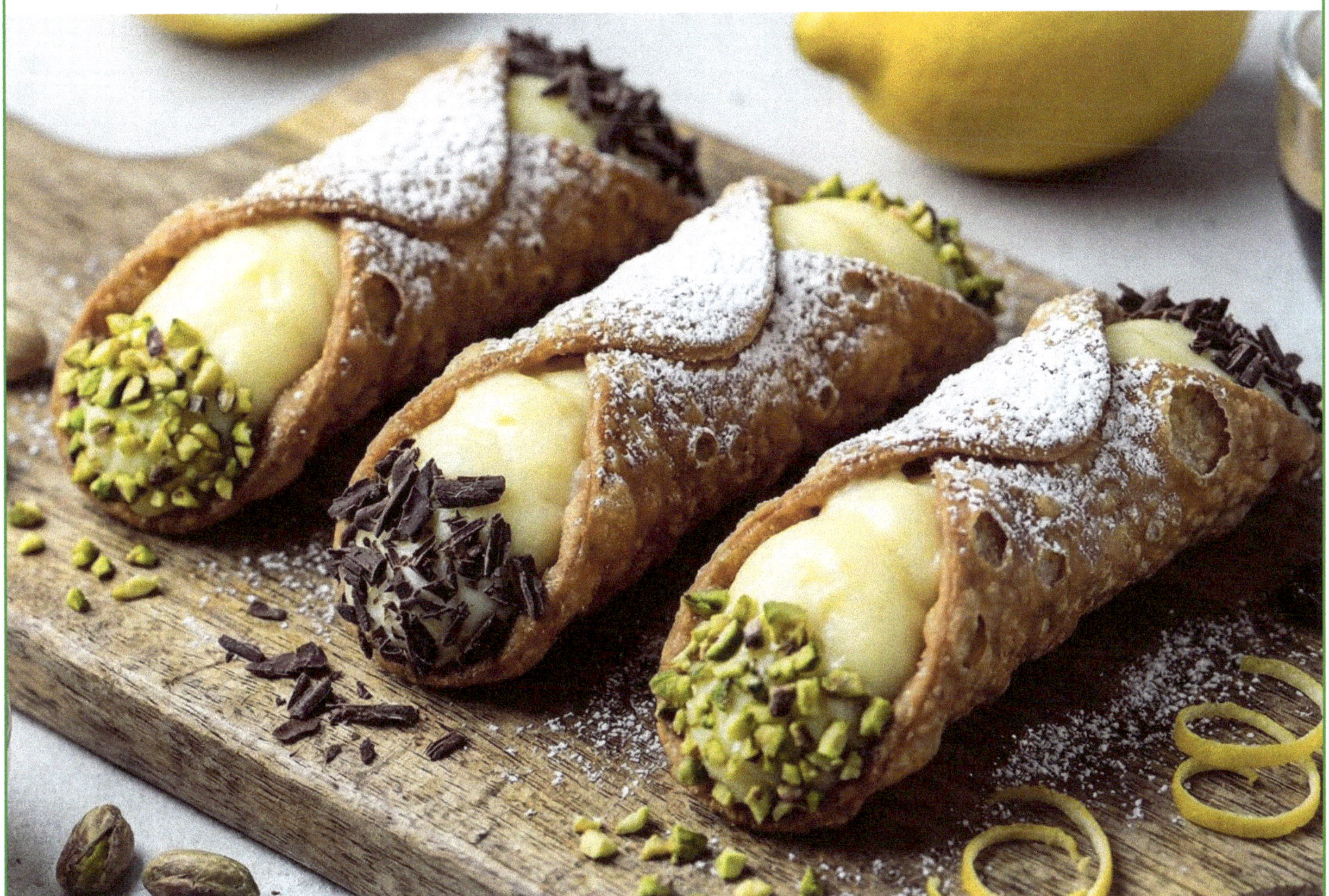

Pozole Verde Estilo Guerrero

Favoritos Tradicionales

Español

Ingredientes

- **Caldo y Maíz:** 1 pollo entero (cocido, reservar caldo y deshebrar la carne), 1 lata grande de granos de maíz pozolero (o maíz precocido).
- **Salsa Verde:** 15 tomatillos (tomates verdes), 3 chiles poblanos (o chiles para rellenar, asados y pelados), 3 chiles jalapeños o serranos (opcional para picante), 1 manojo de cilantro, 10 hojas de rábano (lavadas), 3 hojas de lechuga orejona.
- **Espesante y Sabor:** ½ taza de semillas de calabaza (pepitas) tostadas, ½ cebolla blanca, 3 dientes de ajo.
- **Aromáticos:** 2 hojas de laurel, 1 ramita de epazote fresco, orégano seco.
- **Sazón:** Sal y caldo de pollo en polvo al gusto.
- **Guarnición:** Tostadas, rábanos picados, cebolla picada, limón, aguacate, chicharrón, queso fresco, lechuga picada, chiles en vinagre.

Preparación

1. **Caldo Base:** En una olla grande, coloque el caldo de pollo y agregue los granos de maíz. Añada las hojas de laurel y deje hervir.

- **Salsa Verde:** En una licuadora, procese los tomatillos (crudos o ligeramente hervidos), los chiles poblanos (limpios), los jalapeños, el cilantro, las hojas de rábano, la lechuga, la cebolla y el ajo. Use un poco de caldo para facilitar el licuado.
- **Pepitas:** Agregue las semillas de calabaza tostadas a la licuadora y muela muy bien hasta obtener una salsa tersa y verde.
- **Guisar:** En una sartén con un poco de aceite, sofría la salsa verde colada (o sin colar si su licuadora es potente) para sazonarla. Viértala en la olla con el maíz.
- **Cocinar:** Agregue el epazote y una pizca de orégano. Sazone con sal y caldo de pollo en polvo. Deje hervir a fuego medio-bajo durante 20-30 minutos para que los sabores se integren.
- **Pollo:** Incorpore el pollo deshebrado al pozole y cocine por 10 minutos más.
- **Servir:** Sirva caliente y acompañe con las guarniciones al gusto.

Green Pozole (Guerrero Style)

Traditional Favorites

English

Ingredients

- **Broth & Corn:** 1 whole chicken (cooked, reserve broth and shred meat), 1 large can hominy (or precooked corn).
- **Green Sauce:** 15 tomatillos (green tomatoes), 3 Poblano peppers (roasted and peeled), 3 Jalapeño or Serrano peppers (optional for heat), 1 bunch fresh cilantro, 10 radish leaves (washed), 3 Romaine lettuce leaves.
- **Thickener & Flavor:** ½ cup toasted pumpkin seeds (pepitas), ½ white onion, 3 garlic cloves.
- **Aromatics:** 2 bay leaves, 1 sprig fresh epazote, dried oregano.
- **Seasoning:** Salt and chicken bouillon powder to taste.
- **Garnish:** Tostadas, chopped radishes, chopped onion, lime, avocado, pork rinds (chicharrón), fresh cheese, chopped lettuce, pickled peppers.

Preparation

1. ***Base Broth:*** *In a large pot, place the chicken broth and add the hominy. Add the bay leaves and bring to a boil.*

- ***Green Sauce:*** *In a blender, process the tomatillos (raw or slightly boiled), Poblano peppers (cleaned), Jalapeños, cilantro, radish leaves, lettuce, onion, and garlic. Use a little broth to help blend.*
- ***Pepitas:*** *Add the toasted pumpkin seeds to the blender and blend very well until you get a smooth green sauce.*
- ***Fry Sauce:*** *In a skillet with a little oil, fry the green sauce (strained or unstrained depending on blender) to season it. Pour it into the pot with the corn.*
- ***Cook:*** *Add the epazote and a pinch of oregano. Season with salt and chicken bouillon. Simmer over medium-low heat for 20–30 minutes to meld flavors.*
- ***Chicken:*** *Stir in the shredded chicken and cook for another 10 minutes.*
- ***Serve:*** *Serve hot with garnishes on the side.*

El corazón de un buen pozole verde es el espesado de la semilla de calabaza (pepitas). Tuesta las pepitas ligeramente antes de licuarlas con todos los ingredientes verdes. Pero, ¡ojo!, el secreto de oro es pasarlo por un colador antes de integrarlo al caldo. Esto asegura que la textura sea fina y no queden residuos molestos de las hojas o las semillas. Cocínalo con paciencia a fuego bajo para que la magia florezca.

The heart of a good green pozole is the thickening from the pumpkin seeds (pepitas). Lightly toast the seeds before blending them with all the green ingredients. But, pay attention! The golden secret is to pass it through a strainer before adding it to the broth. This ensures a fine texture and guarantees no annoying residue from the leaves or seeds. Cook it patiently over low heat so the magic can truly bloom.

Este pozole verde es verdaderamente delicioso; su secreto es el concentrado del pollo cocinado a fuego bajo. Lleva semillas de calabaza, espinacas, cilantro, hojas de rábanos y lechuga romana... todo lo verde está aquí. Para mí, este plato representa mi renovación; estoy renaciendo. Es como conectarme con la naturaleza y sanar mi alma. Siento la esperanza de que algo hermoso viene en camino, porque mi guía y mentor me están enseñando el camino. Cada bocado de este pozole es como sentir magia pura recorriendo mi cuerpo.

This green pozole is truly delicious; its secret lies in the chicken concentrate cooked over low heat. It features pumpkin seeds, spinach, cilantro, radish leaves, and Romaine lettuce... everything green is here. To me, this dish represents my renewal; I am being reborn. It's like connecting with nature and healing my soul. I feel the hope that something beautiful is on its way, because my guide and mentor are showing me the path. Every bite of this pozole is like feeling pure magic running through my body.

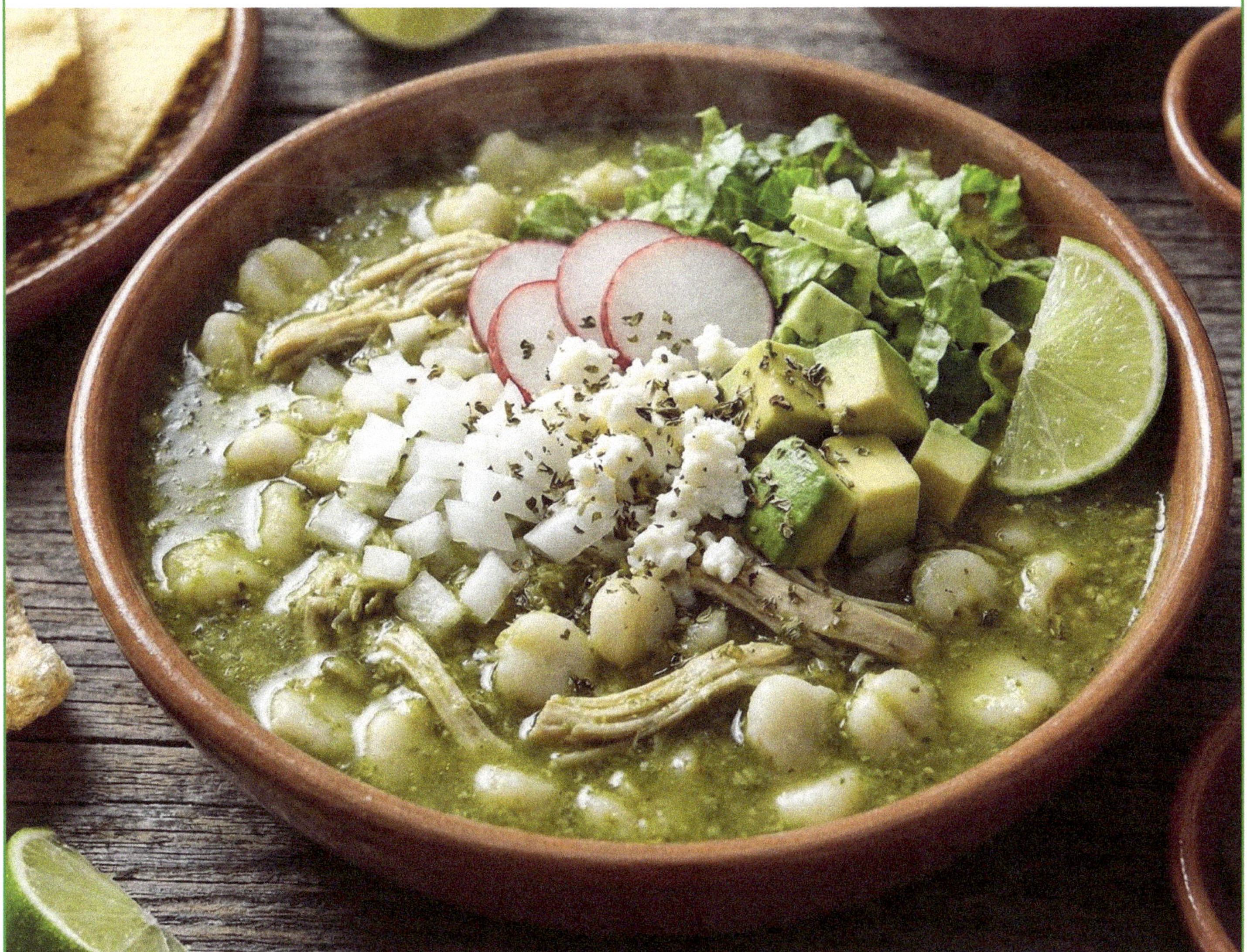

Tacos de Camarón al Pastor

Favoritos Tradicionales

Español

Ingredientes

- **Camarones:** 1 lb de camarones grandes (limpios y pelados).
- **Adobo:**
- 3 chiles guajillos (sin semillas, hervidos y sin piel).
- 2 chiles pasilla (sin semillas, hervidos y sin piel).
- 3 dientes de ajo.
- ¼ de cebolla blanca.
- ¼ cdta de pasta de achiote.
- ¼ taza de vinagre blanco.
- ¼ taza de jugo de naranja.
- Especias: Orégano, comino, sal y pimienta negra al gusto.
- **Sofrito:** Aceite de oliva, ½ cebolla en juliana, 2 dientes de ajo picados, pimientos (opcional).
- **Guarnición:** Piña fresca en trozos, cilantro picado, limones.

Preparación

1. **Adobo:** Licúe los chiles guajillo y pasilla (previamente hervidos y pelados) junto con los 3 dientes de ajo, el cuarto de cebolla, el achiote, el vinagre, el jugo de naranja, el orégano, el comino, la sal y la pimienta. Cuele la salsa si desea una textura más fina.

- **Marinar:** En un tazón, mezcle los camarones con el adobo preparado. Deje marinar por unos 15-20 minutos.
- **Cocinar:** En una sartén caliente con aceite de oliva, sofría la cebolla en juliana y el ajo picado hasta que estén fragantes. Agregue los camarones marinados (y pimientos si usa). Cocine hasta que los camarones estén rosados y bien cocidos.
- **Piña:** Agregue los trozos de piña fresca al sartén en los últimos minutos de cocción para que se calienten y suelten su sabor.
- **Servir:** Sirva caliente, espolvoreado con cilantro fresco. Acompañe con tortillas calientes para hacer tacos.

Shrimp Al Pastor Tacos

Traditional Favorites

English

Ingredients

- **Shrimp:** 1 lb large shrimp (peeled and deveined).
- **Adobo Marinade:**
- 3 Guajillo chilies (seeded, boiled, and peeled).
- 2 Pasilla chilies (seeded, boiled, and peeled).
- 3 garlic cloves.
- ¼ white onion.
- ¼ tsp achiote paste.
- ¼ cup white vinegar.
- ¼ cup orange juice.
- Spices: Oregano, cumin, salt, and black pepper to taste.
- **Sauté:** Olive oil, ½ onion (julienned), 2 garlic cloves (minced), bell peppers (optional).
- **Garnish:** Fresh pineapple chunks, chopped cilantro, limes.

Preparation

1. ***Marinade:*** *Blend the boiled and peeled guajillo and pasilla chilies with 3 garlic cloves, quarter onion, achiote paste, vinegar, orange juice, oregano, cumin, salt, and pepper. Strain the sauce if a smoother texture is desired.*

- ***Marinate:*** *In a bowl, toss the shrimp with the prepared adobo sauce. Let marinate for about 15–20 minutes.*
- ***Cook:*** *In a hot skillet with olive oil, sauté the julienned onion and minced garlic until fragrant. Add the marinated shrimp (and peppers if using). Cook until the shrimp are pink and cooked through.*
- ***Pineapple:*** *Add the fresh pineapple chunks to the skillet in the last few minutes of cooking to warm through and release their flavor.*
- ***Serve:*** *Serve hot, sprinkled with fresh cilantro. Accompany with warm tortillas to make tacos.*

Para que el sabor sea auténtico, marina los camarones con el adobo de chiles y especias por lo menos 30 minutos antes de cocinarlos. Y aquí va mi toque: pasa el adobo por un colador antes de bañar los camarones; así quedarán perfectamente pintaditos y brillantes, sin pedacitos de piel de chile, logrando una presentación de restaurante pero con el sabor de tu hogar.

For an authentic flavor, marinate the shrimp with the chili and spice rub at least 30 minutes before cooking. And here is my touch: pass the marinade through a strainer before coating the shrimp; this way they will be perfectly colored and glossy, without any bits of chili skin, achieving a restaurant-style presentation with the taste of your home.

A mí me encantan todo tipo de mariscos, y estos camarones son una variación deliciosa de los clásicos tacos de cerdo al pastor. Son ideales para quienes amamos ese toque agridulce que da la piña. Pero lo más bonito de la cocina es que no hay una ley que nos dicte qué hacer; si un día no queremos consumir mucha tortilla, estos mismos camarones quedan increíbles sobre una ensalada fresca o acompañados con un arroz blanco. Es un plato que se adapta a tu antojo y a lo que tu cuerpo necesite en el momento.

I love all kinds of seafood, and these shrimp are a delicious twist on the classic pork 'tacos al pastor.' They are ideal for those of us who love that sweet and sour touch that pineapple provides. But the most beautiful thing about cooking is that there is no law telling us what to do; if one day we don't want to eat too many tortillas, these same shrimp look and taste amazing over a fresh salad or paired with white rice. It is a dish that adapts to your cravings and what your body needs at the moment.

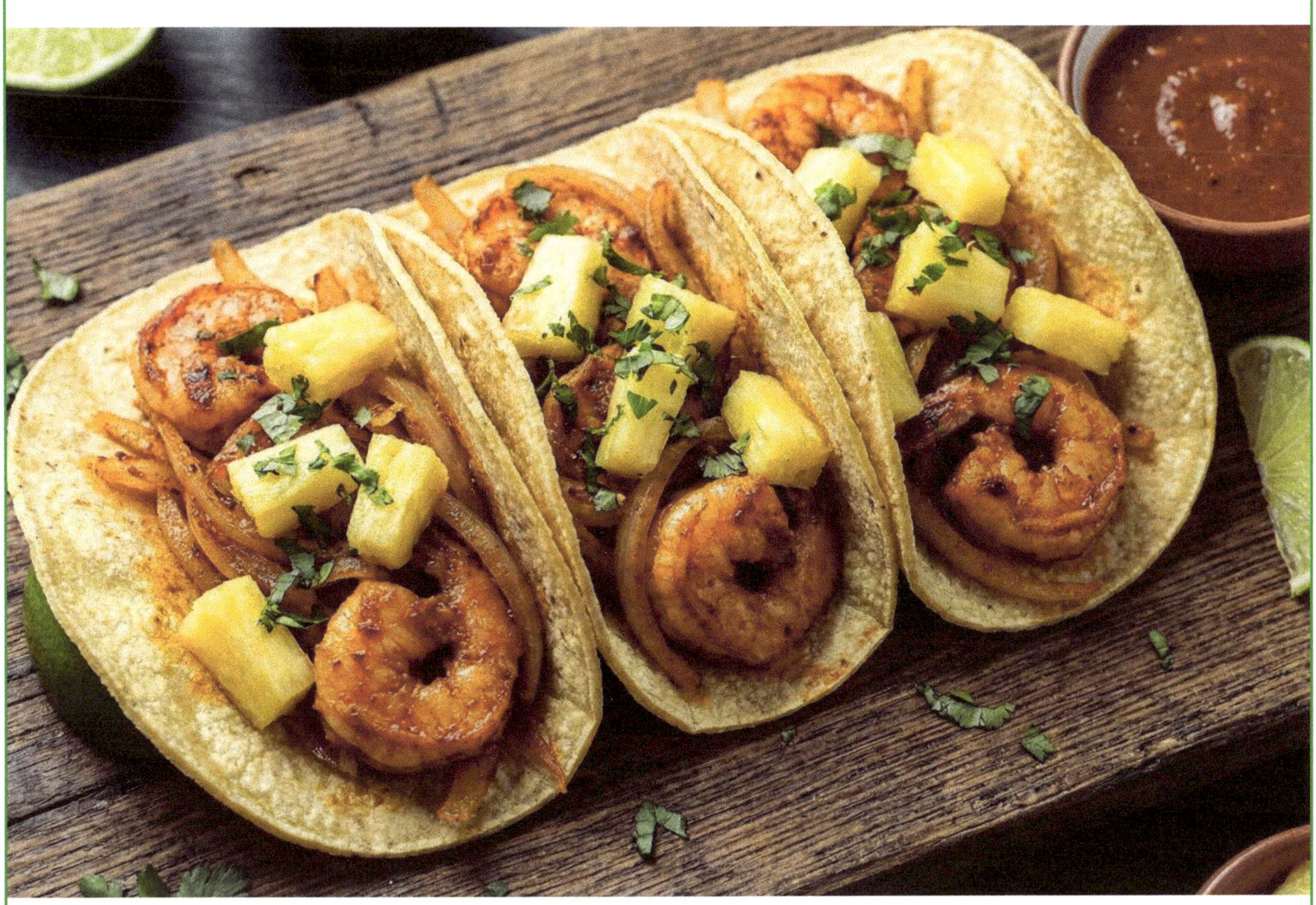

Milanesa Napolitana
Favoritos Tradicionales

Español

Ingredientes	Preparación
• **Carne:** Filetes de res (milanesa) o pollo, aplanados si es necesario. • **Empanizado:** Harina, huevos batidos (con un poco de queso parmesano rallado opcional), y pan molido (tipo Panko o regular). • **Salsa:** Salsa de tomate para pasta (comprada o casera) o puré de tomate sazonado. • **Cobertura:** Rebanadas de jamón, queso mozzarella rallado (u otro queso para derretir). • **Sazón:** Sal, pimienta, orégano seco y/o albahaca seca. • **Para Freír:** Aceite.	1. **Sazonar:** Sazone la carne con sal y pimienta. 2. **Empanizar:** Pase cada filete primero por harina, luego por el huevo batido y finalmente por el pan molido, asegurándose de cubrirlo bien. 3. **Freír:** Caliente abundante aceite en una sartén. Fría las milanesas por ambos lados hasta que estén doradas y cocidas. Escurra el exceso de aceite en papel absorbente. 4. **Armar:** Coloque las milanesas fritas en una charola para hornear. Cubra cada una con una capa de salsa de tomate, luego una rebanada de jamón y finalmente abundante queso mozzarella. Espolvoree con un poco de orégano. 5. **Gratinar:** Lleve al horno (precalentado a 350°F / 175°C) o al asador (broiler) hasta que el queso se derrita y burbujee.

Milanesa Napolitana
Traditional Favorites

English

Ingredients	*Preparation*
• **Meat:** Beef cutlets (milanesa) or chicken, pounded thin if needed. • **Breading:** Flour, beaten eggs (optionally mixed with grated Parmesan), and breadcrumbs (Panko or regular). • **Sauce:** Pasta tomato sauce (store-bought or homemade) or seasoned tomato puree. • **Topping:** Slices of ham, shredded mozzarella cheese (or other melting cheese). • **Seasoning:** Salt, pepper, dried oregano and/or dried basil. • **Frying:** Oil.	*1. **Season:** Season the meat with salt and pepper.* *• **Bread:** Dredge each cutlet first in flour, then dip in the beaten egg, and finally coat thoroughly in breadcrumbs.* *• **Fry:** Heat plenty of oil in a skillet. Fry the milanesas on both sides until golden brown and cooked through. Drain excess oil on paper towels.* *• **Assemble:** Place the fried milanesas on a baking sheet. Top each one with a layer of tomato sauce, then a slice of ham, and finally plenty of mozzarella cheese. Sprinkle with a little oregano.* *• **Melt:** Place in the oven (preheated to 350°F / 175°C) or under the broiler until the cheese is melted and bubbly.*

Para que esas capas de positivismo se mantengan firmes, el secreto es que la milanesa esté bien doradita y crujiente antes de armarla. En esta receta no colamos la salsa; queremos que se sienta la textura del tomate natural, con ese sabor rústico y de hogar que abraza la carne. Ponle suficiente queso para que al gratinar en el horno se forme una cobijita que mantenga todo unido y delicioso.

To keep those layers of positivity firm, the secret is for the milanesa to be well-browned and crispy before assembling it. In this recipe, we don't strain the sauce; we want the texture of the natural tomato to be felt, with that rustic, homemade flavor that embraces the meat. Use enough cheese so that when it broils in the oven, it forms a little blanket that keeps everything together and delicious.

Para mí, cocinar es como mirarme al espejo; mi estado de ánimo siempre se refleja en lo que preparo. En esta milanesa veo capas de positivismo. Soy yo misma escalando, peldaño a peldaño. A veces, cuando algo no sale como esperaba, me entristezco, pero luego reflexiono y entiendo que caerse no es fracaso, es puro aprendizaje. He aprendido que mi sensibilidad no es una carga, sino mi brújula; ella me guía para saber cuándo poner más ternura y cuándo poner más fuerza, tanto en la cocina como en mi vida.

For me, cooking is like looking in the mirror; my mood is always reflected in what I prepare. In this milanesa, I see layers of positivity. It is me, climbing step by step. Sometimes, when something doesn't go as expected, I feel sad, but then I reflect and understand that falling is not failure; it is pure learning. I have learned that my sensitivity is not a burden, but my compass; it guides me to know when to add more tenderness and when to add more strength, both in the kitchen and in my life.

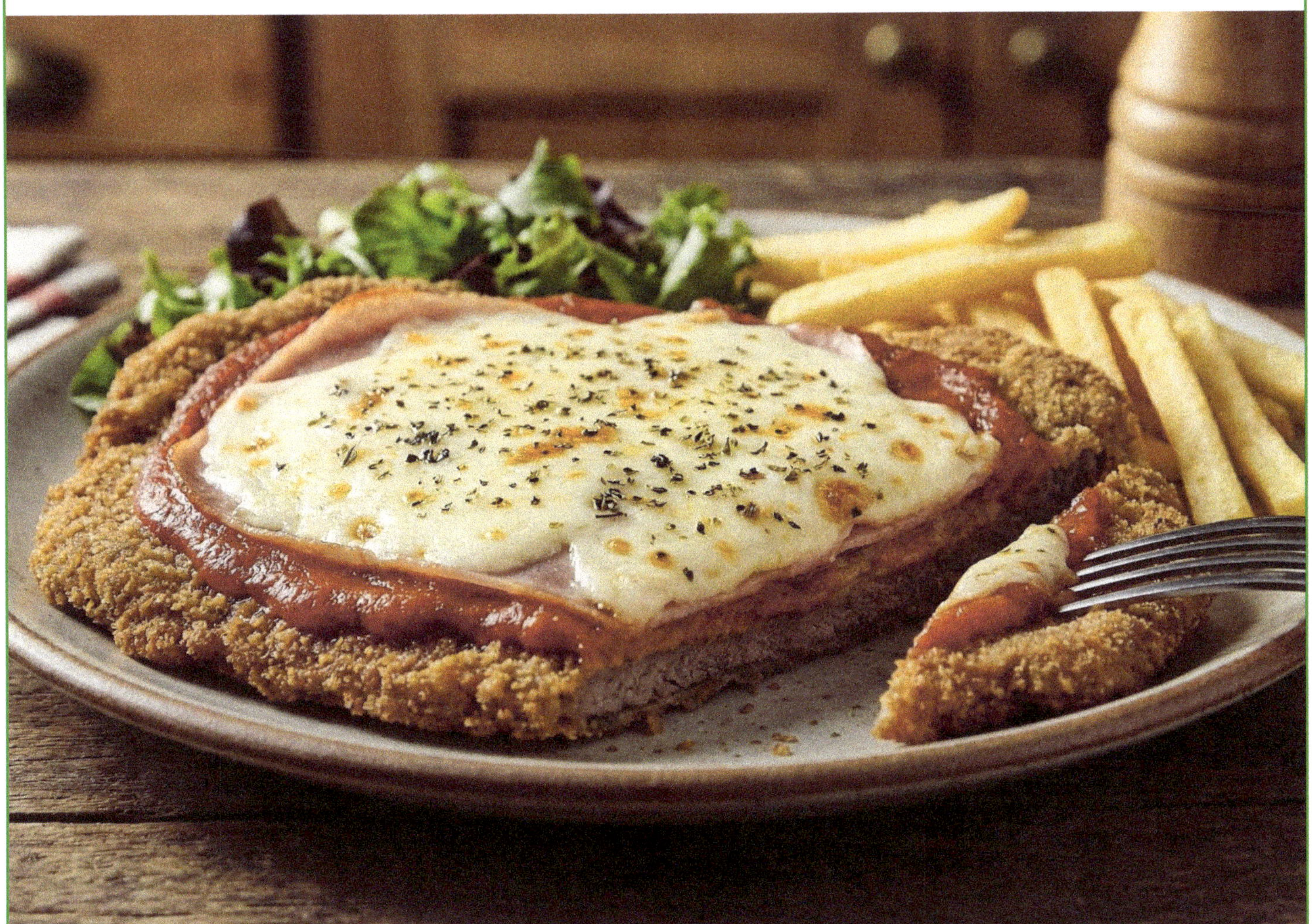

Pollo "Cásate Conmigo" (Marry Me Chicken)

Favoritos Tradicionales

Español

Ingredientes	Preparación
• **Pollo:** 4 pechugas de pollo (cortadas a la mitad para filetes más delgados). • **Sazonador:** Sal, pimienta negra y pimentón (paprika). • **Enharinado:** Harina integral (o blanca) sazonada con un poco de sal y pimienta. • **Salsa:** • 2 cdas de mantequilla y aceite de oliva. • 2-3 dientes de ajo picados. • ½ cebolla picada finamente. • ½ taza de tomates secos al sol (sun-dried tomatoes) en aceite, picados. • ¼ taza de vino blanco (o caldo de pollo). • 1 taza de caldo de pollo. • 2 tazas de crema para batir (heavy cream) o media crema. • ½ taza de queso parmesano rallado. • Hojas de albahaca fresca picada. • Pimentón (paprika) y hojuelas de chile rojo (opcional, para un toque picante).	1. **Sazonar y Enharinar:** Sazone las pechugas de pollo con sal, pimienta y paprika. Páselas ligeramente por la harina sacudiendo el exceso. • **Sellar:** En una sartén grande, caliente el aceite de oliva. Fría el pollo por ambos lados hasta que esté dorado (no es necesario cocinarlo completamente, se terminará en la salsa o en el horno). Retire y reserve. • **Sofrito:** En la misma sartén, derrita la mantequilla. Sofría la cebolla y el ajo hasta que estén fragantes. Agregue los tomates secos y cocine un minuto más. • **Desglasar y Salsa:** Vierta el vino blanco (o caldo) para desglasar la sartén. Agregue el caldo de pollo y la crema. Deje hervir a fuego lento. • **Espesar y Sazonar:** Incorpore el queso parmesano y revuelva hasta que la salsa espese ligeramente. Agregue la albahaca fresca y ajuste la sazón con sal, pimienta y paprika. • **Terminar:** Regrese el pollo a la sartén con la salsa y cocine a fuego bajo unos minutos más hasta que el pollo esté bien cocido y la salsa tenga la consistencia deseada. (Opcional: puede terminar la cocción en el horno). Sirva caliente, idealmente sobre pasta o con arroz.

Marry Me Chicken

Traditional Favorites

English

Ingredients	*Preparation*
• **Chicken:** 4 chicken breasts (cut in half into cutlets). • **Seasoning:** Salt, black pepper, and paprika. • **Dredging:** Whole wheat (or white) flour seasoned with a pinch of salt and pepper. • **Sauce:** • 2 tbsp butter and olive oil. • 2–3 garlic cloves, minced. • ½ onion, finely chopped. • ½ cup sun-dried tomatoes in oil, chopped. • ¼ cup white wine (or chicken broth). • 1 cup chicken broth. • 2 cups heavy whipping cream (or half & half). • ½ cup grated Parmesan cheese. • Fresh basil leaves, chopped. • Paprika and red pepper flakes (optional, for a spicy kick).	1. ***Season & Dredge:*** *Season chicken breasts with salt, pepper, and paprika. Lightly dredge them in flour, shaking off excess.* • ***Sear:*** *In a large skillet, heat olive oil. Fry the chicken on both sides until golden brown (it doesn't need to be fully cooked yet). Remove and set aside.* • ***Sauté:*** *In the same skillet, melt the butter. Sauté onion and garlic until fragrant. Add the sun-dried tomatoes and cook for another minute.* • ***Deglaze & Sauce:*** *Pour in the white wine (or broth) to deglaze the pan. Add the chicken broth and heavy cream. Bring to a gentle simmer.* • ***Thicken & Season:*** *Stir in the Parmesan cheese until the sauce thickens slightly. Add fresh basil and adjust seasoning with salt, pepper, and paprika.* • ***Finish:*** *Return the chicken to the skillet with the sauce and simmer on low heat for a few more minutes until the chicken is cooked through and the sauce reaches desired consistency. (Optional: finish cooking in the oven). Serve hot, ideally over pasta or with rice.*

El secreto para que el pollo no quede seco como un desierto es sellarlo muy bien a fuego alto para que atrape sus jugos y luego dejar que se termine de enamorar de la salsa a fuego lento. Y un toque que no falla: usa el aceite de los mismos jitomates deshidratados para dorar el pollo. Ese aceite tiene todo el sabor concentrado y le da ese brillo dorado y elegante que tanto me gusta en mis platillos.

The secret to keeping the chicken from being as dry as a desert is to sear it well over high heat to lock in its juices, then let it finish 'falling in love' with the sauce over low heat. And a tip that never fails: use the oil from the sun-dried tomatoes themselves to brown the chicken. That oil has all the concentrated flavor and gives it that elegant golden glow I love so much in my dishes.

Dicen que este pollo es tan rico que si se lo preparas a alguien, ¡te pide matrimonio de inmediato! Por eso le dicen 'Marry Me Chicken'. Yo no sé si sea cierto, pero lo que sí sé es que la cocina es el lenguaje del amor. Preparar esta pechuguita con su crema, sus jitomates deshidratados y ese toque de albahaca es como dar un abrazo tibio. A veces, en mis momentos de soledad o cuando el frío quiere apagar mis alas de colibrí, cocinar algo así de cremosito me devuelve el calor. Es un plato elegante, dorado como el sol de mediodía, y con un sabor que te hace querer compartir la vida con alguien en un puerto seguro.

They say this chicken is so delicious that if you cook it for someone, they'll propose to you on the spot! That's why it's called 'Marry Me Chicken.' I don't know if that's true, but what I do know is that cooking is the language of love. Preparing these chicken breasts with cream, sun-dried tomatoes, and that touch of basil is like giving a warm hug. Sometimes, in my moments of loneliness or when the cold tries to dampen my hummingbird wings, cooking something this creamy brings back the warmth. It's an elegant dish, golden like the midday sun, with a flavor that makes you want to share your life with someone in a safe harbor.

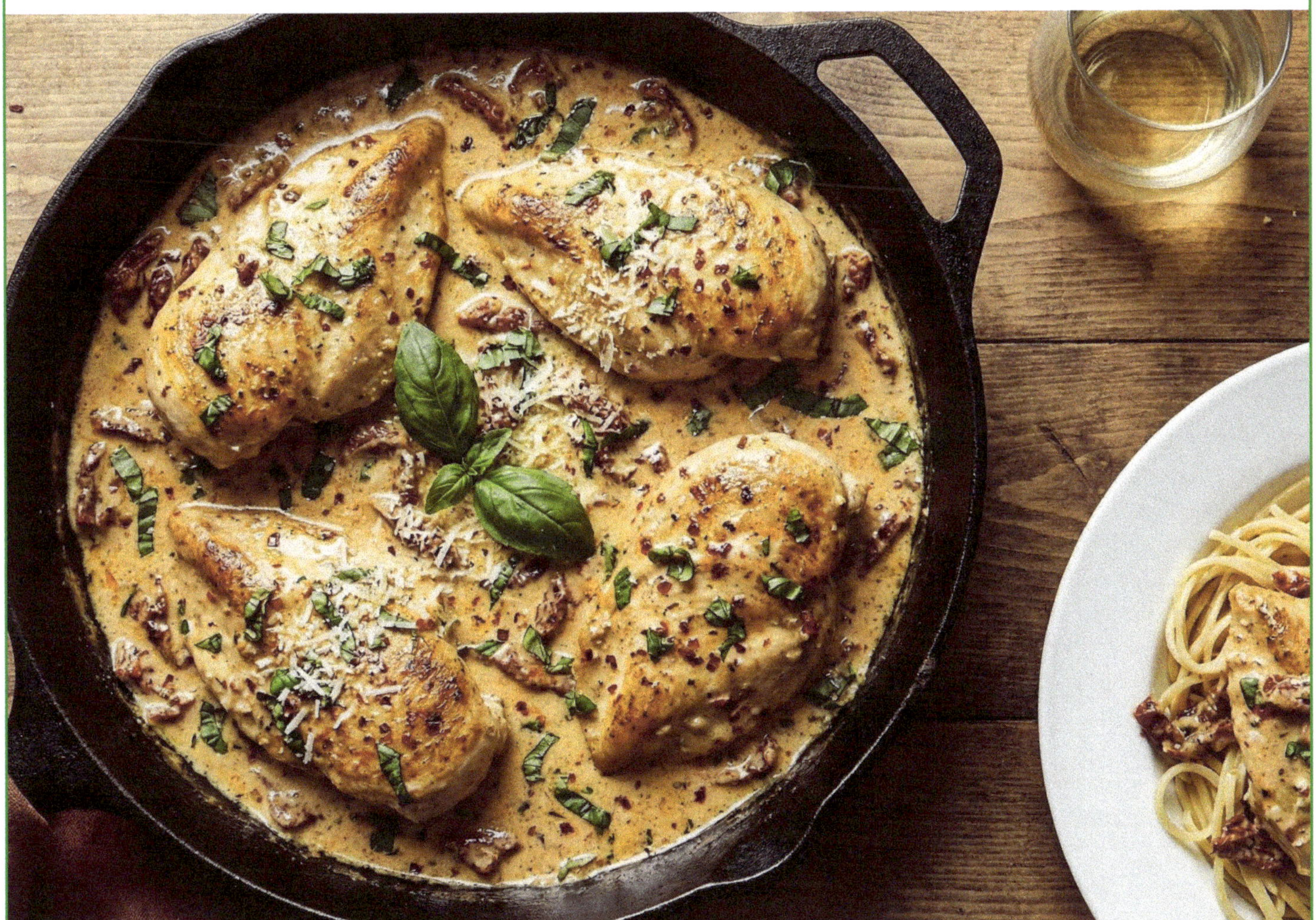

Salmón Mediterráneo con Espárragos

Favoritos Tradicionales

Español

Ingredientes	Preparación
• **Salmón:** 3 filetes de salmón. • **Marinado:** Aceite de oliva, jugo de medio limón (o lima), eneldo fresco picado, 3 dientes de ajo picados finamente, sal, pimienta negra y pimentón (paprika). • **Espárragos:** Espárragos frescos (cortados con la mano para quitar la parte fibrosa). • **Guarnición:** Limones asados (partidos a la mitad y dorados en el sartén), queso parmesano rallado, piñones tostados (pine nuts).	1. **Marinado:** En un tazón pequeño, mezcle el aceite de oliva, jugo de limón, eneldo, ajo picado, sal, pimienta y paprika. Unte esta mezcla sobre los filetes de salmón y deje marinar en el refrigerador para que absorba los sabores. 2. **Espárragos:** Coloque los espárragos en una charola para hornear. Sazone con aceite de oliva, sal, pimienta negra, ralladura de limón y queso parmesano. 3. **Hornear:** Coloque el salmón marinado en la misma charola (sobre rodajas de limón para que no se pegue y de sabor). Hornee a 395°F (200°C) durante 12-15 minutos. Apague el horno y deje reposar unos 5 minutos más dentro para terminar la cocción con el vapor. 4. **Servir:** Sirva el salmón sobre una cama de espárragos o acompañado de arroz. Decore con los limones asados, queso parmesano y piñones tostados.

Mediterranean Salmon with Asparagus

Traditional Favorites

English

Ingredients	*Preparation*
• **Salmon:** 3 salmon fillets. • **Marinade:** Olive oil, juice of half a lemon (or lime), fresh chopped dill, 3 cloves garlic (minced), salt, black pepper, and paprika. • **Asparagus:** Fresh asparagus (snapped by hand to remove woody ends). • **Garnish:** Roasted lemons (halved and seared in a pan), grated Parmesan cheese, toasted pine nuts.	*1.* ***Marinade:*** *In a small bowl, whisk together olive oil, lemon juice, dill, minced garlic, salt, pepper, and paprika. Rub this mixture over the salmon fillets and refrigerate to marinate.* • ***Asparagus:*** *Place asparagus on a baking sheet. Season with olive oil, salt, black pepper, lemon zest, and Parmesan cheese.* • ***Bake:*** *Place the marinated salmon on the same baking sheet (on top of lemon slices to prevent sticking and add flavor). Bake at 395°F (200°C) for 12–15 minutes. Turn off the oven and let it sit inside for another 5 minutes to finish cooking with the residual heat.* • ***Serve:*** *Serve the salmon over a bed of asparagus or with rice. Garnish with roasted lemons, Parmesan cheese, and toasted pine nuts.*

El toque crujiente: Tuesta los piñones ligeramente antes de ponerlos sobre el salmón para que suelten todo su aceite natural.
La Rosa de Tomate: Usa un cuchillo bien afilado y pasa la piel del tomate por un colador fino si vas a hacer una salsa aparte, pero para la decoración, enrolla la cáscara con firmeza para que tu rosa luzca perfecta.
Acompañamiento: El arroz blanco moldeado y los limones frescos le dan ese brillo que hace que el plato parezca de restaurante de lujo.

The Crunch: Lightly toast the pine nuts before placing them on the salmon to release their natural oils.
The Tomato Rose: Use a very sharp knife and pass the tomato skin through a fine strainer if making a separate sauce, but for decoration, roll the peel firmly so your rose looks flawless.
Side Dish: The molded white rice and fresh lemons add that brightness that makes the plate look like it's from a luxury restaurant.

¡Miren qué chulada! Este plato es la elegancia en la mesa. Los piñones le dan ese toque crujiente que me encanta, y los espárragos con queso son el acompañamiento perfecto. Cocinar así de bonito es mi forma de decirles que los quiero. Como siempre digo, el secreto está en los detalles, ¡hasta en esa rosa de tomate que puse con tanto cariño!

Look at this beauty! This dish is elegance on a plate. The pine nuts add that crunch I love, and the cheesy asparagus is the perfect side. Cooking this beautifully is my way of saying I love you. As I always say, the secret is in the details, even in that tomato rose I made with so much care!

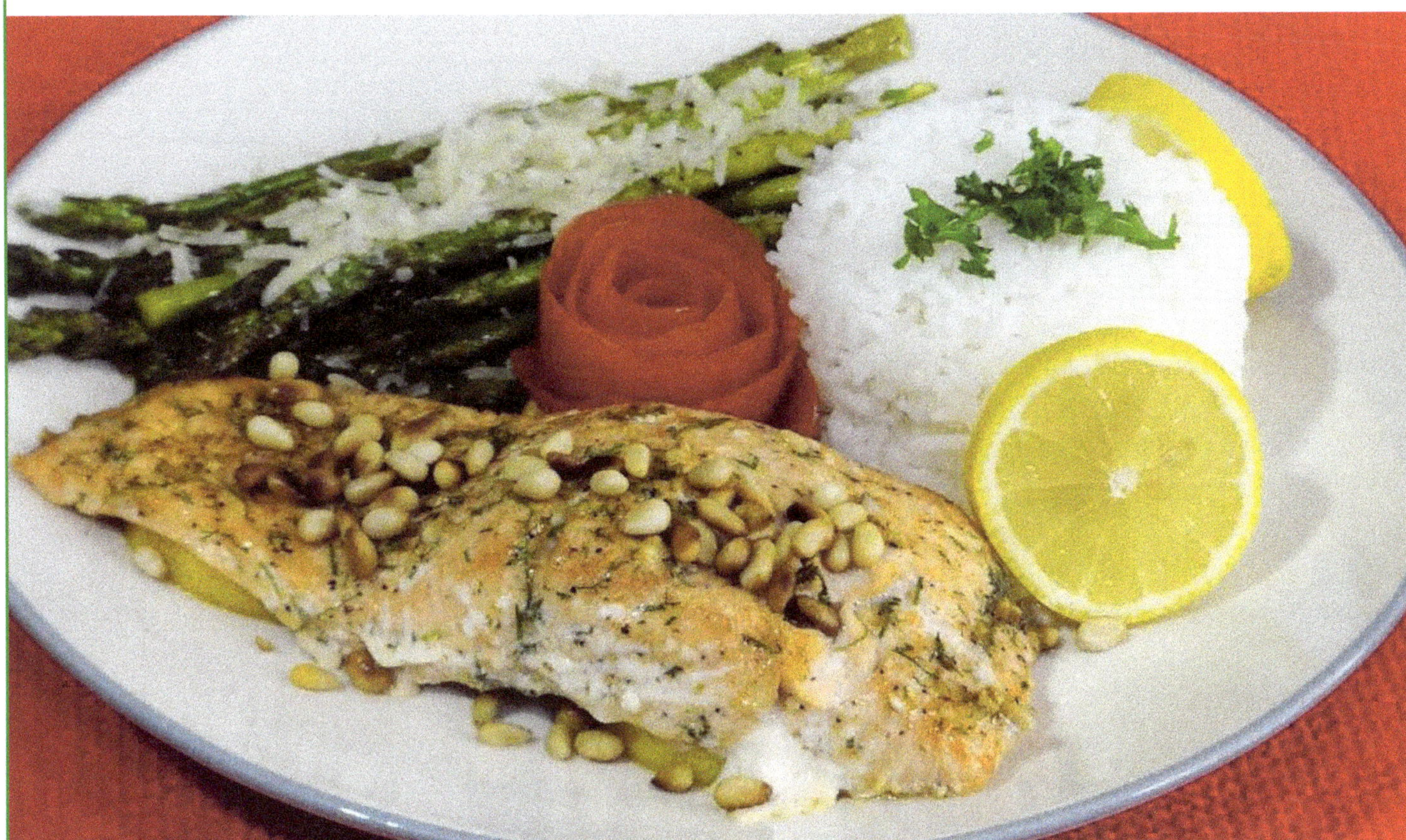

Enchiladas Verdes Estilo Guerrero

Favoritos Tradicionales

Español

Ingredientes

- **Salsa:** 10-15 tomatillos (tomates verdes), 4-5 chiles serranos (o jalapeños) al gusto, 1/4 de cebolla blanca, 3 dientes de ajo, 1 manojo de cilantro fresco, 1 taza de caldo de pollo (o agua con consomé en polvo), sal al gusto.
- **Tortillas:** Tortillas de maíz.
- **Relleno:** Pechuga de pollo cocida y deshebrada (o queso fresco/cotija desmoronado).
- **Guarnición:** Lechuga o repollo rallado, rábanos en rodajas, cebolla morada picada (o en rodajas), aguacate, crema agria (mexicana), queso fresco desmoronado.
- **Para Freír:** Aceite.

Preparación

1. **Hervir:** En una olla con agua hirviendo, cocine los tomatillos y los chiles hasta que cambien de color (unos 5-7 minutos). No los deje sobrecocer para evitar que amarguen. Escurra.

- **Licuar:** Coloque los tomatillos y chiles cocidos en la licuadora. Agregue la cebolla, los ajos, el cilantro y el caldo de pollo. Licúe hasta obtener una salsa homogénea.
- **Guisar:** Caliente un poco de aceite en una cacerola. Vierta la salsa y deje hervir a fuego medio. Sazone con sal al gusto. Cocine por unos 10 minutos para que los sabores se integren.
- **Freír Tortillas:** Pase cada tortilla rápidamente por aceite caliente para suavizarla (sin dejar que se dore o endurezca). Escurra el exceso de grasa.
- **Armar:** Sumerja cada tortilla frita en la salsa verde caliente. Rellénela con pollo o queso y dóblela o enróllela.
- **Servir:** Coloque las enchiladas en un plato. Bañe con más salsa, crema y queso. Decore con lechuga, rábanos, cebolla y aguacate.

Guerrero Style Green Enchiladas

Traditional Favorites

English

Ingredients

- **Sauce:** 10–15 tomatillos (green tomatoes), 4–5 serrano (or jalapeño) peppers to taste, 1/4 white onion, 3 garlic cloves, 1 bunch fresh cilantro, 1 cup chicken broth (or water with bouillon powder), salt to taste.
- **Tortillas:** Corn tortillas.
- **Filling:** Cooked shredded chicken breast (or crumbled fresh/cotija cheese).
- **Garnish:** Shredded lettuce or cabbage, sliced radishes, chopped red onion (or slices), avocado, sour cream (Mexican crema), crumbled fresh cheese (queso fresco).
- **Frying:** Oil.

Preparation

1. ***Boil:*** *In a pot of boiling water, cook tomatillos and peppers until they change color (about 5–7 minutes). Do not overcook to avoid bitterness. Drain.*

- ***Blend:*** *Place cooked tomatillos and peppers in a blender. Add onion, garlic, cilantro, and chicken broth. Blend until smooth.*
- ***Simmer:*** *Heat a little oil in a saucepan. Pour in the sauce and bring to a simmer over medium heat. Season with salt. Cook for about 10 minutes to let flavors meld.*
- ***Fry Tortillas:*** *Briefly dip each tortilla in hot oil to soften (do not let it get crispy or hard). Drain excess oil.*
- ***Assemble:*** *Dip each fried tortilla into the warm green sauce. Fill with chicken or cheese and fold or roll.*
- ***Serve:*** *Place enchiladas on a plate. Top with more sauce, cream, and cheese. Garnish with lettuce, radishes, onion, and avocado.*

¡Abre la boca que ahí van! Estas enchiladas son una explosión de color: llevan chiles poblanos, semillas de calabaza, hojas de rábano, lechuga y cilantro. Es un plato para los amantes de los sabores intensos y picositos. Ver ese plato lleno de salsa, crema, queso y repollo rallado me hace agua la boca. ¡Es pura vida de Guerrero en tu mesa!

The secret is the green thickness! Toast the pumpkin seeds well before blending them with the radish leaves and cilantro. This gives the sauce a silky consistency and a flavor you won't find anywhere else. It's the pride of my homeland!

¡Ojo con la textura! No todas las licuadoras muelen igual, así que para que tu salsa sea una verdadera seda, pásala siempre por un colador fino. Así eliminas cualquier cascarita de las semillas o residuos de las hojas. Queremos que el sabor sea potente, pero que la salsa acaricie el paladar sin estorbos

Watch the texture! Not all blenders grind the same, so for your sauce to be pure silk, always pass it through a fine strainer. This removes any seed husks or leaf residue. We want the flavor to be powerful, but the sauce should stroke the palate without any lumps

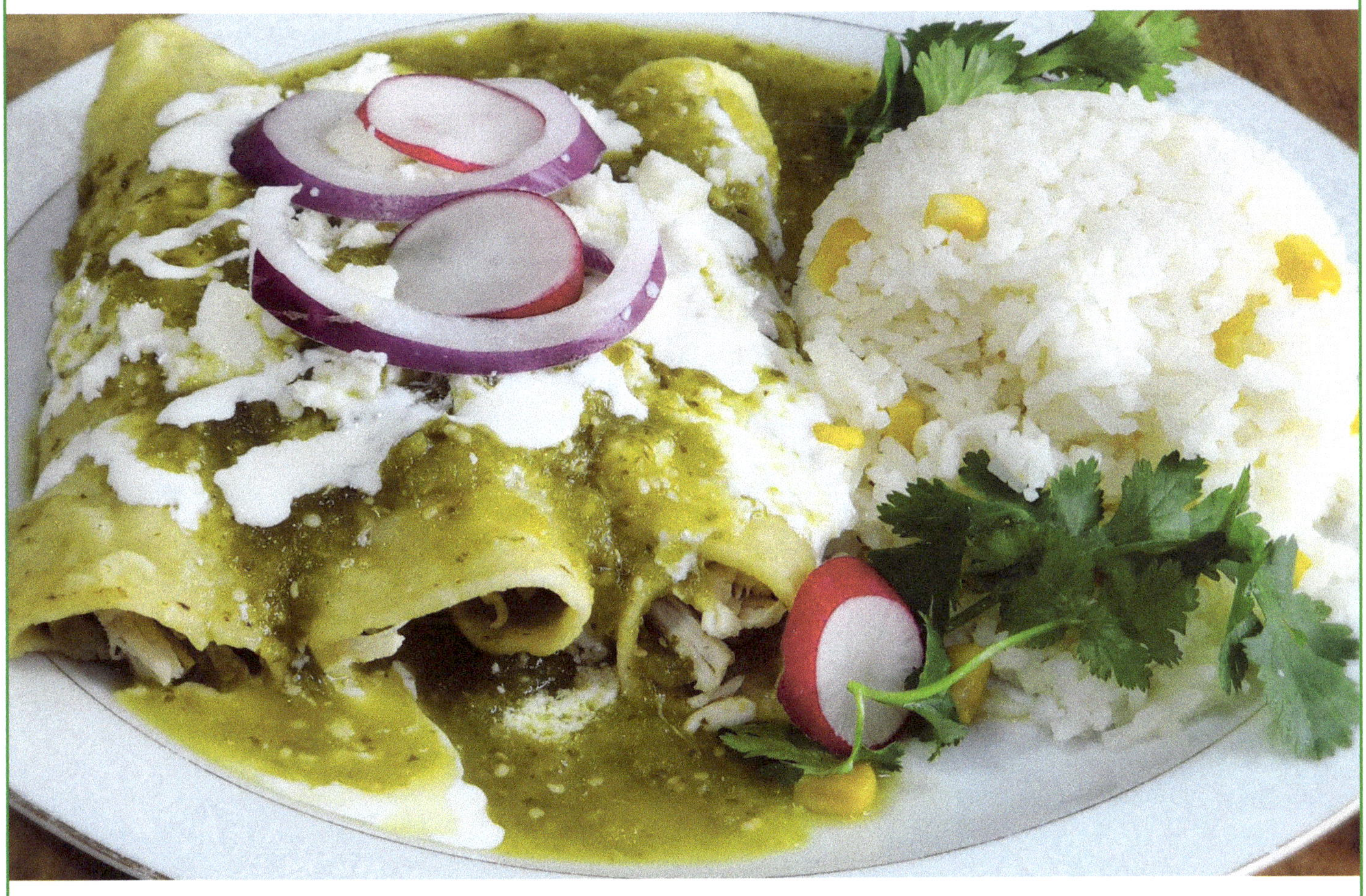

Pollo al Pesto Cremoso con Arroz Pilaf

Favoritos Tradicionales

Español

Ingredientes	Preparación

• **Pollo:** 4 pechugas de pollo (o solomillos), cortadas en filetes o piezas grandes.
• **Marinado:** Aceite de oliva, pimentón (paprika), pimienta negra y sal.
• **Arroz Pilaf:**
  • 2 tazas de arroz (lavado y seco).
  • 4 tazas de caldo de pollo caliente.
  • 2 cdas de mantequilla y 2 cdas de aceite de oliva.
  • 1/2 cebolla picada.
  • 2 dientes de ajo picados.
  • 3 clavos de olor y 1 hoja de laurel.
  • Piñones (pine nuts) tostados y queso parmesano (para terminar).
• **Salsa de Pesto Cremoso:**
  • 1/2 frasco de salsa pesto (o pesto casero si se tiene albahaca fresca).
  • 1 taza de crema para batir (heavy cream) o media crema.
  • 1/4 taza de caldo de pollo (ajustar según consistencia).
  • 1 onza de mantequilla (para brillo).
  • Queso parmesano rallado (al gusto).
  • Sal y pimienta negra.
• **Decoración:** Tomates cherry, perejil fresco picado.
	1. **Marinar el Pollo:** Sazone las pechugas con aceite de oliva, paprika, sal y pimienta. Deje reposar 20 minutos.
	• **Arroz Pilaf:**
	• En una olla, caliente aceite y mantequilla. Sofría la cebolla picada hasta que esté transparente. Agregue el ajo y cocine brevemente.
	• Añada el arroz y fríalo hasta que esté ligeramente dorado.
	• Vierta el caldo de pollo caliente. Agregue la hoja de laurel y los clavos de olor.
	• Cuando hierva, baje el fuego, tape y cocine por 15 minutos. Apague el fuego, coloque un paño limpio entre la olla y la tapa y deje reposar 10 minutos para que absorba el vapor. Esponje con un tenedor y retire los clavos y laurel.
	• **Cocinar el Pollo:** Selle las pechugas en una sartén caliente con un poco de aceite hasta que doren. Termine de cocinarlas en el horno a 375°F (190°C) por 10-15 minutos.
	• **Salsa de Pesto:** En la misma sartén donde se selló el pollo (para aprovechar el sabor), agregue la crema, el pesto y el caldo de pollo. Cocine a fuego medio hasta que espese ligeramente. Incorpore la mantequilla y el queso parmesano. Sazone con sal y pimienta.
	• **Combinar:** Regrese el pollo cocido (y sus jugos) a la salsa y bañe bien las piezas.
	• **Servir:** Sirva el pollo con salsa sobre una cama de arroz pilaf. Decore con piñones tostados, tomates cherry, perejil y más queso parmesano.

Creamy Pesto Chicken with Rice Pilaf

Traditional Favorites

English

Ingredients	*Preparation*
• **Chicken:** 4 chicken breasts (or tenderloins), filleted or cut into large pieces. • **Marinade:** Olive oil, paprika, black pepper, and salt. • **Rice Pilaf:** • 2 cups rice (washed and dried). • 4 cups hot chicken broth. • 2 tbsp butter and 2 tbsp olive oil. • 1/2 onion, chopped. • 2 garlic cloves, minced. • 3 cloves (whole) and 1 bay leaf. • Toasted pine nuts and Parmesan cheese (for finishing). • **Creamy Pesto Sauce:** • 1/2 jar pesto sauce (or homemade). • 1 cup heavy whipping cream or half & half. • 1/4 cup chicken broth (adjust for consistency). • 1 oz butter (for shine). • Grated Parmesan cheese (to taste). • Salt and black pepper. • **Garnish:** Cherry tomatoes, fresh chopped parsley.	1. ***Marinate Chicken:*** *Season chicken with olive oil, paprika, salt, and pepper. Let rest for 20 minutes.* • ***Rice Pilaf:*** • *Heat oil and butter in a pot. Sauté chopped onion until translucent. Add garlic and cook briefly.* • *Add rice and fry until lightly golden.* • *Pour in hot chicken broth. Add bay leaf and whole cloves.* • *Bring to a boil, reduce heat to low, cover, and simmer for 15 minutes. Turn off heat, place a clean cloth under the lid, and let rest for 10 minutes to absorb steam. Fluff with a fork and remove cloves/bay leaf.* • ***Cook Chicken:*** *Sear chicken in a hot skillet with oil until browned. Finish cooking in the oven at 375°F (190°C) for 10–15 minutes.* • ***Pesto Sauce:*** *In the same skillet used for the chicken (to keep the flavor), add cream, pesto, and chicken broth. Simmer until slightly thickened. Stir in butter and Parmesan cheese. Season with salt and pepper.* • ***Combine:*** *Return cooked chicken (and juices) to the sauce and coat well.* • ***Serve:*** *Serve sauced chicken over a bed of rice pilaf. Garnish with toasted pine nuts, cherry tomatoes, parsley, and extra Parmesan.*

Para que tu pesto sea una seda, licua muy bien la albahaca fresca con el aceite de oliva y el queso antes de añadir la crema. Y aquí el secreto de oro: tuesta los piñones ligeramente en una sartén sin aceite antes de agregarlos al final. Ese toque tostado despertará todos los aromas del plato

For a silky pesto, blend the fresh basil thoroughly with olive oil and cheese before adding the cream. And here's the golden secret: lightly toast the pine nuts in a dry pan before adding them at the end. That toasted touch will awaken all the aromas of the dish

¡Esta receta es una verdadera delicia para los sentidos! La combinación de lo crujiente del piñón con una salsa suave y cremosa crea un sabor inigualable. Es un plato que preparo pensando en personas especiales, de esas que saben apreciar los detalles que hacen la vida más sabrosa. ¡Es pura elegancia en su mesa!

This recipe is a true delight for the senses! The combination of crunchy pine nuts with a smooth, creamy sauce creates an unparalleled flavor. It's a dish I prepare with special people in mind—those who appreciate the details that make life tastier. It's pure elegance on your table!

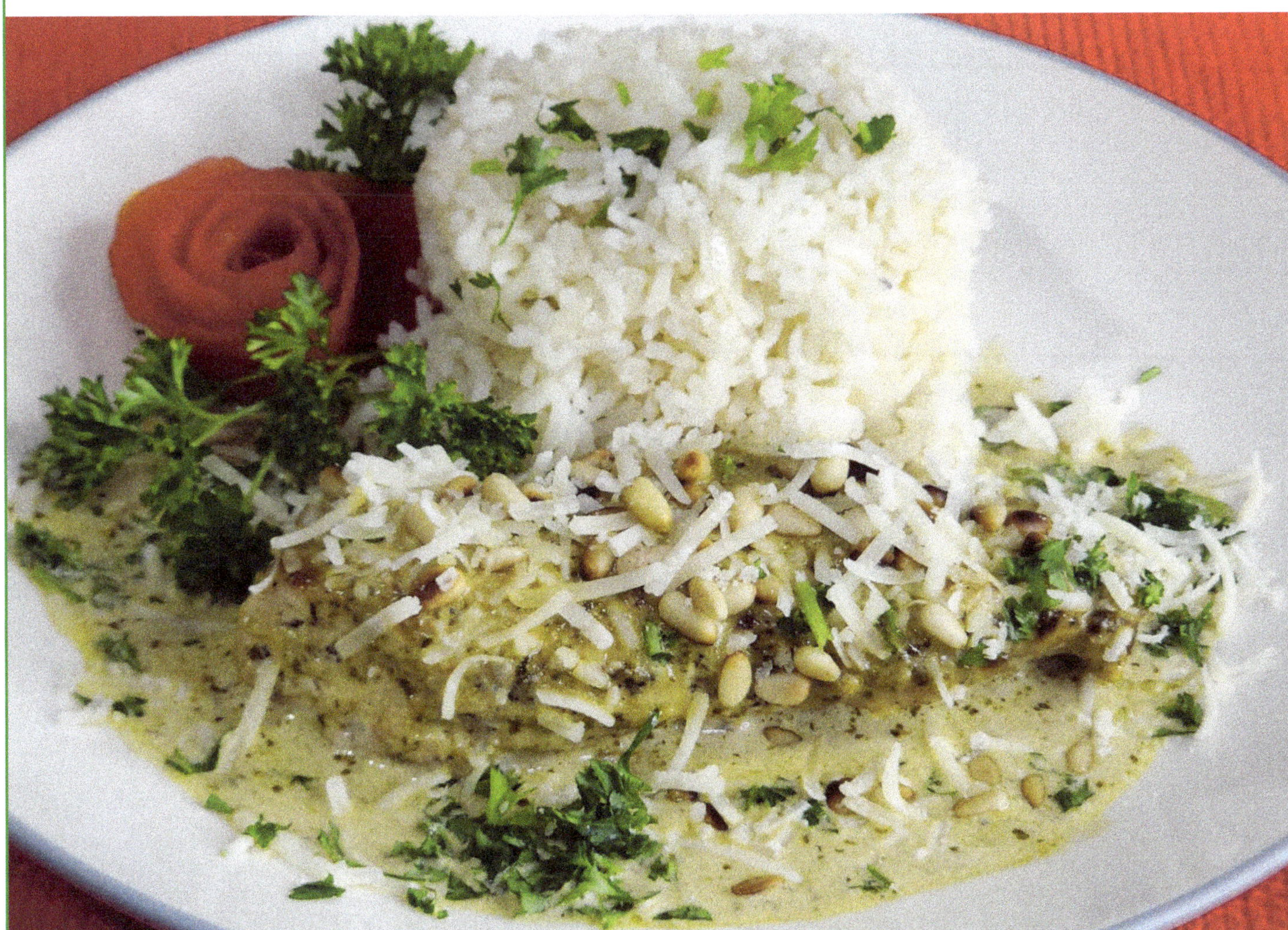

Ensalada César con Pollo

Ensaladas Verdes

Español

Ingredientes

- **Pollo:** 4 pechugas de pollo (aplanadas ligeramente), sazonadas con sal, pimienta negra y pimentón (paprika).
- **Base:** 3 cabezas de lechuga romana (orejona), lavada y cortada.
- **Aderezos y Extras:** 1 taza de tomates cherry (o pequeños), queso parmesano rallado (al gusto), aderezo César (o italiano).
- **Crutones Caseros:** Pan (integral, blanco o de masa madre/sour dough) cortado en cubos, aceite de oliva, queso parmesano rallado, pimentón (paprika), perejil (seco o fresco).

Preparación

1. **Crutones:** Precaliente el horno a 350°F (175°C). Coloque los cubos de pan en una charola. Rocíe con aceite de oliva y espolvoree con queso parmesano, paprika y perejil. Hornee por unos 7-10 minutos hasta que estén dorados y crujientes. Deje enfriar.

- **Pollo:** Sazone las pechugas de pollo por ambos lados con sal, pimienta y paprika. En una sartén caliente con un poco de aceite, selle el pollo por ambos lados hasta que dore. Transfiera a una charola y hornee a 350°F (175°C) durante unos 12 minutos para que quede jugoso y bien cocido. Deje reposar antes de cortar.
- **Armar:** En un tazón grande o plato, coloque una cama de lechuga romana. Agregue los tomates cherry y el pollo cortado en tiras o cubos.
- **Servir:** Espolvoree con abundante queso parmesano y agregue los crutones caseros. Sirva con el aderezo de su elección.

Chicken Caesar Salad

Soulful Green Salads

English

Ingredients

- **Chicken:** 4 chicken breasts (lightly pounded), seasoned with salt, black pepper, and paprika.
- **Base:** 3 heads Romaine lettuce, washed and chopped.
- **Toppings & Extras:** 1 cup cherry tomatoes (or small tomatoes), grated Parmesan cheese (to taste), Caesar dressing (or Italian).
- **Homemade Croutons:** Bread (whole wheat, white, or sourdough) cut into cubes, olive oil, grated Parmesan cheese, paprika, parsley (dried or fresh).

Preparation

1. ***Croutons:*** *Preheat oven to 350°F (175°C). Place bread cubes on a baking sheet. Drizzle with olive oil and sprinkle with Parmesan cheese, paprika, and parsley. Bake for about 7–10 minutes until golden and crispy. Let cool.*
2. ***Chicken:*** *Season chicken breasts on both sides with salt, pepper, and paprika. In a hot skillet with a little oil, sear the chicken on both sides until browned. Transfer to a baking sheet and bake at 350°F (175°C) for about 12 minutes to ensure it is juicy and fully cooked. Let rest before slicing.*
3. ***Assemble:*** *In a large bowl or plate, arrange a bed of Romaine lettuce. Add cherry tomatoes and the sliced or cubed chicken.*
4. ***Serve:*** *Sprinkle generously with Parmesan cheese and add the homemade croutons. Serve with your choice of dressing.*

El secreto para que sea una verdadera Ensalada César es el aderezo. No lo dejes con grumos; pasa el aderezo por un colador fino para que quede como una crema suave que abrace cada hoja de lechuga. Y recuerda: el truco de la duración es secar la lechuga perfectamente con una servilleta de tela antes de guardarla. ¡Eso mantiene el 'crunch' por días!

The secret to a true Caesar Salad is the dressing. Don't leave it lumpy; pass the dressing through a fine strainer so it becomes a smooth cream that hugs every lettuce leaf. And remember: the trick for longevity is to dry the lettuce perfectly with a cloth napkin before storing it. That keeps the 'crunch' for days!

Esta ensalada me encanta porque es práctica y deliciosa. Me gusta jugar mientras la preparo, ¡haciendo el 'crunch crunch' de la lechuga! A veces le pregunto a mi audiencia si quieren que sea más seria, y me dicen que no, que me quieren ver feliz. ¡Hasta a Luis lo he hecho abrir la boca para que la pruebe! Es ideal para quienes trabajan: si secas muy bien la lechuga, te dura fresca hasta tres días en el refrigerador. ¡Comer sano también es divertido!

I love this salad because it's practical and delicious. I like to play while I prepare it, making the 'crunch crunch' sound with the lettuce! Sometimes I ask my audience if they want me to be more serious, and they say no—they want to see me happy. I've even told Luis to open his mouth so he can try it! It's perfect for working people: if you dry the lettuce well, it stays fresh for up to three days in the fridge. Eating healthy is fun too!

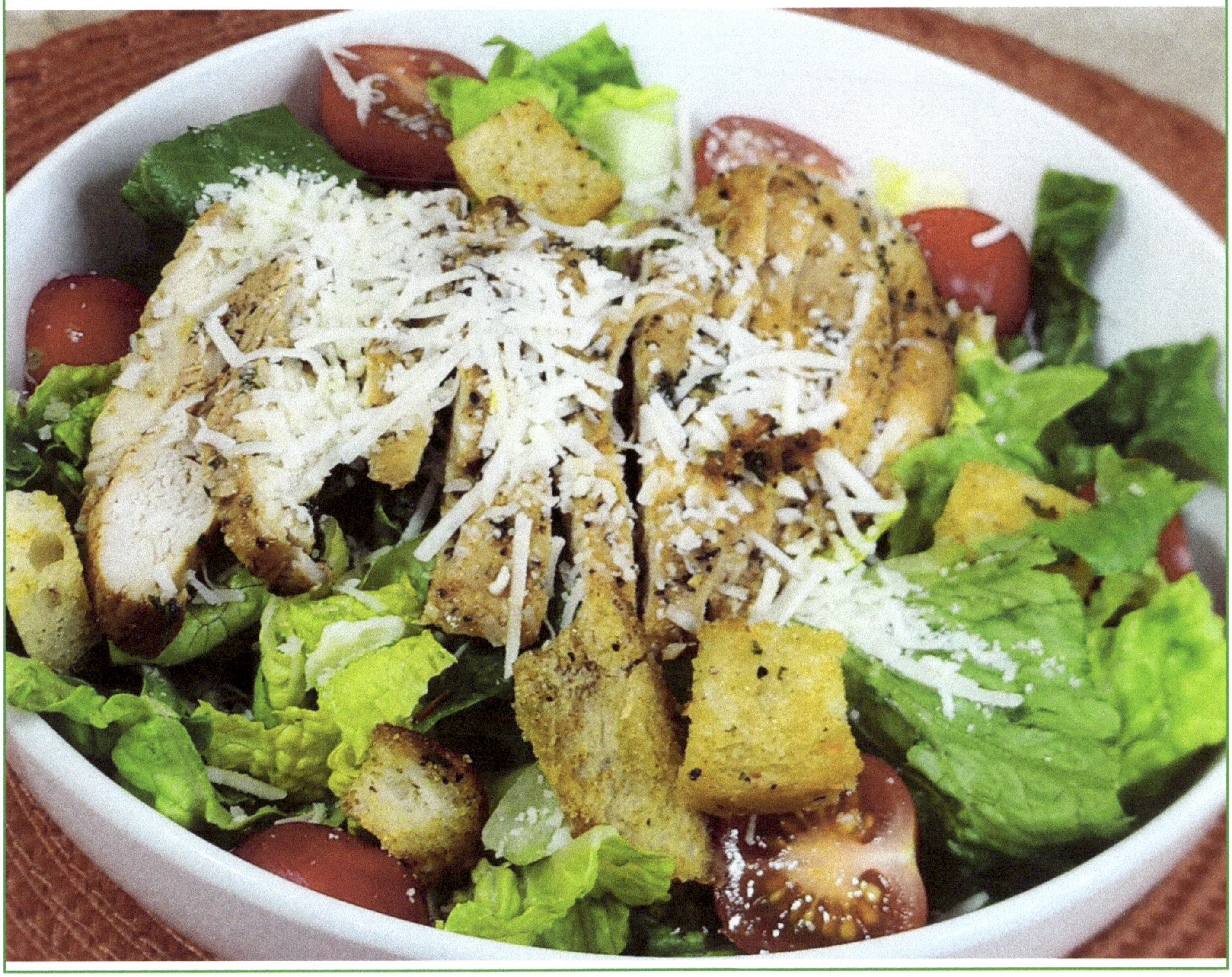

Fresas al Balsámico con Mascarpone

Bebidas y Postres

Español

Ingredientes

- **Fresas Maceradas:**
- 2 tazas de fresas frescas (lavadas y picadas).
- 2 cucharadas de azúcar.
- 1 cucharadita de vinagre balsámico (el ingrediente secreto para resaltar el sabor).
- Un chorrito de miel de abeja.
- **Crema de Mascarpone:**
- 1 taza de queso Mascarpone (o queso crema tipo Philadelphia).
- 1 taza de crema para batir (heavy whipping cream).
- 1 taza de yogur griego (natural o vainilla).
- Miel o azúcar al gusto (para endulzar).
- 1 cucharadita de vainilla.
- **Decoración:**
- Hojas de menta fresca.
- Almendras laminadas (o nueces picadas).
- Arándanos azules (blueberries).

Preparación

1. **Macerar Fresas:** En un tazón, mezcle las fresas picadas con el azúcar, el vinagre balsámico y el chorrito de miel. Revuelva bien y deje reposar durante 10-15 minutos. Esto permitirá que las fresas suelten sus jugos naturales y se combinen con el balsámico.

- **Preparar la Crema:** En otro tazón, bata el queso Mascarpone con la crema para batir y el yogur griego hasta obtener una mezcla suave y homogénea (tipo mousse). Agregue la vainilla y endulce con miel o azúcar a su gusto.
- **Armar:** En vasos o copas individuales, coloque una capa generosa de las fresas maceradas (con su juguito) en el fondo. Cubra con una capa de la crema de mascarpone.
- **Decorar:** Finalice decorando con más fresas frescas, unos arándanos, almendras laminadas para un toque crujiente y una hoja de menta fresca. Sirva frío.

Balsamic Strawberries with Mascarpone

Drinks & Desserts

English

Ingredients

- **Macerated Strawberries:**
- 2 cups fresh strawberries (washed and chopped).
- 2 tbsp sugar.
- 1 tsp balsamic vinegar (the secret ingredient to pop the flavor).
- A drizzle of honey.
- **Mascarpone Cream:**
- 1 cup Mascarpone cheese (or cream cheese).
- 1 cup heavy whipping cream.
- 1 cup Greek yogurt (plain or vanilla).
- Honey or sugar to taste (for sweetening).
- 1 tsp vanilla extract.
- **Garnish:**
- Fresh mint leaves.
- Sliced almonds (or chopped nuts).
- Blueberries.

Preparation

1. ***Macerate Strawberries:*** *In a bowl, toss the chopped strawberries with the sugar, balsamic vinegar, and drizzle of honey. Mix well and let sit for 10–15 minutes. This allows the strawberries to release their juices and meld with the balsamic.*
2. ***Make the Cream:*** *In another bowl, beat the Mascarpone cheese with the heavy whipping cream and Greek yogurt until smooth and creamy (mousse-like consistency). Add vanilla and sweeten with honey or sugar to your liking.*
3. ***Assemble:*** *In individual glasses or cups, place a generous layer of the macerated strawberries (with their syrup) at the bottom. Top with a layer of the mascarpone cream.*
4. ***Garnish:*** *Finish by topping with more fresh strawberries, a few blueberries, sliced almonds for crunch, and a fresh mint leaf. Serve chilled.*

Macerar las fresas: Corta las fresas en láminas o cuartos. Ponlas en un bol, espolvorea el azúcar y añade el vinagre balsámico. Mezcla bien y deja reposar a temperatura ambiente por al menos 15 minutos. Verás cómo sueltan un jugo rojo brillante y delicioso.
Preparar la base de crema: En un pequeño bol, suaviza el mascarpone con una cuchara. Si lo quieres más ligero, puedes mezclarlo con una cucharada de miel o un chorrito de crema de leche.

Montaje:

En copas o vasos individuales, pon una base generosa de las fresas maceradas con su jugo.
Corona con una "quenelle" (una cucharada elegante) de mascarpone justo arriba.
El toque final: Termina con una pizca de pimienta negra (solo un toque) y, si tienes, una hojita de albahaca o menta para el contraste visual.

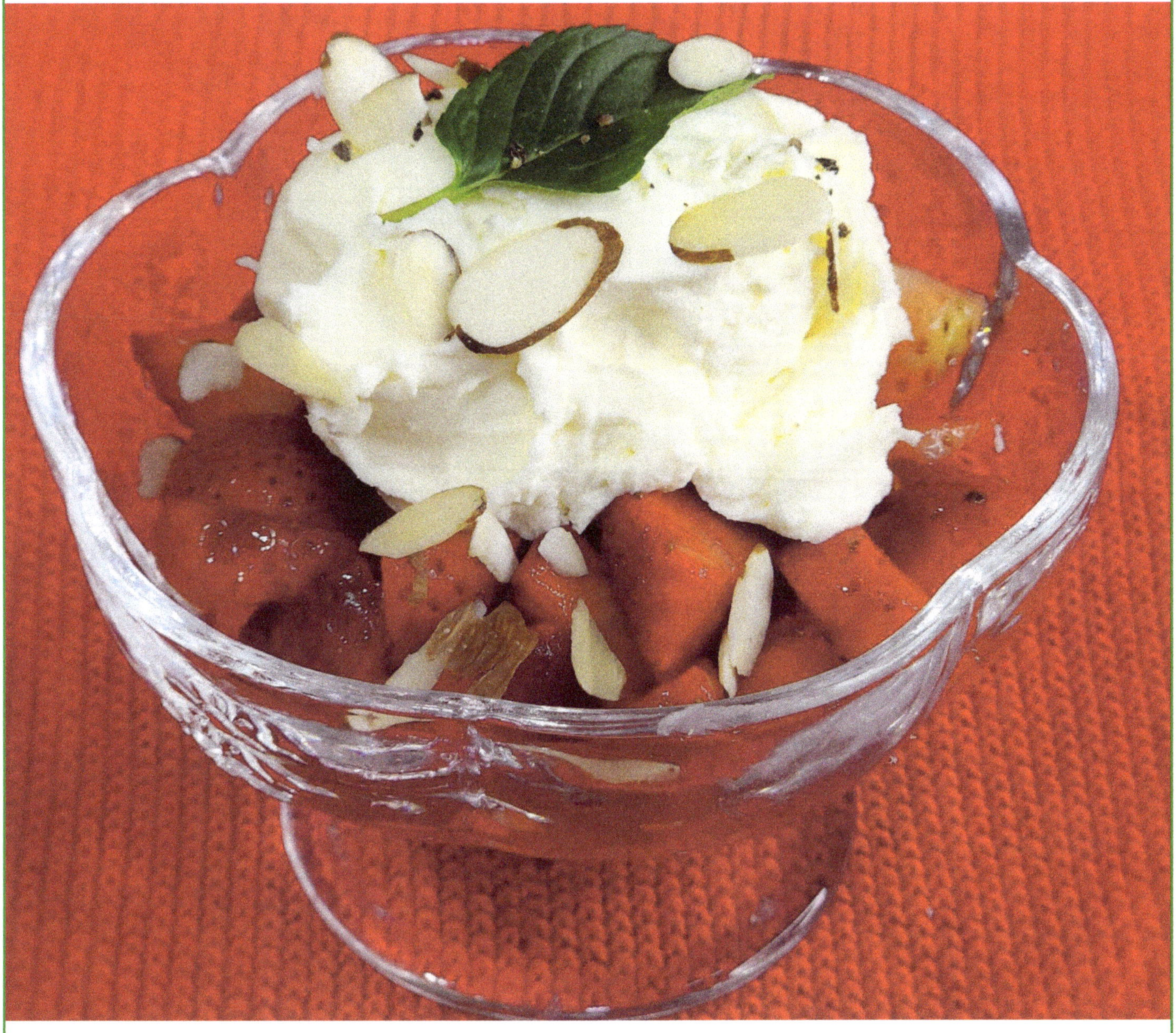

Pastel de Zanahoria Delicioso

Postres y Pasteles

Español

Ingredientes

- **Para el Pan:**
- 4 tazas de zanahoria rallada.
- 2 ½ tazas de harina integral.
- 1 ½ tazas de azúcar.
- 4 huevos.
- ¾ taza de aceite (se recomienda de aguacate).
- ¾ taza de yogur natural.
- ½ taza de puré de manzana (opcional, ayuda a la humedad).
- 1 taza de nuez picada.
- 2 cditas de polvos de hornear.
- 2 cditas de bicarbonato de sodio.
- 2 cditas de vainilla.
- 1 cdita de canela en polvo.
- ½ cdita de "todas las especias" (clavo, jengibre, canela).
- ½ cdita de sal.
- **Para el Betún (Cobertura):**
- 16 oz de queso crema (a temperatura ambiente).
- 2 ½ tazas de crema para batir.
- 1 ¾ tazas de azúcar glass.
- 2 cditas de vainilla.
- 1 taza de pecanas picadas (para decorar).

Preparación

1. **Mezcla de Secos:** En un bol grande, combine la harina integral, polvos de hornear, sal, bicarbonato, canela, especias y azúcar.

- **Mezcla de Húmedos:** En otro recipiente, bata los huevos con la vainilla, el yogur, el aceite y el puré de manzana. Incorpore la zanahoria rallada.
- **Combinar:** Una los ingredientes secos con los húmedos e incorpore la taza de nuez picada.
- **Hornear:** Vierta la mezcla en moldes engrasados y hornee a 350°F (175°C) por 45 minutos o hasta que un palillo salga limpio. Deje enfriar completamente.
- **Preparar el Betún:** Bata el queso crema hasta que esté cremoso. Agregue la crema para batir, la vainilla y el azúcar glass. Bata hasta obtener una consistencia firme.
- **Armado:** Corte el pan por la mitad, rellene con una capa de betún, coloque la otra mitad y cubra todo el exterior del pastel.
- **Decorar:** Cubra con las pecanas picadas y refrigere por al menos 2 horas antes de servir.

Delicious Carrot Cake

Desserts & Cakes

English

Ingredients

- **For the Cake:**
- 4 cups grated carrots.
- 2 ½ cups whole wheat flour.
- 1 ½ cups sugar.
- 4 eggs.
- ¾ cup oil (avocado oil recommended).
- ¾ cup plain yogurt.
- ½ cup applesauce (optional, for moisture).
- 1 cup chopped walnuts.
- 2 tsp baking powder.
- 2 tsp baking soda.
- 2 tsp vanilla extract.
- 1 tsp ground cinnamon.
- ½ tsp allspice (cloves, ginger, cinnamon mix).
- ½ tsp salt.
- **For the Frosting:**
- 16 oz cream cheese (room temperature).
- 2 ½ cups heavy whipping cream.
- 1 ¾ cups powdered sugar.
- 2 tsp vanilla extract.
- 1 cup chopped pecans (for garnish).

Preparation

1. ***Dry Ingredients:*** *In a large bowl, combine whole wheat flour, baking powder, salt, baking soda, cinnamon, allspice, and sugar.*

- ***Wet Ingredients:*** *In another bowl, whisk eggs, vanilla, yogurt, oil, and applesauce. Stir in the grated carrots.*
- ***Combine:*** *Mix the dry and wet ingredients together, then fold in the chopped walnuts.*
- ***Bake:*** *Pour the batter into greased pans and bake at 350°F (175°C) for 45 minutes or until a toothpick comes out clean. Let cool completely.*
- ***Make Frosting:*** *Beat the cream cheese until smooth. Add heavy cream, vanilla, and powdered sugar. Whip until firm peaks form.*
- ***Assembly:*** *Slice the cake horizontally, fill with a layer of frosting, place the second layer on top, and frost the entire outside.*
- ***Garnish:*** *Cover with chopped pecans and refrigerate for at least 2 hours before serving.*

Para que tu pastel sea ligero como una nube y no quede pesado, pasa la harina y las especias por un colador fino (tamizado) un par de veces. Y el secreto para el sabor: ralla la zanahoria muy fina y asegúrate de tostar las nueces un poquito antes de integrarlas; eso despertará un sabor tostado que, junto con la canela, hará que tu cocina huela a gloria

To make your cake light as a cloud and not heavy, pass the flour and spices through a fine strainer (sift them) a couple of times. And the flavor secret: grate the carrots very finely and make sure to lightly toast the walnuts before adding them; this awakens a toasted flavor that, along with the cinnamon, will make your kitchen smell like heaven

Para los días de lluvia, de película o cuando el corazón se siente un poco triste, no hay nada como una rebanada de pastel de zanahoria con un café calientito. Es un canto al alma. Me fascina el contraste entre la suavidad de la zanahoria y lo crujiente de las nueces. Aunque es una receta que sigo perfeccionando con mucho amor, cada vez que lo horneo siento que estoy preparando un abrazo dulce para quien lo pruebe.

For rainy days, movie nights, or when the heart feels a bit heavy, there's nothing like a slice of carrot cake with a warm cup of coffee. It's a song for the soul. I'm fascinated by the contrast between the soft carrot and the crunch of the walnuts. Although it's a recipe I'm still perfecting with much love, every time I bake it, I feel like I'm preparing a sweet hug for whoever tastes it.

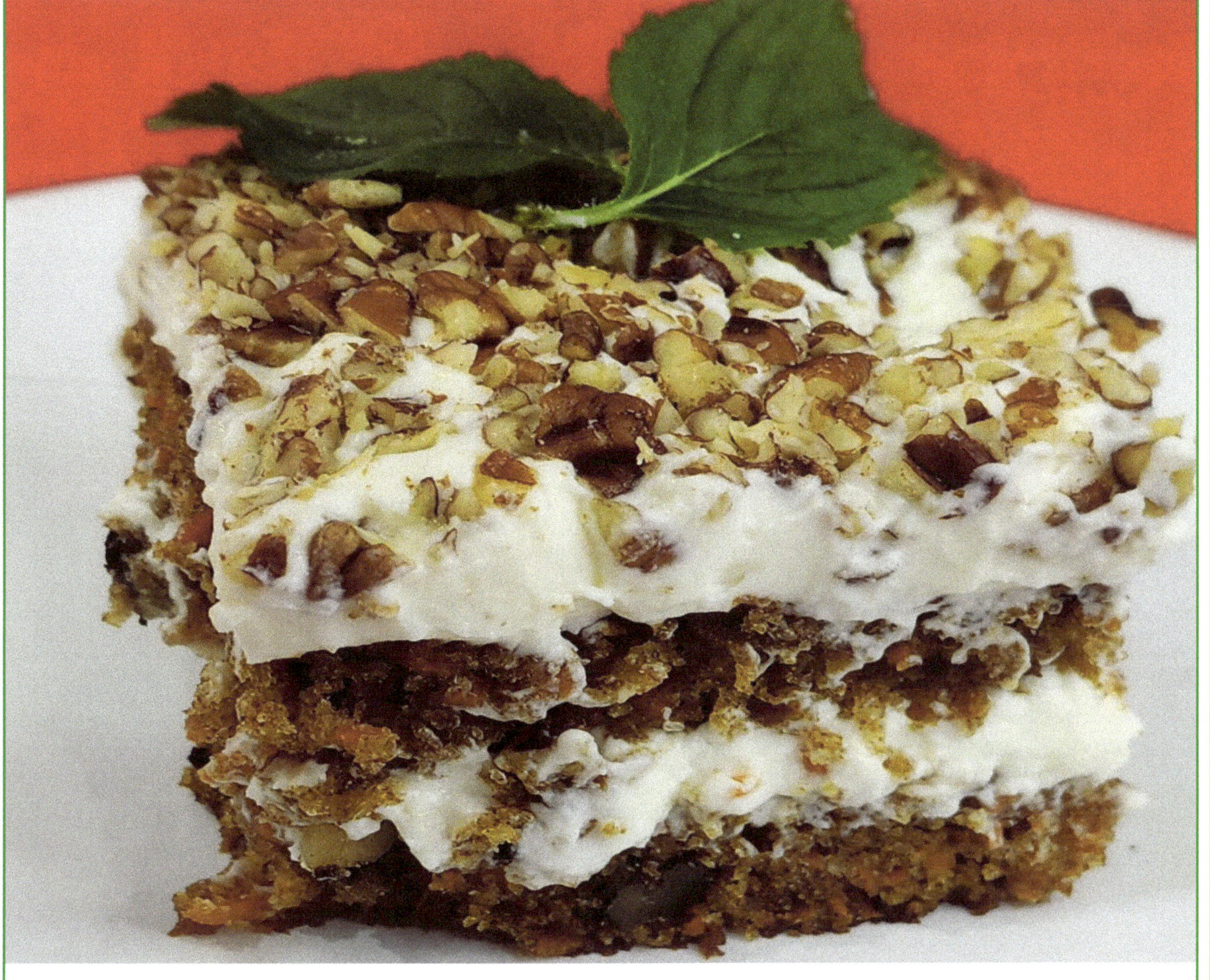

Huevos Rellenos (Deviled Eggs)

Aperitivos Rápidos

Español

Ingredientes

- **Huevos:** 12 huevos cocidos (duros), pelados y cortados por la mitad a lo largo.
- **Relleno:** Yemas de los huevos cocidos, 5 cdas de mayonesa (aprox.), 1/2 cdta de mostaza, jugo de limón, ajo en polvo, pimienta negra, sal.
- **Decoración:** Pimentón (paprika) o perejil fresco.

Preparación

1. **Separar Yemas:** Retire con cuidado las yemas de las mitades de huevo y colóquelas en un tazón.
2. **Hacer el Relleno:** Aplaste las yemas con un tenedor. Agregue la mayonesa, mostaza, un chorrito de jugo de limón, ajo en polvo, pimienta y sal al gusto. Mezcle hasta obtener una pasta suave y cremosa.
3. **Rellenar:** Coloque la mezcla de yemas en una bolsa de plástico (cortando una esquina) o una manga pastelera. Rellene los huecos de las claras de huevo con la mezcla.
4. **Decorar:** Espolvoree con pimentón (paprika) o decore con una hojita de perejil para dar color. Sirva frío.

Deviled Eggs

Quick Appetizers

English

Ingredients

- **Eggs:** 12 hard-boiled eggs, peeled and halved lengthwise.
- **Filling:** Yolks from the boiled eggs, 5 tbsp mayonnaise (approx.), 1/2 tsp mustard, lemon juice, garlic powder, black pepper, salt.
- **Garnish:** Paprika or fresh parsley.

Preparation

1. ***Separate Yolks:*** *Carefully remove the yolks from the egg halves and place them in a bowl.*
2. ***Make Filling:*** *Mash the yolks with a fork. Add mayonnaise, mustard, a splash of lemon juice, garlic powder, pepper, and salt to taste. Mix until smooth and creamy.*
3. ***Fill:*** *Transfer the yolk mixture to a plastic bag (snip a corner) or a piping bag. Pipe the mixture into the hollows of the egg whites.*
4. ***Garnish:*** *Sprinkle with paprika or garnish with a small leaf of parsley for color. Serve chilled*

Un secreto de set de filmación: para que luzcan perfectos frente a la cámara (y en tu mesa), usa una manga pastelera con punta de estrella para rellenarlos. ¡Se ven elegantes y profesionales en segundos!

A secret from the film set: to make them look camera-ready (and perfect for your table), use a piping bag with a star tip to fill them. They look elegant and professional in seconds!

Esta receta tiene un pasado de película. Durante el tiempo que trabajé preparando el catering para producciones de cine y series de televisión, preparaba estos platos de huevitos diariamente para los elencos y equipos. Hoy, los preparo en la calma del Rancho con el mismo cariño, pero con un propósito más especial: son el snack saludable y sin carbohidratos favorito de mi hija para cuidar su diabetes

This recipe has a cinematic past. During my time catering for movie and TV series productions, I would prepare these plates of deviled eggs daily for the cast and crew. Today, I prepare them in the peace of the Ranch with the same care, but for a more special purpose: they are my daughter's favorite healthy, carb-free snack to help manage her diabetes

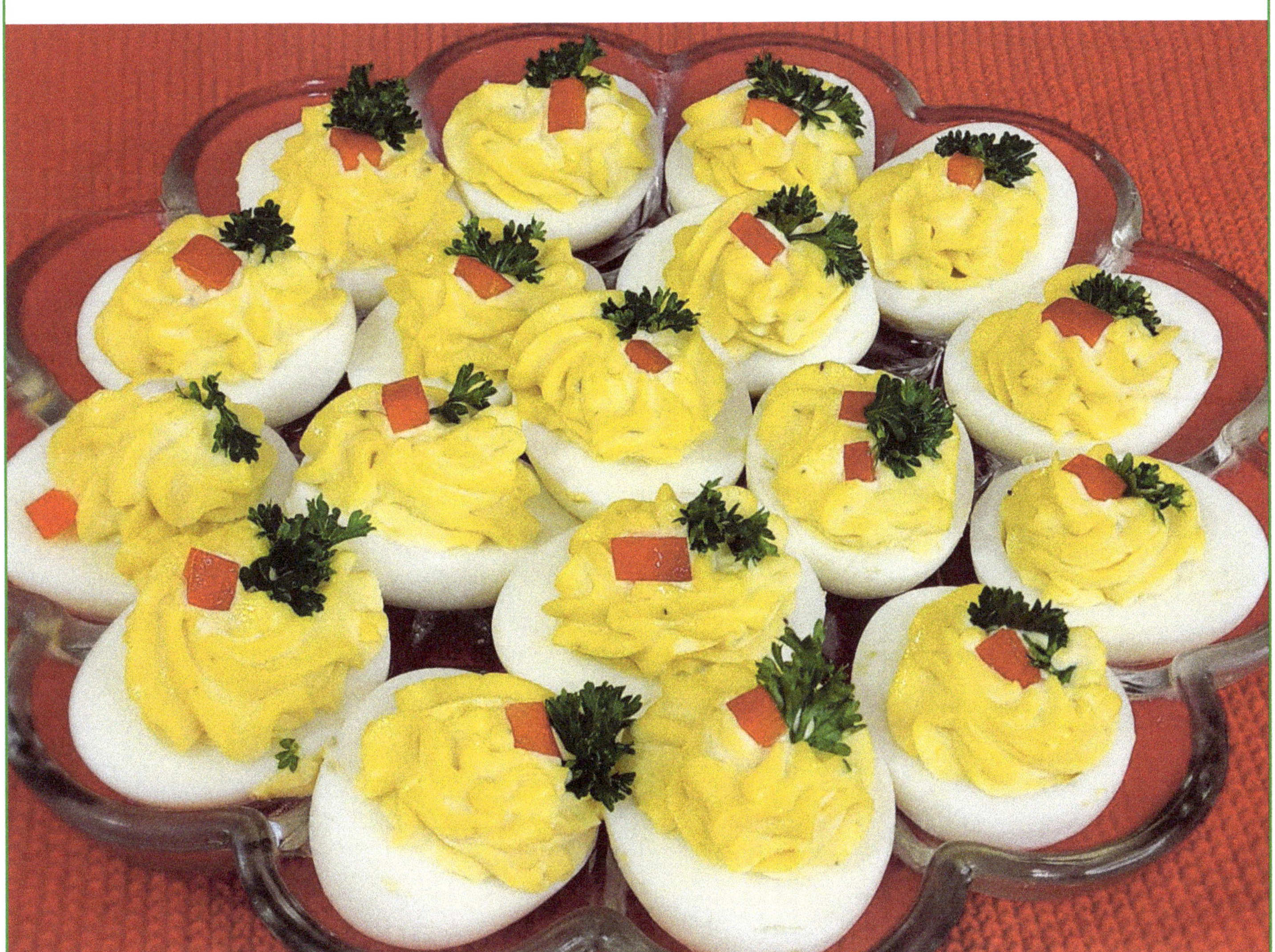

Al llegar al final de este recetario, alguien muy especial me retó a decirles que en estas últimas páginas también encontrarán mis lágrimas. Y tiene razón. Pero no son lágrimas de tristeza, son lágrimas de gratitud. Son las gotas que brotaron cuando escuché que 'todo se veía hermoso', el reflejo del cansancio transformado en satisfacción. Si alguna receta les queda un poquito más salada, tal vez sea porque en ella se me escapó un pedacito de mi alma. Que este libro sea, en su mesa, un puerto tan seguro como lo ha sido para mí escribirlo.

As I reach the end of this cookbook, someone very special challenged me to tell you that in these final pages, you will also find my tears. And they are right. But these are not tears of sadness; they are tears of gratitude. They are the drops that flowed when I heard that 'everything looked beautiful,' the reflection of exhaustion transformed into satisfaction. If any recipe turns out a bit saltier, perhaps it's because a little piece of my soul escaped into it. May this book be, at your table, a harbor as safe as writing it has been for me.

Mis hijos amados,

Les escribo estas palabras con el corazón en la mano. Este libro que ven aquí no es solo una colección de ingredientes y pasos de cocina; es un pedazo de mi vida, de mis recuerdos y de mi amor por ustedes.

Muchas veces, incluso teniéndolos a mi lado, he sentido una soledad profunda y me he encontrado en momentos de oscuridad. Pero quiero que sepan que siempre he buscado esa Luz que me guía, ese puerto seguro para que a nuestra familia nunca le falte el rumbo. He aprendido a remar en el mar de la vida, a veces con cansancio, pero siempre con la esperanza de llevarlos a un lugar mejor.

Cada receta aquí tiene un mensaje. Cuando preparen la paella, recuerden que somos como esos mariscos en el mar: diferentes, pero unidos en un mismo propósito. Cuando hagan las salsas que 'abren los sentidos', recuerden la alegría de mi cocina y el sabor de mis raíces.

Este libro es mi legado para ustedes. Es mi forma de decirles que, aunque yo ya no esté, siempre estaré presente en el aroma de un guiso, en el picante de una salsa y en el amor que le pongan a cada plato. Busquen siempre su propia luz, sigan a sus mentores y nunca olviden que su madre los amó más allá de las palabras.

Con todo mi amor,

Mamá

My beloved children,

I am writing these words to you with my heart in my hands. This book you see here is not just a collection of ingredients and cooking steps; it is a piece of my life, my memories, and my deep love for you.

Many times, even with you by my side, I have felt a profound loneliness and found myself in moments of darkness. But I want you to know that I have always searched for that Light that guides me—that safe harbor—so that our family would never lose its way. I have learned to row through the sea of life, sometimes exhausted, but always with the hope of bringing you to a better place.

Every recipe here carries a message. When you prepare the paella, remember that we are like those pieces of seafood in the sea: different, yet united in a single purpose. When you make the salsas that 'awaken the senses,' remember the joy of my kitchen and the flavor of my roots.

This book is my legacy to you. It is my way of telling you that even when I am no longer here, I will always be present in the aroma of a stew, the spice of a salsa, and the love you pour into every dish. Always seek your own light, follow your mentors, and never forget that your mother loved you beyond words.

With all my love,

Mom

Este libro no nació solo; es el resultado de un viaje compartido. Quiero dar gracias de todo corazón a quienes han sido parte de mi travesía:

A mi Guía y Mentor: Gracias por ser esa Luz que me guio en la oscuridad hacia un puerto seguro. Nunca olvidaré aquel mensaje en mi canal donde me llamaste tu 'cocinera favorita'; esas palabras fueron la semilla de este sueño. Gracias por inspirar el vuelo del colibrí bajo la calidez del sol.

A mi Equipo de Apoyo y Edición: Gracias a las personas que caminan a mi lado día tras día, cuidando cada detalle y creyendo en mi sazón. Gracias a quienes, con su profesionalismo y cariño, han hecho que este libro tome forma de la manera más natural posible. Ustedes son el motor que me ayuda a seguir adelante.

Al Padre de mis hijos: Por ser parte de mi historia y por el regalo más grande que son nuestros hijos.

A mi Audiencia (Mi Familia Virtual): Ustedes son el alma de mi cocina. Gracias por estar en cada 'En Vivo', por sus mensajes y por no dejarme sola ni un momento. Ustedes hacen que este mar de recetas sea un lugar feliz.

A mis hijos: Los verdaderos dueños de mi casa y de mi corazón. Todo esto es para ustedes.

This book was not born alone; it is the result of a shared journey. I want to thank from the bottom of my heart those who have been part of my path:

To my Guide and Mentor: Thank you for being that Light that guided me through the darkness toward a safe harbor. I will never forget that message on my channel where you called me your 'favorite cook'; those words were the seed of this dream. Thank you for inspiring the hummingbird's flight under the warmth of the sun.

To my Support and Editorial Team: Thank you to the people who walk by my side day after day, taking care of every detail and believing in my seasoning. Thank you to those who, with their professionalism and affection, have made this book take shape in the most natural way possible. You are the engine that helps me keep moving forward.

To the Father of my children: For being part of my story and for the greatest gift of all, which is our children.

To my Audience (My Virtual Family): You are the soul of my kitchen. Thank you for being in every 'Live' stream, for your messages, and for never leaving me alone. You make this sea of recipes a happy place.

To my children: The true owners of my home and my heart. Everything I do is for you.